Heiko Gärtner und Tobias Krüger

Dem Ruf des Schamanen folgen

Erkenne dein wahres Selbst und
entfalte deine ganze Heilkraft

Bibliografische Information der Deutschen Nationalbibliothek
Die Deutsche Nationalbibliothek verzeichnet diese Publikation in der Deutschen Nationalbibliografie.
Detaillierte bibliografische Daten sind im Internet über http://dnb.d-nb.de abrufbar.

Für Fragen und Anregungen:
info@mvg-verlag.de

Neuauflage 2020; die bisherige Auflage erschien unter der ISBN 978-3-86882-699-9 und unter dem Titel »Die natürliche Heilkraft der Bäume«
© 2017 by mvg Verlag, ein Imprint der Münchner Verlagsgruppe GmbH,
Nymphenburger Straße 86
D-80636 München
Tel.: 089 651285-0
Fax: 089 652096

Redaktion: Petra Holzmann
Umschlaggestaltung: Manuela Amode
Umschlagabbildung: shutterstock.com/jessicahyde, Peratek
Satz: inpunkt[w]o, Haiger, (www.inpunktwo.de)
Druck: GGP Media GmbH, Pößneck
Printed in Germany

ISBN Print 978-3-7474-0154-5
ISBN E-Book (PDF) 978-3-96121-517-1
ISBN E-Book (EPUB, Mobi) 978-3-96121-518-8

Weitere Informationen zum Verlag finden Sie unter

www.mvg-verlag.de

Beachten Sie auch unsere weiteren Verlage unter www.m-vg.de

Inhalt

»Die Ursache für so viel Schmerz und Krankheit liegt im Nicht-ver-bunden-Sein mit unseren Körpern, Herzen, Familien, unserem Essen und dem Sinn für unsere Zugehörigkeit. Naturvölker überall auf der Welt haben seit jeher gewusst, dass Heilung durch Gemeinschaft ent-steht. Mit Gemeinschaft ist hierbei ein wundervolles, komplexes, leben-des System gemeint, in dem die Menschen ein kleiner Teil des Ganzen sind. Heilung geschieht dann, wenn wir uns (wieder-)verbinden kön-nen, mit Natur, Familie, Spirit, unserem eigenen Selbst. Durch starke Beziehungen erhalten wir die Ressourcen und die Medizin, die wir in diesen turbulenten Zeiten brauchen. Wir sind ein Teil der Natur. Na-tur kann uns heilen, wenn wir uns mit ihr verbinden. Und Natur kann durch uns heilen. Es ist an der Zeit, aufzuwachen und die Verbindung zur Natur-Gemeinschaft wieder aufzubauen, nach der unsere Seelen, Geister und Körper so sehr hungern.«

Darrel Combs, Medizinmann aus Oklahoma

Der Weg zum Heiler-Sein

Als ich vor vielen Jahren durch Thailand reiste, wurde ich, Heiko Gärtner, am Strand auf einen Jungen aufmerksam, der wunderschöne Bilder in den Sand malte und gleich wieder zerstörte. Neugierig und zugleich bestürzt über die Zerstörung der kleinen Kunstwerke fragte ich den Jungen, was er da mache? »Ich will lernen, was es heißt loszulassen, um ins Urvertrauen zu kommen!«

Er war gerade dabei, eine wichtige Ausbildung zu machen. Nicht an einer Schule, wie man sie sich in unserer Gesellschaft vorstellt, sondern eine Ausbildung des Lebens selbst. Viele Stunden verbrachte er damit, still an einem Baum zu sitzen und den Wald zu beobachten. Dann wieder streifte er mit seinem Mentor umher, folgte Tierspuren, schlich wie ein Fuchs oder imitierte die Bäume und den Wind. Vieles kam mir damals sonderbar vor und ich wusste nicht recht, was ich davon halten sollte. Doch ich spürte etwas, was ich zuvor noch nie bei einem Jungen in diesem Alter gespürt hatte: eine tiefe Verbundenheit, eine starke Präsenz und eine ehrliche Begeisterung für alles, was er tat oder sagte. Alles, was der Junge lernte, lernte er, weil es sein Weg war und weil er es aus vollem Herzen wollte.

Einige Jahre später machten wir, Tobias Krüger und ich, uns selbst auf, um mehr über die Magie der Natur zu erfahren. Nun wurden auch wir zu Schülern, und das Leben schenkte uns die ungewöhnlichsten Mentoren, die man sich nur vorstellen kann. Wir lernten von einem Heiler der Sinti und Roma, von einem alten kanadischen Häuptling, von einem Clan der Maori und schließlich von einem Medizinmann aus Oklahoma. Doch all diese Menschen waren stets nur Weggefährten, die uns hinaus in den Wald begleiteten, wo wir von den wahren Mentoren lernen durften. Erst jetzt erkannten wir, dass wir als Erwachsene den gleichen Weg gingen, auf den sich auch der thailändische Junge damals gemacht hatte. Es spielt keine Rolle, ob man 4 Jahre alt ist, 24 oder 64. Ein Weg beginnt immer mit dem ersten Schritt. So fanden auch wir uns dabei wieder, wie wir stundenlang reglos an einem Baum saßen, Rehe beim Grasen und Käfer beim Krabbeln beobachteten, Fährten lasen und auf eine Art und Weise mit Bäumen kommunizierten, wie wir es zuvor noch für verrückt gehalten hätten. Als Kinder war der Wald ein Abenteuerspielplatz für uns, später wurde er zu einem Erholungs- und Rückzugsort. Nun aber erkannten wir, dass er weit mehr ist als das. Er ist unser wahres Zuhause, unsere Heimat, unser Lehrmeister und Heiler. Je mehr wir über die Gesetze der Natur erfuhren, desto mehr erkannten wir auch über uns selbst. Zum ersten Mal wurde uns bewusst, wer wir wirklich sind und wohin unser Lebensweg gehen sollte. Die Fährtensuche im Wald führte uns automatisch auch zur Fährtensuche in der Seele und wir erkannten immer neue Zusammenhänge und Ursachen von Krankheiten. Uns wurde bewusst, dass nichts im Leben grundlos geschieht, sondern alles ein Spiegel unserer eigenen Seele ist. Je mehr wir in den Naturkreislauf eintauchten, desto mehr spürten wir, dass die Natur uns heilte und dass jede Krankheit ein Hinweisschild ist, um uns näher zu unserem wahren Sein und zu einem Leben in Glückseligkeit zu führen.

Auf dem Selbstheilungsweg befinden wir uns noch immer. Inspiriert durch den Apachenscout Stalking Wolf, der 62 Jahre lang durch Nordamerika wanderte, um das Wissen aller Naturvölker zusammenzutragen, machten auch wir uns auf, um als wandernde Forscher und Heiler die Welt zu umrunden. Seit sechs Jahren sind wir nun unterwegs, haben 48 Länder besucht, rund 40 000 Kilometer zu Fuß zurückgelegt und leben ebenso ohne Geld wie die Bäume, Rehe und Eichhörnchen. Das Wandern und Wirken in der Natur ist dabei zu unserem Leben geworden, und nun, da wir diese Zeilen hier schreiben, sitzen wir in einem Wald an einen Baum gelehnt, während uns ein Fuchs aus vorsichtiger Distanz beim Tippen zuschaut.

Diese Art des »Medizingangs« hat in allen Naturvölkern eine lange Tradition, und obwohl wir bereits als Kinder von dieser Idee begeistert waren, begriffen wir die Kraft, die in einer solchen Erwachungsreise wohnt, erst unterwegs. Erst dann, als wir den Schutzkokon der Gesellschaft abgelegt hatten und darauf vertrauen mussten, dass alles zu uns kommt, was wir benötigen, begriffen wir, was es bedeutet, wirklich im Urvertrauen zu leben. So wie sich ein Fuchs keine Sorgen darüber macht, ob er genügend Mäuse fängt, um satt zu werden, fiel auch von uns die Existenzangst ab und wir bekamen die Gewissheit, dass uns das Leben stets mit allem beschenkt, was wir benötigen. Mit der Zeit wurde uns klar, dass dies kein Zufall war. Wir begriffen, dass es die Begrenztheit, an die wir in der Gesellschaft glauben, nicht gibt und dass die

Schöpfung stattdessen voll von unendlicher Fülle ist. Zum ersten Mal begriffen wir wirklich, wie sehr wir Menschen zu Erdzerstörern geworden waren und was es bedeutete, ein wahrer Erdheiler zu sein. Je weiter wir reisten und je tiefer wir dabei in den Naturkreislauf eintauchten, desto klarer wurde uns, dass es keine Trennung zwischen uns und der Außenwelt gibt, sondern dass in Wirklichkeit alles eins ist. Ein uralter indianischer Satz, den wir oft zu hören bekamen, lautete: »Heile, um geheilt zu werden, schenke, um beschenkt zu werden!« Was zuvor nur ein philosophischer Gedanke war, wurde nun eine Gewissheit, die wir täglich neu erleben und erfahren durften. Die Welt ist ein Spiegel unserer selbst. Alles, was wir in anderen Wesen erkennen, ist letztlich das Spiegelbild unserer eigenen, am tiefsten geglaubten Gedanken. Wann immer wir einen anderen beschenken, beschenken wir in Wirklichkeit uns selbst, und wann immer wir einen anderen heilen, heilen wir uns. Warum? Weil die Natur nach klaren Gesetzmäßigkeiten funktioniert, die sich in jedem Detail ebenso erkennen lassen wie im ganzen Universum. Wenn wir diese Gesetzmäßigkeiten begreifen und verinnerlichen, können wir die Grenzen unseres beschränkten Verstandes sprengen und zu Weltenwandlern werden, um uns selbst das Paradies zu erschaffen. Wir alle sind ein Teil der Schöpfung und in uns steckt die gleiche Schöpferkraft wie in der göttlichen Liebe selbst. Wir haben vergessen, dass wir selbst dieser Schöpfer sind. Und auch wenn uns das Leben oft komplex und verwirrend vorkommt, geht es letztlich immer nur um ein einziges Ziel: aufzuwachen und zu erkennen, wer wir wirklich sind, um so die bedingungslose Liebe des Universums auszudehnen.

Mithilfe dieses Buches möchten wir auch andere Menschen inspirieren, den Weg zum Erwachen und zum wahren Sein zu gehen, um so vom Erdzerstörer zum Erdheiler zu werden. Es richtet sich an alle, die nicht länger einzelnen Glücks- und Befriedigungsmomenten nachjagen, sondern in die Glückseligkeit eintauchen und ein ekstatisches Leben in vollkommener Gesundheit und Zufriedenheit leben wollen. An all jene, denen es ein Herzensanliegen ist, wahrhaft hilfreich zu sein und heilend bzw. energetisierend anstatt energieraubend zu wirken.

Beim Aufbau des Buches haben wir uns von den Schritten leiten lassen, die auch wir bislang auf unserem Erwachensweg gegangen sind und die in ähnlicher Form jedes Kind in einem Naturvolk durchläuft.

Mein, also Heikos, erster Schritt hin zum Erwachen war dabei jene Schlüsselbegegnung in Thailand, die mein Leben für immer verändern sollte. Durch einen Achsbruch bei einem Offroad-Trip durch den Dschungel fand ich mich plötzlich mitten in der Wildnis wieder. Wie aus dem Nichts stand damals unvermittelt ein orange gewandeter Mann vor mir und schaute mich an, als hätte er mich bereits erwartet. Er war ein Mönch, der hier in einem versteckten Kloster im Wald lebte, und ehe ich mich versah, war ich dabei, ihn zu begleiten und mit ihm gemeinsam die alten Heiligenstätten seines Ordens und die Gräber der Heiler zu besichtigen, die einst hier im Kloster gelebt hatten.

Am meisten aber faszinierten mich die Mentoren unter den Mönchen, die ich hier antraf. Sie strahlten eine Zufriedenheit, Leichtigkeit und Freude aus, wie ich sie noch nie erlebt hatte. Nichts an ihnen war gestellt oder nicht authentisch. Man spürte sofort, dass sie genau wussten, wer sie waren, und dass sie dieses wahre Sein auch zu 100 Prozent lebten. Gleichzeitig strahlten sie eine unglaubliche Vitalität und Gesundheit aus und man erkannte sofort, dass sie vollkommen in ihrer Kraft und in ihrer Mitte standen. Jeder von ihnen hatte Fähigkeiten, die ich mir zuvor nicht einmal im Traum hatte vorstellen können. Sie kommunizierten mit Tieren und Pflanzen genau wie mit einem Menschen, besaßen eine Aufmerksamkeit und Präsenz, die mir wie Magie vorkam, und konnten bereits 20 Minuten im Voraus sagen, was als Nächstes passieren würde. Ihre Sinneswahrnehmung beschränkte sich nicht nur auf den Bereich unserer fünf Wahrnehmungskanäle, sondern reichte bis in eine Ebene, die man bei uns als übersinnlich bezeichnen würde. Im ersten Moment glaubte ich, dass es sich bei all diesen Fähigkeiten um besondere Gaben handelte, die nur wenige Menschen besaßen. Dann aber traf ich den kleinen Jungen, der ganz am Anfang seiner Ausbildung stand, und mir wurde klar, dass jeder diese Fähigkeiten lernen und diese Präsenz annehmen konnte, wenn er nur dazu bereit war. Noch nie zuvor war ich von etwas so sehr begeistert und angetickt worden wie von diesen Menschen. In der kurzen Zeit, die ich im Kloster verbrachte, erfuhr ich nicht nur Dinge, die mein Weltbild für immer auf den Kopf stellten, sondern in mir wurde ein immenser Hunger nach Wissen und Entwicklung geweckt. Dieser zog mich von da an wie ein Magnet nach vorne. An diesem Schlüsselerlebnis wollen wir Sie im ersten Teil des Buches teilhaben lassen, sodass Sie die Erkenntnisse des Mentors in dessen eigenen Worten erfahren dürfen.

Nach diesem Erlebnis musste man mich fast in den Flieger hineinprügeln, denn ich wollte nie wieder zurück in mein altes Leben, das von Stress, Hektik und vielen Krankheiten geprägt war. Ich wollte tiefer in die Magie des Lebens eintauchen und glaubte damals, dass das thailändische Kloster der einzige Ort war, an dem ich dies tun konnte. Wochen- und monatelang machte ich mich nun auf die Suche nach einem Mentor, der mir den Weg ins Erwachen zeigen sollte. Jedoch ohne Erfolg. Erst später begriff ich, dass man einen Mentor nicht auswählen kann, sondern stets von ihm auserwählt wird, wenn man dafür bereit ist. Erst als ich losließ und meine verkrampfte Ego-Suche aufgab, traten die ersten Mentoren wie durch ein Wunder in mein Leben. In der Annahme, dass sie meinen Wissenshunger stillen und meine Fragen beantworten würden, hatte ich mich jedoch getäuscht. Stattdessen bekam ich Gegenfragen, Geschichten und Aufgaben, durch die ich selbst auf die entsprechenden Erkenntnisse kommen sollte. Um beispielsweise die Spiegelgesetze des Lebens zu erkennen, bestand meine erste Lernaufgabe darin, mehr als 3000 Stunden still an einem Baum im Wald zu sitzen und meine Umgebung wie auch mich selbst wahrzunehmen.

Am Anfang war ich von dieser Aufgabe am Spiegelplatz nicht sehr begeistert und viele Stunden lang langweilte ich mich fast zu Tode. Dann aber spürte ich immer mehr, wie die Spiegelgesetze des Lebens von bloßen Verstandestheorien zur inneren Gewissheit wurden. Plötzlich begann ich, die Zusammenhänge zu fühlen, und mit einem Mal kamen auch lang verschüttete Gefühle der Wut, der Trauer, der Verzweiflung und der Angst in mir auf. Alles, was ich in meinem Leben verdrängt hatte, brach nun wieder an die Oberfläche, und ich erkannte, dass ich mein wahres Selbst unter einer dicken Schicht von Masken der Angst verborgen hatte, die ich mir nun Stück für Stück vom Gesicht riss. So waren meine Spiegelplatzbesuche immer wieder mit einer Menge Leid und Schmerz verbunden, doch ich erlebte trotz alledem auch die schönsten Stunden meines Lebens, hatte die grandiosesten Begegnungen und spürte das erste Mal ein Gefühl von Heimat. Der Spiegelplatz wurde so für mich zu einem der wichtigsten »Orte« auf dem Lernweg des Erwachens, und diese Erkenntnis möchten wir nun auch Ihnen in Teil 2 an die Hand geben.

Je tiefer ich auf diese Weise in die Geheimnisse des Lebens eintauchte, desto verstärkt traten neue Mentoren in mein Leben. Diese eröffneten mir nun zusätzlich den Weg zur Selbstheilung und zum Heiler-Sein. Mir wurde klar, dass man nur dann ein echter Heiler sein konnte, wenn man ein Seher, also ein Fährtenleser der Seele war, der die göttliche Sinnhaftigkeit der Krankheit erkannte. Bis zu diesem Zeitpunkt hatte ich geglaubt, dass meine Sinne einwandfrei funktionierten. Als ich dann jedoch mit meinem Mentor durch die Wälder streifte, wurde mir klar, dass ich kaum zwei Prozent dessen wahrnahm, was es wahrzunehmen gab. Auf jedes Tier, das ich entdeckte, kamen 1000 weitere, von denen mein Mentor berichtete, die mir selbst jedoch verborgen blieben. Wie aber wollte ich von der Natur lernen, wenn ich sie nicht einmal wahrnehmen konnte? In der kommenden Zeit bekam ich Aufgaben, die mich fast in den Wahnsinn trieben. Um meinen Geschmackssinn zu reaktivieren, aß ich blind und sollte erkennen, welche Nahrung mich wirklich nährt und welche nicht. Ich weiß nicht, wie viel verschimmeltes Brot und fauliges Obst ich in dieser Zeit gegessen habe, bis meine Zunge feinfühlig genug war, um diese Dinge auszusortieren. Je länger ich jedoch mit den unterschiedlichen Sinnen trainierte, desto mehr spürte ich, wie die Welt eine vollkommen neue Präsenz und Intensität bekam. Zum ersten Mal konnte ich Zusammenhänge wahrnehmen und schließlich gelang es mir sogar, hinter die physische Fassade der Welt zu blicken und auch die geistigen bzw. energetischen Ebenen der Wirklichkeit wahrzunehmen. Diesen Weg der Sinneseröffnung, durch den Sie selbst zu einem Seher und damit auch zu einem Schüler der Natur werden können, beschreiben wir im dritten Teil des Buches. Verzweifeln Sie nicht, auch wir sind noch immer am Anfang des Weges.

Mit neu geöffneten Sinnen reise ich nun um die ganze Welt, um von rund 40 verschiedenen Kulturen das Fährtenlesen in der Seele zu erlernen, um die Ursachen der Krankheiten wahrnehmen zu können. Wieder einmal verbrachte ich gut 1000 Stunden damit, still an einem Platz zu sitzen und zu beobachten. Dieses Mal jedoch auf der Straße, um bei jedem Passanten wahrzunehmen, welche Krankheiten er hatte und warum sie da waren. All diese Erkenntnisse flossen in unser erstes Buch »Krankheiten auf einen Blick erkennen«.

Wahrzunehmen, welche Bereiche eines Menschen noch nicht im Licht der Liebe sind und daher Heilung benötigen, weckte sofort den nächsten unstillbaren Hunger in mir. Die Frage, wie man das Licht in den Körper zurückbringen könnte, sodass Heilung stattfinden kann, hämmerte mir durch den Kopf. Meine Absicht war klar: »Ich will den Schatten der Angst, also der Nicht-Liebe, bzw. die Abwesenheit von Licht mit der Heilungsformel des Lichts durchfluten, sodass sich das Misstrauen, ergo die Angst, in Urvertrauen, in das göttliche Sein verwandeln kann.« Mit diesem magnetischen Gedankenfokus zog ich Mentoren in mein Leben, von denen ich die uralten Heilmethoden des »Healing-Touch« von Stalking Wolf erlernen durfte. Meine Sinne waren durch die Übungen meines Mentors so weit eröffnet, dass ich bereits die unterschiedlichsten Präsenzen der Naturgeschöpfe wahrnehmen konnte. Durch den Healing-Touch konnte ich jetzt auch in einen direkten Austausch mit ihnen gehen und so immer stärker und intensiver von ihnen lernen. Nicht ohne Grund wurden die Bäume dabei zu meinen besten Lernpartnern. Sie gehören zu den geduldigsten und gelassensten Wesen, die es auf unserem Planeten gibt. Auch wenn es fast alle anderen Naturgeschöpfe aufgrund unserer Lernresistenz längst aufgegeben haben, uns als Mentoren zur Seite zu stehen, sind die Bäume noch immer bereit, uns ins Licht zu führen. Je mehr ich mich auf sie einließ, desto mehr war ich in der Lage, die universelle Sprache der Liebe direkt zu begreifen, auch ohne dass sie ein menschlicher Mentor für mich übersetzte. Stück für Stück wurde Mutter Erde wieder zu meinem Mentor und langsam begann die Natur, auf mich direkt zu reagieren. Es waren kleine, oftmals unauffällige Zeichen wie ein aufkommender Wind oder eine besondere Begegnung mit einem Tier, doch ich spürte, dass mich die Natur nun wieder als Schüler anerkannt hatte. Um diesen direkten Austausch mit den Bäumen und der Natur an sich, um Heilung für sich selbst und für andere erfahren zu können, darum geht es im vierten und fünften Teil des Buches.

Mit diesen Lernerkenntnissen war ich natürlich noch kein Medizinmann. Ich befand mich nicht am Ende eines Ausbildungsweges, sondern am Anfang und hatte nun etwa den Stand eines sechsjährigen Indianerjungen. Wie intensiv die Interaktion mit der Natur sein konnte, wenn man sich wirklich in deren göttlicher Kraft befand, begriff ich erst, als ich mein Initiationsritual zur Eröffnung meines Medizinkörpers erhielt. In einem Kreis von 40 ausgewählten Medizinleuten tauchte ich in eine tiefe Meditation ein, während der Mentor auf einer uralten Donnertrommel der Blackfoot-Eagle-Indianer spielte, die seit drei Jahrhunderten nicht mehr angeschlagen worden war. Als der Stamm der Blackfoot-Eagle durch die weißen Siedler fast vollkommen ausgelöscht wurde, entschied der letzte Häuptling, dass diese Trommel erst dann wieder benutzt werden dürfe, wenn mit ihrer Hilfe das alte Wissen über die Heilkraft der Natur wieder an Menschen weitergegeben werden könne, die dazu bereit waren. So sollten überall auf der Welt Akupunkturpunkte des Erwachens gesetzt werden, die sich dann immer weiter ausbreiten sollten, sodass sich das Wissen der Naturgesetze der Liebe wieder verbreitete. Und genau dieses Initiationsritual war das erste von ihnen.

Innerhalb von Sekunden zog sich der wolkenlose Himmel zu einer schwarzen Gewitterfront zusammen, und während des gesamten Rituals schlugen in einem Umkreis von 100 Metern die Blitze um uns ein. Anschließend lösten sich die Wolken wieder auf, als wäre nichts gewesen. Als wir ins Freie traten, trauten wir unseren Augen nicht. Über uns kreisten Hunderte von Krähen, die sich auf eine Weise verhielten, wie ich es noch nie erlebt hatte. Sie flogen nicht einfach nur über den Himmel, sie spielten miteinander, machten Sturzflüge, jagten sich gegenseitig und hielten sich teilweise sogar an den Füßen fest. Erst jetzt begriff ich, dass der Weg zum Erdheiler ein Lebensweg und keine Kurzzeitausbildung war. Ich hatte nun vielleicht ein Prozent von dem erkannt, was es zu erkennen galt.

Durch das Ritual mit der Donnertrommel im Kreis der Medizinleute war nun auch ich zu einem Akupunkturpunkt geworden, der den Auftrag im Herzen erhalten hatte, das alte Heilwissen über die Welt zu verbreiten. Um diesen Auftrag zu erfüllen, machten wir uns zu unserem Medizingang auf, bei dem wir mit jedem Schritt tiefer in unser Heilerbewusstsein eintauchten. Wir waren nun wie kleine Kinder, die von allen Kulturen und Traditionen ein bisschen etwas im Herzen trugen, das mehr und mehr zu reifen begann. In uns brannte nun das Feuer der Shaolin-Mönche, der Medizinleute Nordamerikas, der Maya, der Maori, der Sinti und Roma und natürlich auch unserer eigenen europäischen Wurzeln. Wohin uns diese bunte Mischung eines Tages führen und was daraus entstehen wird, liegt noch in den Sternen. Wir wissen nur, dass wir einen Auftrag haben und dass wir diesem auf allen erdenklichen Wegen nachgehen werden. Unser Weg zum Erwachen ist dabei der gleiche, den einst auch Stalking Wolf im Herzen trug. Es ist der Weg eines Nomaden, der die Spiegelgesetze des Lebens erkennt, indem er um die ganze Welt reist. Stalking Wolf wanderte damals 62 Jahre lang durch Nordamerika und war mit über 80 Jahren noch immer in der Lage, seinen jugendlichen Schüler im Wettklettern auf Bäume zu besiegen. Etwas über sechs Jahre sind wir nun als www.Lebensabenteurer.de unterwegs. Mal sehen, ob wir in 60 Jahren die gleiche Vitalität erlangt haben.

Der andere Weg, um an das gleiche Ziel zu gelangen, ist der, die Ganzheit der Welt an einem einzigen Ort zu erkennen. Welcher der beiden Wege der Ihre ist, spüren Sie vielleicht schon immer in Ihrem Herzen. Vielleicht erkennen Sie es aber auch erst dann, wenn Sie die ersten Schritte als Schüler der Natur gegangen sind.

Fassen wir noch einmal zusammen:

1. Der Weg beginnt mit der Inspiration, die den Hunger in uns weckt, unser wahres Sein zu erkennen und leben zu wollen. Jedes Tier und jede Pflanze ist erleuchtet, und erleuchtet zu sein, ist auch unser natürlicher Seinszustand. Wenn wir das erkannt haben, können wir uns aus vollem Herzen dem Weg zur Erleuchtung verschreiben.

2. Der Spiegelplatz ist einer der wichtigsten Orte und die Übungen dort sind die wichtigsten Mittel, um vom Verstand ins Fühlen zu kommen, aber auch um zu erkennen, welche Masken wir tragen und wie wir diese wieder abstreifen können, sodass unser wahres Sein zum Vorschein kommt.

3. Um ins Erwachen zu kommen und wahrhaft heilen zu können, dürfen wir zu einem Seher werden und all unsere Sinne und Übersinne vollkommen öffnen und reaktivieren. Erst dann sind wir auch in der Lage, die Masken der anderen zu erkennen und hinter die Fassade des Offensichtlichen zu blicken.

4. Durch den direkten Austausch mit den Heilungsmentoren in der Natur können wir unser Heilerbewusstsein erwecken und die Masken aufweichen und entfernen, sodass Heilung eintritt und das wahre Sein zum Vorschein kommt.

Um Ihnen den Weg zum Erwachen zu erleichtern, haben wir in unserem Text immer die zentralen Kernschlüsselthemen in Form der »Naturgesetze der Liebe« herausgearbeitet, die beim Erschaffen helfen und einen neuen Hunger wecken, um noch tiefer in den Erwachensprozess einzutauchen.

Teil 1:

Die Heilkraft der Natur

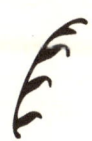

Sind wir als Gesellschaftsmenschen glücklich?

Nach meiner ersten Begegnung mit dem thailändischen Jungen ließ mich eine Frage nicht mehr los: Wie kam es, dass ein so kleiner Junge von seinen Eltern ins Shaolinkloster geschickt wurde? Er war vielleicht gerade einmal sechs Jahre alt. Was also hatte seine Eltern dazu bewogen, ihn einfach wegzugeben und in einem Kloster mitten im Urwald aufwachsen zu lassen? Am Abend bekam ich die Gelegenheit, dem Jungen diese Frage zu stellen, denn er hatte mich eingeladen, bei einem Initiationsritual dabei zu sein. Eine Stunde vor Beginn des Rituals traf ich am Kloster ein und wir setzten uns gemeinsam an ein Lagerfeuer, wo ich das Gespräch begann und ihn befragte.

»Heiko«, erwiderte der Junge, »ich will dir nicht einfach eine Antwort geben, sondern dir so antworten, wie es bei uns hier üblich ist, und zwar mit einer Geschichte, in der du deine Antwort selbst finden kannst.

Vor vielen Monden lebte hier draußen im Wald einmal ein Mäusevolk, das alles besaß, was es zum Leben brauchte. Der Wald war voll von Nahrung, überall sprudelten frische Quellen und es gab die schönsten Höhlen, in denen die Mäuse wohnen konnten. Doch das Leben im Wald war nicht ungefährlich, denn hier gab es Wildkatzen und viele andere Tiere, die nichts lieber fraßen als die kleinen Mäuse, sodass diese stets aufmerksam und wachsam sein mussten. Eines Tages kamen die Mäuse daher auf die Idee, dass ihr Leben bestimmt viel einfacher und angenehmer wäre, wenn man die Fressfeinde auslöschen würde. Die Propaganda, dass die Fressfeinde schuld an allen Problemen wären, verbreitete sich rasend schnell, und mit der Zeit bekamen die Mäuse eine Heidenangst vor den gefährlichen Monstern. Schließlich kam es zu einer Volksabstimmung und die Mäuse beschlossen einstimmig, dass von nun an alle Fressfeinde getötet werden müssten. Es folgte ein harter und erbitterter Krieg, der letzten Endes mit der totalen Ausrottung aller Fressfeinde in der Region endete. Zunächst jubelten die Mäuse, doch schon bald wurde ihnen klar, was sie da angerichtet hatten. Denn all diese Tiere waren ein wichtiger Bestandteil des Naturkreislaufs. Ohne sie konnten sich die Mäuse nun ungehemmt vermehren, und da es auch keine Gefahr mehr für sie gab, mussten sie auch nicht mehr aufmerksam sein. Ihre einst geschärften Sinne waren nicht länger von Bedeutung und die Mäuse wurden so unachtsam, dass sie sich nur noch in den reinen Mäusegebieten bewegen konnten. Um das auszugleichen, erschufen sie Sklaven, bauten sich Mauspaläste und errichteten sich eine eigene Welt nur für Mäuse, die mit ihrem ursprünglichen Lebensraum nichts mehr zu tun hatte. Bald schon bemerkten sie, dass ihr Volk so viele Anhänger hatte, dass sie auf natürliche Weise unmöglich genügend Nahrung und Rohstoffe gewinnen konnten. Doch auch dies hinderte die Mäuse nicht daran, sich immer weiter zu vermehren, bis ihre Zahl schließlich auf das Millionenfache angestiegen war. Nun sahen sie sich selbst als die Spitze der Nahrungskette und als die intelligenteste Spezies an, die es je gegeben hatte. Sie ernannten sich selbst zum Herrscher der Welt und glaubten, dass sie durch nichts mehr aufgehalten werden konnten, da ja ihre natürlichen Feinde verschwunden waren.

Plötzlich aber kam eine besonders kluge Maus und fragte: ›Haben wir ohne die Katzen wirklich ein besseres Leben? Solange wir in unserer natürlichen Umgebung mit unseren Fressfeinden gelebt haben, haben wir uns von 4800 verschiedenen Wildpflanzen ernährt, die wir an unterschiedlichen Standorten gesammelt haben. Heute nutzen wir gerade einmal 34 Kulturpflanzen, die wir alle auf riesigen Feldern anbauen, in deren Erde sich kaum noch Nährstoffe befinden. Durch die Züchtung haben wir es geschafft, dass die Früchte in immer weniger Zeit immer größer werden, ohne dabei aber mehr Mineralien oder Sonnenlicht zu erhalten. Wundert ihr euch da wirklich, dass diese Kulturpflanzen im Schnitt 286 Prozent weniger Energie enthalten als unsere frühere Wildnahrung? Die Tiere, die wir zuvor in den Wäldern gejagt haben und die ein freies und gesundes Leben führen konnten, leben nun zu Zehntausenden aufeinandergedrängt in riesigen Masthallen, können sich kaum mehr bewegen, bekommen keine Sonne mehr, müssen ungesundes Kraftfutter fressen und werden mit chemischen Medikamenten vollgepumpt, die sich dann im Fleisch anreichern. Ist es da wirklich verwunderlich, dass plötzlich Krankheiten und sogar Seuchen entstehen? Aber sind wir deswegen satter?

Nein, 30 Prozent aller Mäuse hungern und gleichzeitig werfen wir 70 Prozent unserer Nahrung weg, ohne dass sie verwendet wird. Damit wir Stadtmäuse unser Luxusleben führen können, benötigt jede Maus im Schnitt 34 Sklavenmäuse, die sich mit ihrer nicht artgerechten Arbeit oft zu Tode schuften. Als Wildmäuse lebten wir in harmonischer Gemeinschaft zusammen, doch heute sind wir selbst zu unserem größten Feind geworden. Wir bauen Waffen, führen Kriege, verletzen und vergewaltigen uns gegenseitig und leben in ständiger Angst vor Anschlägen oder Überfällen. Aber auch alle anderen Wesen leiden unter unserer Lebensweise. Innerhalb kürzester Zeit haben wir mehr als die Hälfte der weltweiten Waldfläche gerodet und jedes Jahr fällen wir weitere elf Milliarden Bäume. Dadurch zerstörten wir den Lebensraum unzähliger Tiere, sodass jährlich 5800 Tierarten aussterben. Allein durch unsere Gier nach Fisch haben wir mit unseren industriellen Fangmethoden in nur 60 Jahren 90 Prozent aller Fischbestände ausgerottet. Das Schlimmste dabei ist jedoch, dass wir für jeden Fisch, den wir essen, 53 Meerestiere wieder tot ins Meer zurückwerfen, ohne sie zu nutzen. Der Zwang, ständig immer etwas Neues haben zu wollen, führt dazu, dass wir Unmengen an Müll produzieren, der einfach in der Welt zurückbleibt. In jedem Quadratkilometer Meer schwimmen bereits rund 46 000 Plastikteile, die zu Müllinseln zusammengetragen werden, die teilweise größer als Europa sind. 93 Prozent aller Eissturmvögel haben Kunststoffteile im Magen, weil sie diese mit ihrer Nahrung verwechselten. Den Schildkröten, Fischen und Muscheln geht es nicht besser. Für unsere Medikamente und Schönheitsprodukte quälen wir Ratten, Meerschweinchen und andere Versuchsobjekte, setzen sie unter Drogen, verstümmeln sie und reiben ihnen ätzende Substanzen in die Augen. Warum? Damit wir jährlich 1,2 Millionen neue Chemikalien entwickeln können, über deren Wirkung wir uns dann aber trotzdem nicht sicher sind und die sich überall in unseren Kleidern, Pflegeprodukten und Haushaltswaren befinden. Doch damit nicht genug! Um uns das Leben leichter zu gestalten, haben wir ständig neue Maschinen erfunden, die immer lauter und lauter wurden. Wir sind umgeben von Autos, Flugzeugen, Motorsägen und vielem mehr, sodass es kaum noch einen Ort gibt, an dem man nicht von Lärm umgeben ist. Wundert es da, dass 50 Prozent aller Mäuse einen Hörschaden haben? Trotz all der Erfindungen ist unser Leben aber kein bisschen entspannter geworden. Als Waldmäuse brauchten wir gerade einmal drei Stunden pro Tag, um uns mit allem zu versorgen, was wir benötigten. Heute müssen wir im Schnitt zwischen acht und zwölf Stunden täglich arbeiten, und selbst wenn wir nach Hause kommen, können die meisten von uns nicht abschalten, sondern nehmen den Stress mit ins Bett. Dass all der Lärm, der Stress, das Gift und die Mangelernährung nicht ohne Folgen bleiben, braucht niemanden zu wundern. 22 Prozent aller Mäuse haben heute zeitweiligen Tinnitus und 5 Prozent hören das schrille Klingeln permanent. 23 Prozent der Mäuse haben Bluthochdruck, 43 Prozent haben Herz-Kreislauf-Erkrankungen, jede vierte Maus hat Krebs, 50 Prozent der Mäuse sind übergewichtig, 31 Prozent haben Allergien, 25 Prozent haben Rheuma, 18 Prozent haben chronische Rückenschmerzen, 11 Prozent leiden unter Depressionen, 8 Prozent haben Diabetes, 8 Prozent leiden unter Migräne, 7 Prozent haben Atemwegserkrankungen, 1,3 Prozent sind dement, 90 Prozent haben Karies und 63 Prozent haben so schlechte Augen, dass sie eine Brille benötigen. Fast 50 Prozent aller Mäuse leiden unter psychischen Problemen, weil die moderne Mauswelt so abstrakt geworden ist, dass sie nicht mehr damit zurechtkommen. 45 Prozent von uns schaffen es nicht einmal bis zur Mausrente, sondern brechen zuvor an Stresssymptomen zusammen, werden arbeitsunfähig oder sterben. Und das alles, obwohl wir glauben, dass unser Gesundheitssystem das modernste und fortschrittlichste aller Zeiten ist.‹ Noch einmal fragte die kluge Maus: ›Sind wir wirklich gesünder und zufriedener als zu der Zeit, als unsere Fressfeinde noch lebten und wir ein Teil der Natur waren?‹«

Der kleine Junge machte eine Pause und schaute mich an. Dann sagte er: »Diese Geschichte hat mir mein Vater vor drei Jahren erzählt und mich anschließend gefragt, was für eine Maus ich sein wolle, eine Stadtmaus oder lieber eine Waldmaus, die lernt, in einer Welt mit Katzen zu leben. Hätte ich mich dafür entschieden, eine Stadtmaus zu werden, dann würde ich nun auf eine gewöhnliche Schule gehen. Doch ich wollte eine Waldmaus sein und habe mich dafür entschieden, im Kloster zu leben. Natürlich ist es nicht immer leicht für mich, ohne meine Eltern zu leben, aber hier kann ich lernen, wirklich ich selbst zu sein. Denn genau das ist es, was wir in der Gesellschaft vergessen haben. Wir wissen nicht mehr, wer wir sind, und aus diesem Grund zerstören wir uns selbst und auch die Erde.«

Mein Kopf dröhnte. Ich hatte schon lange gespürt, dass sich der Weg, den wir als Gesellschaft eingeschlagen hatten, einfach nicht richtig anfühlte. Nach dem Feuerwerk der geballten Fakten wusste ich kaum noch, wie mir zumute war. Es kam mir vor, als wäre unsere Gesellschaft ein Schnellzug, der auf eine Betonwand zuraste und der dabei ganz bewusst immer schneller wurde. Was konnte ich dagegen tun? Wie konnte ich aussteigen? Ich wusste keine Antwort und merkte, wie sich mir dadurch die Kehle zuschnürte.

Sind wir wirklich getrennte Wesen?

Plötzlich tauchte ein alter Mann im Schein des Feuers auf und setzte sich zu uns. Ich brauchte nur einen einzigen Blick, um zu erkennen, dass er der Mentor des kleinen Jungen war. Als der Alte mein trübsinniges Gesicht erblickte, begann er zu lächeln und sagte: »Heiko, ich sehe, du nimmst die Welt gerade als einen Ort mit sehr viel Schmerz und Leid wahr, was dir ungerecht und sinnlos vorkommt. Aber kannst du dir wirklich zu 100 Prozent sicher sein, dass die Welt so aufgebaut ist, wie du es glaubst? Kannst du dir wirklich sicher sein, dass alles genau so ist, wie es auf den ersten Blick aussieht?«

Ich war baff, denn mit so einer Frage hatte ich nicht gerechnet. Ich überlegte einen Moment, doch bevor ich wirklich antworten konnte, begann der Mentor wieder zu sprechen. Und was ich nun hörte, sollte mein Leben für immer verändern.

»In nahezu allen heiligen Schriften dieser Erde taucht immer wieder ein und derselbe Satz auf: ›Alles ist eins!‹ Wenn die Welt aus lauter einzelnen Wesen besteht, die alle unabhängig voneinander agieren und sich gegenseitig Leid zufügen, warum schreiben die Gelehrten aller Kulturen dann immer wieder diesen Satz? Können sie sich wirklich alle irren oder steckt vielleicht doch etwas hinter den Worten? Spannenderweise sind die Quantenphysiker mit ihren Forschungen über den Grundaufbau des Universums auf genau das gleiche Ergebnis gekommen. Sie haben erkannt, dass sich die ganze Welt aus winzig kleinen Atomen zusammensetzt. Diese bestehen ihrerseits wiederum aus einem winzigen Atomkern, um den in gewaltigem Abstand einige noch kleinere Elektronen kreisen. Würde man ein Atom in die Mitte eines Fußballfeldes legen und so aufblasen, dass sein Kern die Größe eines Stecknadelkopfes hätte, dann würden die Elektronen noch weit hinter den Zuschauertribünen kreisen. Der komplette übrige Raum wäre leer. Das bedeutet im Klartext: Alles was wir für feste Materie halten, besteht in Wirklichkeit zu weit mehr als 99,9 Prozent aus nichts. Doch das ist noch nicht alles. Wenn man die Atombausteine noch einmal in ihre Bestandteile zerlegt, dann stellt sich heraus, dass sie in Wahrheit nicht aus Teilchen, sondern aus Energie bestehen. Egal, welches Element man dabei untersucht, alles besteht immer aus genau der gleichen einen Urenergie, die man auch All-Energie nennen kann, weil sie ja schließlich das alles ist, was existiert. Im normalen Leben nehmen wir diese Energie in unzähligen Formen als Materie, Ton, Licht, Wärme oder auch als lebende Wesen wahr. In sehr tiefen Meditationen und Hypnosen, aber auch bei Nahtoderlebnissen können wir jedoch hinter diese Gedankenfassade blicken und die Urenergie in ihrer Reinform betrachten. Jeder, der diese Erfahrung gemacht hat, beschreibt sie als ein helles, weißes, liebendes Licht oder auch als reine, bedingungslose Liebe. Das gesamte Universum, mit allem, was sich darin befindet, besteht also aus nichts anderem als dem Licht reiner Liebe, und diese Liebe ist alles, was es in Wahrheit gibt.

Nun fragst du dich sicher, warum unsere Welt dann so unglaublich vielseitig und facettenreich wirkt, wenn doch am Ende alles nur weißes, liebendes Licht ist? Auf irgendeine Weise muss sich die Urenergie also formen und wandeln können. Aber wie macht sie das? Die Wissenschaftler gehen davon aus, dass dies ein Zufall ist. Irgendwann einmal entstand unser Universum aus einem gigantischen Knall, durch den sich die Energie im Raum verteilte und dabei zufällig Sterne und Planeten bildete. Später entstand dann genauso zufällig auf mindestens einem dieser Planeten Leben, das immer komplexere

Formen entwickelte. Aber kann das wirklich so passiert sein? Wenn du einen LKW voller Steine nimmst und ihn unendliche Male auf dem Boden ausleerst, entsteht dann irgendwann zufällig ein Haus?«

»Nein!«, sagte ich.

»Genau, denn um ein Haus zu bauen, brauchst du einen Plan, nach dem du die Steine anordnest, und dafür wiederum benötigst du ein intelligentes und kreatives Bewusstsein. Wie sollte also ein ganzes Universum mit unzähligen Sonnensystemen und vielfältigem Leben einfach durch einen Zufall entstanden sein, wenn dies nicht einmal bei einem Haus möglich ist? Die einzig logische Erklärung für die Entstehung unseres Universums ist also, dass es von einem kreativen, intelligenten Bewusstsein erschaffen wurde. Wenn es aber nichts anderes gibt als das liebende Licht der Urenergie, dann muss es diese Liebesenergie selbst sein, die das Bewusstsein besitzt. Und wenn alles eins ist, dann gibt es auch nur dieses eine Bewusstsein und sonst nichts.

Ein weiterer Satz, der in fast allen heiligen Schriften auftaucht, lautet ›Ich bin, der *Ich bin!*‹ Was bedeutet das? Das Bewusstsein, das unsere Welt erschaffen hat, sagt über sich selbst aus, dass es das ›Sein‹ an sich ist. Würde es eine Vielzahl an Bewusstseinen geben, dann wäre dieser Satz vollkommen unpräzise und müsste genauer erklärt werden. Doch er kann genau so stehen bleiben. Ich bin das Sein. Ich bin, der ›Ich bin‹, weil es nur mich gibt. Ich bin alles, was existiert, und somit ist mein Bewusstsein ein Allbewusstsein, das man auch Gottbewusstsein nennen könnte. Denn wenn alles eins ist, kann es unmöglich etwas Zweites geben. Jedes Geschöpf im Universum ist also in Wirklichkeit ein Gottpartikel des gleichen göttlichen Allbewusstseins bzw. ein Anteil von Gott. Wie die Zellen eines Körpers sind wir alle ein und dasselbe Wesen und somit muss alles, was uns ein Gefühl von Getrenntheit und Vielfältigkeit vermittelt, eine Illusion sein. Jede andere Person, jeder Baum, jedes Objekt und sogar wir selbst sind nichts anderes als Illusionen, die von dem Bewusstsein eines einzigen, formlosen und zeitlosen Seins erzeugt werden.

Stell dir nun einmal vor, du wärst dieses göttliche Allbewusstsein. Du bist es sogar. Du bist also pures, formloses, unendliches Sein und du bist alles, was existiert. Es gibt nichts außer dir selbst. Wie also kannst du nun erkennen, dass es dich überhaupt gibt? Du könntest ja zeitgleich sowohl alles als auch nichts sein. Das einzige Mittel, das du hast, um zu erkennen, dass du existierst, ist deine Fantasie. Mit ihrer Hilfe kannst du alles erschaffen, was du willst, genau so, wie wir es in unseren eigenen Gedanken tun können. Alles, was wir für eine reale Welt halten, ist also in Wahrheit nichts anderes als eine Geschichte, die das Allbewusstsein mithilfe seiner Fantasie erzeugt hat. Unser Leben ähnelt daher einem Traum. Wenn wir träumen, erschaffen wir mithilfe unseres Bewusstseins Bilder und Geschichten, in denen eine Vielzahl von Personen und anderen Wesen vorkommen kann. Solange wir träumen, halten wir die Traumgeschichte für real und wir glauben, dass die Wesen, denen wir im Traum begegnen, tatsächlich andere Personen sind. Von außen betrachtet ist jedoch alles nur eine Projektion unseres Unterbewusstseins. Jede Person, die uns im Traum begegnet, sind wir selbst, denn es ist unser Geist, der den Traum und damit auch seine Charaktere erschafft. Genauso verhält es sich mit der wachen Welt und dem Gottbewusstsein. Solange wir uns in diesem *Lebenstraum* befinden, halten wir ihn für real und fühlen daher jede Situation so, als würde sie wirklich passieren. Betrachten wir das Ganze jedoch von außen, stellen wir fest, dass wir nur ein Teil des Gottbewusstseins sind, das sich selbst in einer fantasievollen Geschichte erfährt. Ich frage also noch einmal: Kannst du dir zu 100 Prozent sicher sein, dass all das Leid, all die Ungerechtigkeit, die Zerstörung, die Verwirrung und der Schmerz wirklich existieren? Wenn doch alles eins und ein Traum ist, können wir dann jemals von einem anderen verletzt werden? Können wir je einen anderen verletzen? Kann es überhaupt einen anderen geben?«

»Nein, eigentlich nicht«, sagte ich gedankenverloren.

Wer verursacht unser Leid und warum?

»Du fragst dich nun sicher«, sagte der Alte nach einem wissenden Blick auf meine Gesichtszüge, »wie es sein kann, dass sich alles so verdammt real anfühlt, obwohl es in Wirklichkeit nur eine Illusion ist. Wenn es doch nur ein einziges liebendes Bewusstsein gibt, warum fühlen wir dann Schmerz, Leid und Trauer und haben so eine Angst davor, ein Leben zu verlieren, das ja nicht einmal existiert? Um das zu verstehen, müssen wir erkennen, dass all unsere Traumgeschichten einen Sinn haben. Sie geschehen nicht einfach aus blanker Willkür, weil dem Gottbewusstsein in seinem formlosen Sein langweilig ist. Es verfolgt damit eine spezielle Absicht, und aus diesem Grund sind alle Geschichten auf ein ganz bestimmtes Ziel hin ausgerichtet.«

»Welches Ziel ist das?«, fragte ich gespannt.

»Um das zu erkennen, müssen wir uns anschauen, worum es in den Fantasiegeschichten des Universums geht, denn es gibt eine Sache, die alle miteinander gemeinsam haben. Diese Gemeinsamkeit ist Wachstum. Die Geschichte des Universums ist eine Geschichte über einen unendlich großen Raum voller Sterne, der sich immer weiter ausdehnt. Jede Lebensgeschichte ist die Geschichte eines Wesens, das von einem kleinen Baby oder Samenkorn zu einem ausgewachsenen Geschöpf heranwächst und sich dabei permanent auf verschiedene Arten weiterentwickelt. Wenn der zentrale Inhalt aller Geschichten in der Fantasie des Allbewusstseins also Entwicklung und Ausdehnung ist, dann will sich auch das Allbewusstsein selbst immer weiter ausdehnen. Und da es aus nichts anderem besteht als dem Licht der Liebe, dehnt sich folglich auch die Liebe immer weiter aus, sodass ein immer noch größeres Paradies entsteht. Wie aber kann das Allbewusstsein diese Ausdehnung erreichen? Da das göttliche Allbewusstsein alles ist, was existiert, hat es dafür nur seine eigene Fantasie zur Verfügung, mit der es die Geschichten erfindet, die wir als unser Leben wahrnehmen. In jeder dieser Geschichten erfährt es sich also selbst, weil ja jedes Wesen im Universum ein Teil von ihm ist. Stell dir das Allbewusstsein am besten wie einen großen Körper vor, bei dem jedes Wesen eine Körperzelle ist. Alle Zellen gehören zum gleichen Organismus, doch jede nimmt ihn aus einer anderen Perspektive wahr, sodass sich das Allbewusstsein auf unendlich viele Arten erleben kann. Wenn du selbst in die Nervenzellen deiner großen Zehe hineinspürst, erfährst du deinen Körper ja auch auf eine ganz andere Weise, als wenn du deinen Fokus auf deine Herzzellen legst. Für den Anfang ist diese Art des Erlebens nicht schlecht, doch wenn du dir vorstellst, bis in alle Ewigkeit nur in deine unterschiedlichen Zellen zu spüren, dann wird das mit der Zeit recht langweilig werden. Alle Zellen wissen, dass sie zum gleichen Organismus gehören, und arbeiten so immer in perfekter Harmonie zusammen. Es gibt also einen vollkommenen Gleichklang, eine absolute Balance, von der es keine Abweichungen gibt. Durch so eine Balance kann jedoch keine Entwicklung eintreten, denn sie bedeutet auch absoluten Stillstand. Es ist, als würde man sich einen Film ansehen, der gleich mit einem Happy End beginnt und in dem sich bis zum Schluss niemals etwas ändert. Wie sollte sich hierbei die Liebe ausdehnen?

Eine Entwicklung und damit auch eine Ausdehnung kann nur dann stattfinden, wenn es einige gewisse Spannungen und eine Unvorhersehbarkeit gibt. Um Energie zu erzeugen, benötigt man Reibung. Um diese entstehen zu lassen, braucht es einen Gegenspieler, also jemanden, der die Harmonie durcheinanderbringt, sodass sie anschließend wiederhergestellt werden kann. Es ist wie in jeder guten Geschichte. Jeder Held braucht einen Schurken, der ihn herausfordert und ihn zu neuen Höchstleistungen anspornt, sodass er stetig über sich hinauswachsen kann. Da es jedoch außer dem Allbewusstsein nichts gibt, erschuf es diesen Gegenspieler selbst und kreierte dabei ein Monster, das ganz bewusst Zweifel und Zwietracht sät, verunsichert und manipuliert, unsere Sinne vernebelt und dafür sorgt, dass wir schließlich vollkommen vergessen, dass wir ein Teil des Gottbewusstseins sind.

Dieser Gegenspieler ist unser Verstand. Während unser Herz noch immer mit dem Gottbewusstsein, also mit der All-Liebe, verbunden ist, spielt uns unser Verstand eine Welt voller Nichtliebe vor, in der wir allein und von allem getrennt sind, in der nicht länger alles gut und sinnhaft ist und in der wir willkürlichen Schicksalsschlägen, Unfällen und Gewalttaten ausgesetzt sind. Er redet uns ein, dass wir als einzelnes Wesen stets dafür sorgen müssen, dass wir genügend Liebe und Lebensenergie bekommen, um nicht sterben zu müssen. Er glaubt nicht daran, dass alles im Überfluss vorhanden ist, und überzeugt uns so davon, dass wir habsüchtig und geizig werden müssen, weil uns jeder die begrenzten Ressourcen streitig machen will. Er gaukelt uns vor, dass wir niemandem trauen können, am wenigsten unseren eigenen Instinkten, und dass wir daher in ständiger Furcht vor dem Tod, vor Krankheiten, vor Verlust oder anderen Schicksalsschlägen leben müssen. Für unseren Verstand ist das Leben selbst ein Risiko und so muss er stets abwägen, worauf man sich einlassen kann und worauf nicht.«

»Aber wie kann so ein Gegenspieler dazu beitragen, dass sich die Liebe ausdehnt?«, fragte ich skeptisch.

»Es ist ganz einfach, Heiko. Wenn du gleich von Anfang an weißt, dass du ein Teil des Allbewusstseins bist und dass dein Leben nur eine Illusion ist, dann kann keine Entwicklung stattfinden. Hast du dieses Wissen durch den Verstandesgegenspieler jedoch verloren und kommst nun als Mensch auf die Welt, ohne eine Idee davon zu haben, wer du in Wahrheit bist, sodass du dich erst wieder daran erinnern musst, entsteht plötzlich ein Weg, der sich langsam entwickelt. Es ist wie bei einem Krimi. Wenn du gleich von der ersten Sekunde an weißt, wer der Täter ist, ist der Film langweilig. Gibt es jedoch eine Spurensuche, bei der der Mörder Stück für Stück entlarvt wird, sich aber immer wieder geschickt aus der Affäre zieht, kommt es am Ende zu einem großen Aha-Erlebnis, das sich wie ein Erwachen anfühlt. Je geschickter und genialer der Mörder dabei vorgeht und je öfter er den Detektiv austrickst, desto großartiger ist am Ende der Auflösungsmoment.

Genauso ist es auch mit den Lebensgeschichten des Allbewusstseins. Als Kinder kommen wir auf die Welt und spüren zwei Stimmen in uns. Die Stimme unseres Herzens, die uns zum Gottbewusstsein führen will, und die unseres Verstandesgegenspielers, der dem Herzen im Wege steht. Je mehr sich diese beiden Stimmen reiben, desto größer wird die Spannung, und am Ende kommt es zu einer geballten Entladung, wenn wir schließlich begreifen, dass wir Gott sind. Das Allbewusstsein ist unfehlbar, und das bedeutet, dass sein Plan am Ende immer aufgehen muss. Wie in jedem guten Krimi steht auch in unseren Lebensgeschichten von Anfang an fest, dass wir irgendwann zum Erwachen kommen. Die Spannung besteht jedoch darin, wann und wie das passieren wird. Der Grundleitfaden der Geschichte, der etwa 80 Prozent unseres Lebens ausmacht, ist also direkt vom Gottbewusstsein geschrieben worden.

Mit den letzten 20 Prozent hat der Verstandesgegenspieler die Möglichkeit, Hürden und Umwege einzubauen, die eine Spannung erzeugen. Dafür nutzt er alle Tricks und Kniffe, um uns immer wieder auf eine falsche Fährte zu locken. Vom Herzen her spüren wir, dass das Gottbewusstsein Glückseligkeit, Ekstase, Gesundheit und bedingungslose Liebe ist und dass es unsere Aufgabe ist, uns vertrauensvoll in diesen Zustand zurückfallen zu lassen. Unser Verstandesgegenspieler meint hingegen, dass man den Zustand der Glückseligkeit, der Ekstase, der vollkommenen Gesundheit sowie des Sich-geliebt-Fühlens nur dann erreichen kann, wenn man hart arbeitet und alles erzwingt.

Genau aus diesem Grund versuchen wir – um dem Allbewusstsein gleich zu werden –, so viele Glücksmomente aneinanderzureihen, wie wir nur können. Wir sind zu Orgasmen- und Highlightjägern geworden. Permanent sorgen wir uns um unseren Gesundheitszustand. Jeder Gedanke ist darauf ausgerichtet, dass wir so viel Liebe und Anerkennung von außen bekommen wie nur möglich. Selbst wenn uns bewusst geworden ist, dass es in unserem Leben nicht um Habsucht, Ablenkung und Anerkennung, sondern um das Erwachen geht, überzeugt uns der Gegenspieler davon, dass wir uns dieses Erwachen mit harter Arbeit erkämpfen müssen. Natürlich kann es auf diese Weise nicht funktionieren und logisch erschaffen wir uns statt des Erwachens ein Leben voller Höhen und Tiefen, erleben Freude und Leid, Tragik und Komik, Verlust, Schmerz, Angst, Trauer und Wut. Solange wir uns innerhalb des Lebenstraums befinden und unserem Gegenspieler Glauben schenken, nehmen wir all dies sehr intensiv wahr, sodass sich das Allbewusstsein in allen Facetten und Farben der Gefühlspalette erleben lässt.

Genau das macht den Spannungsbogen unserer Lebensgeschichten aus, und je weiter er durch den Gegenspieler gespannt wird, desto größer ist die energetische Entladung in Form der Liebesausdehnung am Ende beziehungsweise wenn wir erwachen. Aus diesem Grund ist der Gegenspieler immer genau so stark und trickreich, dass wir es gerade so eben schaffen können, ihn zu durchschauen, sodass zum einen die Liebe maximal ausgedehnt wird und wir zum anderen unser eigenes Potenzial als Heiler und Erschaffer optimal ausbauen können. Denn je mehr der Gegner kaputt macht und ins Ungleichgewicht bringt, desto mehr können wir heilen, ergo die Liebe ausdehnen. Als guter Gegenspieler ist es somit die Aufgabe des Verstandes, uns so stark es nur geht zu verwirren und von unserem eigentlichen Weg des Herzbewusstseins abzulenken. Er redet uns daher immer wieder ein, dass das Leben eine Vielzahl von Aufgaben, Herausforderungen und Prüfungen für uns bereithält, dass wir uns ständig zwischen verschiedenen Möglichkeiten entscheiden müssen und dass es wichtig ist, keine Fehler zu machen. In Wahrheit gibt es aber nur einen einzigen Weg, den wir gehen können, und unsere einzige Aufgabe in unserer Lebensgeschichte besteht darin zu erkennen, wer wir wirklich sind.

Damit uns das immer und unweigerlich gelingen kann, sorgen wir selbst als Allbewusstsein dafür, dass wir immer wieder in die richtige Richtung geschubst werden. Alles, was unser Verstandesgegenspieler für willkürliche Schicksalsschläge hält, sind also in Wirklichkeit liebevolle Hinweisschilder und Emotionstrainer von Gott, die uns näher zu unserem Gottbewusstsein und damit auch zur Liebesausdehnung führen. Auch wenn wir glauben, dass es unzählige Arten von Krankheiten, Verletzungen und Leiden gibt, die jeweils auch unterschiedliche Ursachen haben, gibt es in Wirklichkeit nur einen einzigen inneren Konflikt, der die Ursache jedes unangenehmen Ereignisses in unserer Traumlebensgeschichte ist. Diesen Konflikt könnte man als Gottkonflikt bezeichnen, denn er besteht darin, dass wir durch unseren Verstandesgegenspieler, der wiederum auch nur Gott ist, von unserem direkten Weg ins Gottbewusstsein abgebracht wurden, sodass sich die Liebe maximal ausdehnen kann. Jedes Mal, wenn wir unseren Weg durch die 20-prozentige Eigenentscheidungskraft, die uns von ihm gegeben wurde, verlassen, baut das Allbewusstsein einen Druck auf, eine Art Widerstand, der uns wieder in Richtung Liebesausdehnung leitet. Fakt ist: Obwohl wir als Gottpartikel eine 20-prozentige Eigenentscheidungskraft haben und oft den Ratschlägen des Gegenspielers folgen, können wir niemals nicht am Ziel der Liebesausdehnung ankommen. Warum? Ganz einfach: Der Gegenspieler, der uns verwirrt, ist Gott. Derjenige, der uns als Gottpartikel bzw. Mensch wieder einfängt, ist ebenso Gott. Er löst den sinnvollen *Fehler* aus, der später zur maximalen Liebesausdehnung führt, und er fängt ihn als Drucknavigator, der uns per Leidensdruck den Weg weist, wieder ein. Und zu guter Letzt sind wir als Gottpartikel, die glauben, ein Mensch zu sein, ebenfalls Gott.

Zunächst empfinden wir den göttlichen Druck als sehr subtil. Wir hören unsere innere Herzensstimme, die uns sagt, dass wir von unserem Weg abweichen, wir bekommen ein ungutes Bauchgefühl oder spüren auf eine andere Weise, dass eine Kurskorrektur nötig wäre. Wenn wir dies ignorieren, weil wir unserem Verstandesgegenspieler glauben, der uns sagt, dass es nichts zu bedeuten hätte, bekommen wir als Nächstes einen deutlicheren Hinweis in Form unserer Träume. Ignorieren wir auch diese universelle Sprache der Symbole, wird der Wink mit dem Zaunpfahl noch stärker und wir bekommen Begegnungen mit Tieren oder anderen Wesen, die uns auf unseren Irrweg hinweisen. Wenn es dem Gegenspieler gelingt, uns auch dieses Mal davon zu überzeugen, dass wir den Zeichen keine Beachtung schenken sollen, kommt nun ein Druck, der uns direkt in unserem Leben beeinflusst, sodass wir ihn nicht länger ignorieren können. Dieser Druck äußert sich zunächst in leichten Krankheiten oder unangenehmen Situationen, und auch dann haben wir wieder zwei Möglichkeiten, damit umzugehen: Wir können den Druck als liebevollen Hinweis erkennen, ihm nachgeben und uns so zurück auf den Weg leiten lassen, oder wir können ihm ausweichen, ihn verdrängen und vor ihm davonlaufen. Unser Verstandesgegenspieler ist der Überzeugung, dass der Druck etwas Böses ist, was vollkommen willkürlich über uns hereinbricht und uns einfach nur schaden will. Wenn wir ihm vertrauen, bekommen wir Angst vor der Situation und wollen sie so schnell wie möglich aus unserem Leben schaffen. Wir behandeln die Krankheit medikamentös, wir ziehen in eine andere Stadt, um den fiesen Kollegen auszuweichen, oder wir trennen uns von dem Lebenspartner, der uns unseren Irrweg vor Augen führt. Im ersten Moment geht es uns dadurch natürlich besser, denn die unangenehme Situation ist erst einmal vorbei. Doch wir haben den Grund, warum die Situation bzw. der Druckkörper eingetreten ist, nicht erkannt und befinden uns noch immer auf unserem Holzweg. Wir haben also nichts gelernt und zeigen damit, dass wir nun einen noch größeren Druck benötigen, bevor wir merken, dass wir unseren Kurs korrigieren müssen. Auf diese Weise steigert sich der Druck immer weiter, bis er schließlich so groß wird, dass wir ihm nachgeben müssen.

Heiko, du kannst dir das Prinzip wie ein dickes Gummiseil vorstellen, von dem ein Ende um deinen Bauch gebunden wurde und dessen anderes am Ziel der Liebesausdehnung befestigt ist. Wenn du dem Seil folgst, also erkennst, dass der Druck ein liebevoller Hinweis ist, der dich leiten will, kannst du ganz gemütlich vorangehen und es wird immer leichter und lockerer, ins Ziel des Erwachens einzumarschieren. Der Druck schiebt dich sogar ins Ziel. Folgst du ihm aber nicht, weil du Angst hast, dich deinem Gottkonflikt zu stellen, spannst du den Gummi immer weiter und dein Leben wird immer anstrengender und leidvoller. Irgendwann aber ist der Druck dann so hoch, dass das Gummiseil zurückschnellt und dich ins Ziel befördert.

Es gibt also niemals vielzählige Entscheidungen und unterschiedliche Wege. Die einzige Entscheidung, die wir in unserem Leben überhaupt treffen können, ist, ob wir unserem Gottbewusstsein oder dem Verstandesgegenspieler vertrauen wollen. Jedes Mal, wenn wir dem Gegenspieler vertrauen, verlängern wir den Weg zum Erwachen und wir bekommen mehr Druck. Jedes Mal, wenn wir unserer Herzensstimme, also dem Gottbewusstsein folgen, kommen wir ein Stück weiter, und es wird leichter und angenehmer. Dieses Wechselspiel zwischen Gottbewusstsein und Gegenspieler zieht sich durch unser ganzes Leben bis hin zum Tod. Hier bekommen wir die gleiche Frage noch ein letztes Mal gestellt und können nun erkennen, ob wir wirklich im Urvertrauen mit dem Gottbewusstsein sind oder ob uns unser Verstand noch immer in die Irre führen kann. Wenn wir wahrhaftig begriffen haben, dass wir das Allbewusstsein sind und daher bedingungslos in die Liebe vertrauen können, ist der Tod ein Fallenlassen ins Paradies, so als würden wir nach einer langen Reise wieder nach Hause kommen. Wir wissen: ›Alles ist ein Traum und ich erwache jetzt. Ich bin, der ich bin.‹ Glauben wir dem Gegenspieler und haben daher Angst, dass der Tod vielleicht doch das Ende oder die Hölle sein könnte, krallen wir uns am Leben fest, können uns nicht fallen lassen und drehen folglich eine Extrarunde in einem neuen Leben, sodass wir die Möglichkeit haben, dieses Mal vollständig in unser Gottbewusstsein zu kommen. Aus göttlicher Sicht ist es aber vollkommen egal, für was wir uns entscheiden, denn am Ende kommt es immer zur Erkenntnis und zur Liebesausdehnung. Wann das der Fall ist, hängt von der Raffinesse unseres Verstandesgegenspielers ab. Es kann in einer Millisekunde passieren oder auch erst nach 1000 Jahren und vielen Leben. Da aber auch Zeit eine Fantasie-Illusion Gottes ist, spielt das keine Rolle. Eine Geschichte ist also niemals besser oder schlechter, weil man mehr oder weniger Umwege des Verstandesgegenspielers gegangen ist. Sie führt immer zur maximalen Liebesausdehnung.

Wenn wir den Gegenspieler das erste Mal in uns erkannt haben, fällt es uns oft schwer, ihn anzunehmen, wertzuschätzen und zu lieben. Stattdessen verurteilen wir uns für das, was alles Negatives zuvor in unserem Leben passiert ist, und können es daher nicht loslassen. Der Gegenspieler, also Gott, der weiß, dass er ertappt wurde, nutzt dies, um sich noch einmal richtig aufzubäumen. Mit aller Macht schickt er uns nun Gedanken des Zweifels und der Selbstverurteilung, durch die wir in eine Teufelsspirale abrutschen. Je mehr wir diese Gedanken annehmen, desto mehr ziehen wir Ereignisse in unser Leben, die uns noch mehr Gründe nennen, für die wir uns verurteilen sollten. Diese Teufelsspirale können wir nur dann durchbrechen, wenn uns bewusst ist, dass alles gut ist und dass es keine Fehler geben kann. Genau in diesem Moment erkennen wir einen der absoluten *Kernschlüssel der Liebesausdehnung:* **Gelassenheit.**

Wir wissen dann, dass immer alles gut ist, da alles Liebe ist. Wir erkennen, dass unser Leben ein Traum ist. Wir verurteilen und bewerten ja auch nicht einen Schauspieler im Traum oder haben vor ihm Angst, wenn wir aus dem Traum erwacht sind. Es gibt also keinen Grund für Angst, Sorgen oder Verurteilungen. Durch unser Erkennen, dass alles ein Traum ist, nehmen wir dem Gegenspieler den Wind aus den Segeln und können nun in vollkommener Gelassenheit auf jede Situation reagieren. Betrachten wir es doch einmal von der anderen Seite. Ist es nicht genial, dass wir als kleiner Gottpartikel es geschafft haben, den Gegenspieler, also Gott, zu enttarnen, obwohl er allmächtig ist? Und ist er nicht ein großartiger Gegner gewesen, der für seine Arbeit auf jeden Fall Respekt verdient hat? Wir sollten nicht vergessen, dass sich ohne ihn unser Paradies nicht ausgedehnt hätte. Je stärker unser Gegner ist, desto größer ist schließlich auch die Befriedigung als Gottpartikel, ihn bezwungen zu haben, und desto deutlicher wird, dass es keine Schande war, sich von Gott selbst, also dem Alles, an der Nase herumführen zu lassen.

Das, was für die innere Reibung zwischen unserem Gottbewusstsein und dem Verstandesgegenspieler gilt, gilt natürlich auch für Reibungen, die zwischen den einzelnen Gottpartikeln entstehen. Unser Verstand redet uns ein, dass es Richtig und Falsch gibt, und unterteilt die Menschen daher in Täter und Opfer. Wenn unser Gegenspieler uns sagt, dass wir etwas falsch gemacht haben, schämen und verurteilen wir uns dafür und fühlen uns schuldig. Wenn wir glauben, dass andere Fehler gemacht haben oder uns etwas Böses antun wollen, dann verurteilen wir sie und fühlen uns als Opfer. In Wirklichkeit kann es aber weder Täter noch Opfer geben, denn beide sind sich ergänzende Prinzipien, die eine Reibung erzeugen und so gemeinsam die Liebe ausdehnen. Alles ist Gott.

Es ist ein bisschen wie beim Feuer-Bohren. Der Bohrer ist nicht schlecht oder böse, weil er das Brett verletzt, und das Brett ist kein unschuldiges Opfer, weil es vom Bohrer durchlöchert wird. Beide verlieren durch die Reibung Späne und ziehen so mehr Druck in ihr Leben, der sie zur Liebesausdehnung bzw. zum Feuer-Entfachen schubst. Beim Bohrer, also bei demjenigen, den wir als den Täter ansehen, entsteht dieser Druck durch die Schuld, die er aufgrund seines Handelns in sich trägt. Sie ist es, die ihn später zum Erwachen motivieren wird. Die angebliche Schuldtat wird entweder durch den Gegenspieler initialisiert oder ist von Gott selbst fest im Drehbuch verankert worden. Beim Bohrbrett entsteht der Druck durch das Opferbewusstsein. *Immer muss ich leiden!* Die Frage ist also, warum muss ich immer leiden? Es kann sein, dass ich dem Gegenspieler zu viel vertraut habe oder dass zur Liebesausdehnung der Akt des Opfer-Seins fest eingeplant war. Beides, die Schuld, die den Täter quält, und die Verletzung, an der das Opfer leidet, sind also nur so lange für sie spürbar, solange sie nicht in ihrem Gottbewusstsein sind und aus der Illusion der Personifizierung aufgewacht sind. Wenn beide aufwachen, erkennen sie, dass sie in Wirklichkeit ein und dasselbe Bewusstsein sind. Ihnen wird klar, dass sie selbst diese Geschichte für sich geschrieben haben, sodass sich a) die Liebe ausdehnen kann und b) dass sie sich selbst in den Geschichten erleben können. Somit gibt es plötzlich keine Opfer und Täter mehr. Der Druck und die Hitze, die sich durch die gegenseitige Reibung aufgebaut haben, können sich nun durch die Enttarnung der Illusion entzünden, sodass eine helle Flamme entsteht und die Liebe weiter ausgedehnt werden kann.«

»Aber wer entscheidet darüber, wie viel Reibung ich erhalte?«, fragte ich.

»Da alles eins ist, immer du«, antwortete der Mentor. »Teilen wir jedoch die Entscheidungskriterien in drei Gruppen auf. Der Gottpartikel, also du selbst, entscheidest darüber, wie viel Reibungsdruck du erfahren musst, in dem Maß, in dem du dich vom Gegenspieler ablenken lässt. Somit ist die zweite Faust-formel, wie viel Reibung auf dich zukommt, die Pfiffigkeit des Gegenspielers. Aber nicht nur das. Das Grunddrehbuch steht zu 80 Prozent fest. In ihm ste-hen die Erlebnisse geschrieben, mit denen sich Gott durch dich als Gottpar-tikel erleben will. Wie du die Erlebnisse jedoch wahrnehmen wirst, ist durch deine 20-prozentige Entscheidungsfreiheit offen.«

Die Welt als Spiegel der Seele

»Das gesamte Universum ist also letztlich wie ein riesiges fiktives Märchen-buch voller Geschichten, die das göttliche Allbewusstsein für sich selbst erfin-det, um sich darin zu erfahren und um die Liebe auszudehnen«, fuhr der alte Mentor fort. »Wenn also jedes Lebewesen in Wahrheit ein Teil des Allbewusst-seins ist, das diese Geschichten erschafft, dann ist es auch jeweils für die Er-schaffung seiner eigenen Traumgeschichte verantwortlich. Das bedeutet: Das ganze Universum ist das Produkt der Fantasie des ganzen Allbewusstseins. Weil jeder Gottpartikel eine eigene Rolle spielt, erschafft auch jeder Partikel eine eigene Geschichtsblase. Da jedoch alle Geschichten über das Allbewusst-sein miteinander vernetzt sind, entsteht eine Gesamtgeschichte, die wir als die Erdgeschichte wahrnehmen. Sie ist eine kollektive Geschichte, die durch den kollektiven Glauben aller Gottpartikel gesteuert und erschaffen wird.

Gleichzeitig hat aber jeder Gottpartikel auch seine individuelle Traumblase, die er durch sein Einzelerleben erschafft. Der Teil des Universums, in dem sich der Gottbewusstseinspartikel erlebt, der du, Heiko, bist, ist also das Pro-dukt deiner Fantasie. Am leichtesten zu verstehen ist es, wenn du es dir ganz praktisch vorstellst. Sagen wir mal, du willst ein Haus bauen und benutzt da-für Steine und Zement, die du nach einem Plan anordnest, den du dir zuvor im Geiste überlegt hast. Beide Baumaterialien bestehen aber, wie alles andere auch, nur aus dem Licht der Liebe, und der Bauplan entspringt deiner eigenen Fantasie. Egal, was du auf dieser Welt auch tust oder erschaffst, du machst stets nichts anderes, als liebendes Licht mithilfe deiner Fantasie zu formen.

Doch deine Schöpferkraft reicht noch deutlich weiter. Du kennst sicher den Satz: ›Man kann nicht nicht kommunizieren.‹ Egal, ob wir etwas sagen oder nicht, ob wir eine Grimasse ziehen oder ein Pokerface aufsetzen, immer bringen wir damit etwas zum Ausdruck. Wenn wir uns dessen nicht bewusst sind, passiert es uns leicht, dass wir etwas ganz anderes übermitteln, als wir eigentlich hätten sagen wollen. Genau das Gleiche gilt auch für unsere Schöpferkraft. Wir können nicht nicht erschaffen, weil wir in jeder Sekunde als Gott Gedanken, Überzeugungen und Fantasien in uns tragen, die automatisch die Lichtliebe formen und gestalten müssen. Die Welt, die wir im Außen wahrnehmen, ist also nichts anderes als geformte Lichtliebe, die durch unsere geglaubten Gedanken bzw. Überzeugungen geformt wurde. Unsere geglaubte Fantasie trifft also auf die Projektionsfläche Erde und zeigt uns an, was wir glauben und wovon wir überzeugt sind, dass es so ist, wie es ist. Alles, was wir im Außen sehen, können wir nur deswegen sehen, weil wir es durch die Überzeugungskraft für uns selbst erschaffen haben. Jede Überzeugung des Urvertrauens, die uns der Liebesausdehnung näherbringt, erschafft dabei angenehme Projektionen. Alle Überzeugungen, die von unserem Verstandesgegenspieler initiiert wurden und der Nicht-Liebe, also der Angst, unterliegen, sodass wir glauben, dass nicht alles gut ist, formen aus der Lichtliebe hingegen automatisch Geschehnisse, die uns diese Überzeugungen bestätigen. Was gilt, ist ein

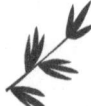 **Naturgesetz der Liebe:** *Unsere Überzeugung muss immer geformt werden bzw. in unser Leben treten.*

Du wirst schlussendlich immer recht behalten, Heiko. Deine Überzeugung gewinnt immer. Solange wir uns dessen nicht bewusst sind, erschaffen wir jedoch aus Versehen alles Mögliche und darunter eben auch vieles, was uns unseren Lebenstraum schwer und unangenehm macht. Es ist, als hätten wir unser Leben auf Autopilot geschaltet, sodass wir zwar mitbekommen, was passiert, es aber nicht kontrollieren können. Erst wenn uns bewusst wird, dass das Außen nichts anderes ist als ein Spiegel unserer geglaubten Gedankenwelt bzw. Überzeugungen, können wir verstehen, nach welchen Gesetzen und Regeln sich unsere Überzeugungen in unserer Traumwelt manifestieren müssen. Wenn wir dies begriffen haben, können wir auch bewusst erschaffen und unseren fiktiven Lebenstraum durch unsere Fantasie in ein Paradies verwandeln. Um das gewährleisten zu können, müssen wir sowohl uns selbst als auch unsere Umwelt genau wahrnehmen, sodass wir die Zusammenhänge zwischen unserem Innenleben, also den Gedanken, und der Außenwelt, den Gedankenmanifestationen, erkennen können.«

»Aber welche von meinen Gedanken werden manifest und spiegeln sich in der Außenwelt?, wollte ich wissen.

»Es sind stets die Gedanken, von denen du am meisten überzeugt bist, also deine tiefsten Überzeugungen. Die Außenwelt, die wir wahrnehmen, ist dabei eine Art Landkarte, auf der wir erkennen können, wie weit wir bereits zu unserem Gottbewusstsein erwacht sind und von was wir innerlich überzeugt sind. Man könnte sie auch Glaubenslandkarte nennen. In dem Maße, in dem die Welt für uns noch kein vollkommenes Paradies ist, sind auch wir noch nicht in unser Gottbewusstsein eingetaucht. Wir sind also im Inneren in Bezug auf Mangel, das Böse, die Sorgen, eben das Negative, noch immer zum Teil überzeugt, dass sie wirklich existieren. Aber das heißt auch im Klartext: Alles, was wir jemals auf dieser Lebenslandkarte wahrnehmen, führt uns auf die eine oder andere Art zum Erwachen. Druck drückt uns zum Paradies. Das Positive bestärkt uns in der Überzeugung, dass das Paradies sich ausdehnen kann. Je näher wir unserem Gottbewusstsein dabei kommen, desto glänzender, schöner und angenehmer werden auch unsere Spiegel in Form von Situationen, Erfahrungen und Wesen, die wir in unserem Traum erschaffen.

Die Kunst ist es nun, die Legende der Karte deuten zu lernen, sodass wir alle Zeichen, Hinweise und Markierungen verstehen und uns gemäß ihnen den leichtesten Weg zur Ausdehnung des Paradieses aussuchen können. Genau wie unsere Träume und Visionen spricht die äußere Welt dabei in der universellen Sprache zu uns. Es ist die Sprache der Fantasie selbst, die alles in lebendigen Bildern, Sequenzen, Symbolen und Gefühlen ausdrückt. Um uns das Verständnis so leicht wie möglich zu machen, bekommen wir die gleichen Botschaften stets auf viele unterschiedliche Arten gespiegelt.

Die Frage ist nun: Wer oder was kann uns alles spiegeln? Da unsere Überzeugungen unsere Wahrheit werden, ist das Außen unser Spiegel. Das bedeutet, alles, was wir im Außen sehen, spiegelt zu einem größeren oder kleineren Prozentsatz unsere Überzeugungen. Was meine ich damit? Heiko, du musst verstehen, dass alle Gottpartikel individuelle Überzeugungen in sich tragen. Jede Körperzelle von Gott erschafft durch ihre eigenen Überzeugungen ihre eigene kleine Realität im Außen. Wenn also die Körperzelle der Zehe von Gott an einen Nageleinriss glaubt, ich, der ich genau neben der anderen Zelle sitze, jedoch nicht, reißt der Nagel genau dort, wo die Körperzellen als Kollektiv an den Riss geglaubt haben. Es kann also nie eine Zelle von dem Riss betroffen sein, die nicht an den Riss geglaubt hat. Das ist ein Naturgesetz.

Natürlich lassen sich Körperzellen, die nicht wissen, wer sie sind, oft in Panik anstecken. ›Oh mein Gott, fast alle Zehenzellen denken, dass der Nagel einreißt, ich glaube, sie haben recht.‹ Ergo muss auch der, der jetzt die Annahme des Kollektivbewusstseins für sich übernimmt, von dem Riss betroffen sein. Wir alle leben also in einer Blase der Überzeugungen. Wenn es in uns glaubt: ›Alles ist gut‹, dann wird dies in unserer Aurablase auch so sein. Wenn jedoch 80 Prozent der anderen Körperzellen von Gott denken, es ist nicht alles gut, wird dies im Radio oder TV als kollektive Bestätigung in Form der Verwüstung und des Negativen zu hören und zu sehen sein. Würde jedoch das ganze Kollektiv daran glauben, dass alles gut ist, während du ständig Angst vor einer Entführung hast und von dieser überzeugt bist, muss deine Überzeugungskraft diese in dein Leben ziehen. Warum? Ganz einfach, du bist Gott. Deine Überzeugung muss real werden. Du kannst nicht nicht erschaffen. Was also kannst du aus diesem Zusammenhang lernen? Nicht alles, was in der Welt vorgeht, hat zu 100 Prozent mit dir zu tun. Sagen wir einmal, es gibt 100 Körperzellen. Wenn 99 der Überzeugung sind, dass es regnen wird, und eine ist der Überzeugung, es wird die Sonne scheinen, dann wird es regnen. Die eine, die von einem sonnigen Tag überzeugt ist, wird jedoch schneller die Sonne zu Gesicht bekommen als die anderen.

Es gibt also Spiegelpartner, die uns unsere Überzeugung nur in kleinen, kaum sichtbaren Nuancen widerspiegeln, da sie das Kollektiv der Körperzellen betreffen. Andere reagieren eins zu eins auf unsere individuellen Überzeugungen. Um in die Spiegelgesetze einsteigen zu können, solltest du dir gezielt Spiegel auswählen, die dir sehr nahe sind oder die du darum gebeten hast, dass sie dich radikal spiegeln. Je näher dir eine Körperzelle ist, desto direkter spiegelt sie dich.

Da deine Eltern tief mit dir verwoben sind, wären sie eine ideale Spiegelfläche. Die Schwierigkeit bei Eltern, Lebenspartnern, Freunden und anderen Personen, die dir sehr nahestehen, ist jedoch, dass sie sehr oft die Maske der Höflichkeit tragen. Sie sind ein wenig wie ein Spiegel, der blind geworden ist. Ihr Körper sagt etwas vollkommen anderes aus als ihre Sprache. Das Drastische an den Körperzellen, die nicht wissen, dass sie Gott sind, ist, dass sie glauben, Menschen zu sein. Also tragen sie den Wunsch in sich, von allen anderen geliebt zu werden. In ihnen denkt es: ›Liebe ist ein rares Gut und deshalb darf mich niemand ablehnen, der mir nahe ist.‹ Menschen sind also, bevor sie geistig erleuchtet sind, im Normalfall keine radikal ehrlichen Spiegel. Das heißt im Klartext: Die Worte, die sie uns mitteilen, solltest du nicht deuten. Die Gefühle, die in dir aufsteigen, weil du die Körpersignale intuitiv wahrgenommen hast, solltest du sehr wohl als Spiegelungen deuten. Je weniger du auf das gesprochene Wort hörst, desto genauer wirst du dich in der Spiegelung des Spiegelpartners erkennen.

Es gibt aber auch noch die Spiegel, die wissen, wer sie in Wahrheit sind. Alle Tiere, Pflanzen, Steine und an sich alle Wesen der Natur wissen, dass sie eine Körperzelle von Gott sind. Das wiederum bedeutet, dass es ihnen vollkommen unmöglich ist, eine Maske der Unehrlichkeit zu tragen. Solch ein Spiegel ist entgegengesetzt zu Menschen glasklar und kann dir nur die reine Wahrheit spiegeln. Wenn du ein I vor den Spiegel hältst, spiegelt dir das Reh ein I. Wenn du deinen Eltern ein I vor den Spiegel hältst, wählen sie Worte, die auf Anerkennungssucht ausgelegt sind. Sie wollen dir einreden, dass du doch in Wahrheit ein U vor den Spiegel gehalten hast. Dein Körper zeigt dir jedoch über den Instinkt, dass die Gefühle, die in dir aufsteigen, nicht deckungsgleich mit den Worten deiner Eltern sind, sodass du erkennen kannst, dass in Wahrheit ein I vor dem Spiegel steht.

Mit der Zeit wirst du lernen, wie ein kleiner Lügendetektor zu sein. Du wirst dann nicht mehr über deinen Verstand der Sprache deiner Personenspiegel glauben, sondern über deine Intuition die Gefühle spüren, die in dir aufsteigen. Bis dahin solltest du dir jedoch Spiegel auswählen, mit denen du zusammenarbeiten möchtest und die wissen, wer sie sind. Haustiere eignen sich dafür grandios, aber du kannst auch den Wald bitten, dass er dich eins zu eins spiegelt. Wichtig jedoch ist, das du ihn einlädst, sodass er weiß, dass du jetzt bereit bist zuzuhören.

Der wohl präziseste Spiegel, den wir haben, ist unser Körper. Da er uns am nächsten steht, ist er auch am feinsten abgestimmt. Jede noch so kleine Abweichung im Gottbewusstsein wird in ihm sichtbar und deutlich. Der Gesundheits- wie aber auch der Agilitätszustand zeigt unmittelbar an, wie sehr du dich im Gottbewusstsein befindest. Das heißt: Je näher dir dein Spiegel ist, desto detaillierter ist er. Angefangen von deinem Körper über deine Eltern, deine Geschwister bis hin zu deinen Partnern, Kindern und Haustieren. Aber auch deine elektronischen Geräte, deine KFZs und vieles mehr. ›Warum funktioniert dieser komische Rechner heute nicht?‹ Alles, was dich nervt und stört, ist deine Spiegelfläche, in der du erkennen kannst, wo du noch nicht im Gottbewusstsein bist. Wenn wir unklar und verwirrt sind, wie kann uns dann ein klarer Spiegel begegnen, Heiko?«

»Wahrscheinlich gar nicht!«, vermutete ich.

»Richtig, wenn du Verwirrung und Unklarheit in den Spiegel wirfst, wie soll dir etwas anderes gespiegelt werden? Das ist doch logisch, oder?«

»Ja!«, meinte ich und grummelte: »Jetzt weiß ich, warum meine Spiegel so ungenau sind.«

»Weißt du, Heiko, um zu erkennen und zu verstehen, was es mit den Spiegelgesetzen auf sich hat, gibt es eine ebenso einfache wie geniale Übung, mit der du sowohl die Spiegelgesetze als auch die universelle Sprache sehr leicht lernen und begreifen kannst. Sie heißt Shadowing.«

Übung: Shadowing – das Werkzeug des Seelenlesers

Das Ziel des Shadowing ist es, selbst zum Spiegelbild eines anderen zu werden, um sich auf diese Weise ganz in ihn einfühlen zu können, sodass man die Welt dabei aus seiner Perspektive sieht. Dies können Sie auf zwei unterschiedliche Arten tun:

Beim Shadow-Walking spiegeln Sie die Bewegungen, die Körperhaltung und den gesamten Ausdruck des anderen. Gehen Sie dazu mit offenen Augen durch den Wald und suchen Sie sich verschiedene Wesen, in die Sie sich einfühlen wollen. Dies können völlig verschiedene sein, von einer alten Eiche bis hin zu einer Maus. Beobachten Sie das jeweilige Wesen mit Ihrer vollen Aufmerksamkeit und versuchen Sie dabei, seine Bewegungen so genau wie möglich zu imitieren. Stellen Sie sich beispielsweise felsenfest hin und wiegen Sie Ihre Arme auf die gleiche Weise im Wind wie der Baum seine Krone. Oder gehen Sie auf alle viere und krabbeln Sie wie eine Maus. Spiegeln Sie dabei aber nicht nur die Bewegungen, sondern werden Sie vollkommen zu dem anderen Wesen. Fühlen Sie als Maus, wie Sie sich permanent vor 400 verschiedenen Fressfeinden verstecken müssen. Spüren Sie Ihren schnellen Puls und Ihre geschärften Sinne, die hinter jeder Ecke eine Gefahr wittern, und achten Sie darauf, was dies mit Ihnen macht. Oder fühlen Sie als Baum, wie Sie tief mit Mutter Erde verbunden sind und wie der Wind dabei auf Ihre Krone drückt.

Beim Shadow-Talking spiegeln Sie hingegen die Sprache des anderen, indem sie laut oder im Geist seine Laute imitieren.

Wenn Sie beide Techniken kombinieren, können Sie sich so tief in ein anderes Wesen einfühlen, dass Sie in seine Seele blicken und erkennen können, welche Medizin und Heilkraft es in sich trägt. Diese können Sie dann später auch in einem Heilritual nutzen.

Je häufiger Sie das Shadowing bei unterschiedlichen Wesen üben, desto mehr Zusammenhänge und Vernetzungen werden Sie erkennen, und schließlich werden Sie sogar in der Lage sein, bis zu 20 Minuten im Voraus wahrzunehmen, was als Nächstes passieren wird.

Wenn Sie nun einen Menschen auf die gleiche Weise spiegeln wie zuvor Tiere und Pflanzen, können Sie hinter den Schleier seiner Fassade blicken und fühlen, ob er lügt oder nicht. Denn nur der Verstandesgegenspieler kann lügen, indem er die bewusst gewählten Worte beeinflusst. Die gesamte Körpersprache hingegen wird vom Gottbewusstsein bestimmt und sagt immer die Wahrheit. Durch das Shadowing werden Sie also zum Mentalisten, der die Wahrheit hinter den Worten oder dem Schweigen erkennen kann. Mit etwas Übung wird es Ihnen sogar gelingen, bereits im Voraus zu wissen, was der andere sagen oder tun wird.

»Je öfter du ganz bewusst zum Spiegel für andere wirst«, fuhr der Alte fort, »desto leichter wird es dir fallen, dich auch in den menschlichen Spiegeln klar und deutlich zu erkennen. Denn zum einen wirst du mit der Zeit selbst immer ehrlicher und klarer, sodass deine Spiegelbildpartner dir diese Ehrlichkeit und Klarheit zurückspiegeln können. Wenn du also deine eigene Angst vor Ablehnung überwindest und radikal ehrlich zu dir selbst wirst, bekommst du diese radikale Ehrlichkeit auch zurückgespiegelt und kannst so wiederum noch schneller erkennen, wer du wirklich bist. Das Shadowing hilft dir außerdem dabei, deine physischen Sinne zu schärfen und deine Übersinne zu reaktivieren, sodass du in der Lage bist, auch in unklaren und unehrlichen Spiegelpartnern eine klare und ehrliche Botschaft zu erkennen. Du hörst nun nicht mehr auf die Worte der Höflichkeitsmaske, sondern nimmst die wahre Botschaft über die Gefühle war.«

»Entschuldige, wenn ich dich unterbreche«, sagte ich, »aber was meinst du mit Übersinne?«

Der alte Mentor lachte. »Die meisten Menschen gehen davon aus, dass wir ausschließlich unsere fünf physischen Sinne besitzen, um die Außenwelt wahrzunehmen. Darüber hinaus besitzen wir jedoch vier weitere mediale Sinne. Sie werden oft Übersinne genannt, weil wir sie heute gemeinhin für einen Mythos halten. Alles, was die moderne Neurowissenschaft über die Funktionsweise unseres Nervensystems herausgefunden hat, lässt sich in gerade einmal vier Unterrichtsstunden vermitteln, und doch ist sie der Überzeugung, dass es alles, was wir nicht erklären können, auch nicht gibt. Dass die Menschen sämtlicher Naturvölker ihre Übersinne seit Jahrtausenden nutzen, während die Zivilisation gerade einmal einen Sekundenbruchteil lang existiert, ändert daran wenig. Aber wie du vielleicht weißt, wird unser Körper ohnehin gerne unterschätzt. Im normalen Alltag nutzen wir gerade einmal 10 Prozent unseres Gehirns und wundern uns dann, wenn wir unser Potenzial nicht vollkommen ausschöpfen. Wenn man jedoch gelernt hat, worauf man seinen Fokus legen muss und wie man seine Fähigkeiten trainieren kann, dann lassen sich diese auch ausbilden und ausdehnen. Unser kleiner Freund hier hat gerade einmal einen Monat gebraucht, um seinen eigenen Herzschlag so bewusst zu steuern, dass er ihn auf 39 Schläge pro Minute senken kann. Für mein Eröffnungsritual als Medizinmann habe ich selbst einmal drei Tage lang in einem Fluss mit Eiswasser gelegen und ausschließlich durch einen Strohhalm geatmet. Dies war nur möglich, weil ich meinen Puls dabei auf drei Schläge die Minute gesenkt habe, sodass mein Körper auf Minimalbetrieb lief und ich fast keine Energie verbraucht habe. Für die meisten Menschen ist eine solche Körperbeherrschung absolut unvorstellbar, aber das liegt nur daran, dass sie nicht wissen, wo sie mit dem Üben beginnen müssen.

Nicht anders ist es auch bei den Übersinnen. Sie sind keine besondere Gabe, die einige Menschen besitzen und andere nicht, sondern natürliche Sinne, über die jeder Mensch verfügt und die fast genauso funktionieren wie unsere übrigen Sinne. Der Unterschied besteht jedoch darin, dass unsere physischen Sinne sowohl das Gottbewusstsein als auch den Verstandesgegenspieler wahrnehmen, während die medialen Sinne nur mit dem Gottbewusstsein verbunden sind. Mit ihnen nimmst du also stets nur das wahr, was wirklich und wahrhaftig ist, wohingegen sich deine physischen Sinne leicht durch Lügen, Illusionen und Ablenkungen täuschen lassen.

Wenn du nun also erkannt hast, dass die Außenwelt ein Spiegel deines Inneren ist, kannst du auch beginnen, diese Erkenntnis zu nutzen, um dir deinen

Lebenstraum angenehm, leicht und paradiesisch zu gestalten. Wie kannst du das tun? Du weißt, dass du ein Gottpartikel bist, der das Ziel hat, sich wieder vollständig an sein göttliches Bewusstsein zu erinnern. Du weißt auch, dass du dir deshalb selbst einen Gegenspieler geschenkt hast, der dich mithilfe von Ängsten, Zweifeln und unwahren Glaubenssätzen von diesem Ziel abbringen will, damit eine Spannung entsteht, sodass sich die Liebe maximal ausdehnen kann. Jede Überzeugung, die von diesem Gegenspieler herrührt, führt also automatisch dazu, dass du Druck in Form von Leid, Schmerz, Krankheit oder unangenehmen Situationen in dein Leben ziehst. Jede Überzeugung, die aus deinem Gottbewusstsein kommt, zieht hingegen mehr Leichtigkeit und Freude in deinen Lebenstraum. Je stärker dabei eine Überzeugung in dir ist, desto stärker ist auch der Einfluss, den sie auf dein Leben hat. Das, was du in deinem Lebenstraum erfährst, ist also stets die Spiegelung deiner intensivst geglaubten Gedanken und Überzeugungen. Wenn du dir dein Leben nun also angenehm und leicht gestalten willst, gibt es eigentlich nur zwei Dinge zu tun. Zum einen musst du die unwahren Überzeugungen entlarven und ausschalten, die von deinem Verstand bzw. Gegner herrühren, und zum anderen musst du deine eigene Wahrheit als Gottpartikel erkennen.

Kümmern wir uns also zunächst einmal um den Gegenspieler. Die wirklich machtvollen Überzeugungen, die unser Leben am stärksten beeinflussen, stammen meist schon aus unserer frühesten Kindheit und sind so tief in uns verankert, dass wir sie kaum noch wahrnehmen können. Sie sind wie die Pflastersteine vor unserer Haustür, die schon immer da waren und die so normal für uns sind, dass wir ihnen keine Beachtung mehr schenken. Der erste Schritt ist es, uns mithilfe der Spiegelungen im Außen diese Überzeugungen wieder ins Bewusstsein zu rufen. Wenn wir ein solches Gedankenkonzept erkannt haben, können wir beginnen, es zu beleuchten und zu hinterfragen.

Wenn du zum Beispiel die Überzeugung in dir trägst, dass das Leben ungerecht ist, dann frage dich: ›Kann ich mir zu 100 Prozent sicher sein, dass es diese Ungerechtigkeit wirklich gibt?‹ Wenn doch alles eins ist und alles Liebe ist, kann dann so etwas wie Ungerechtigkeit überhaupt existieren? Wenn du dir diese Frage ehrlich beantwortet hast, dann fühle in dich hinein und frage dich: ›Was wäre, wenn dieser Gedanke wahr wäre?‹ Fühlt sich die Vorstellung frei, leicht und entspannt an oder erzeugt sie ein Gefühl der Enge, des Drucks und des Unbehagens in dir? Wenn alles Liebe ist, kann dann ein Gedanke, der sich so beklemmend anfühlt, wirklich wahr sein? Frag dich: Was für Spiegel ziehst du in dein Leben, wenn du diesem Gedanken Glauben schenkst? Vergiss nicht, du bist Gott, deine Überzeugung muss wahr werden. Bist du von der Ungerechtigkeit überzeugt, muss sie dir in deiner Traumillusion erscheinen. Wenn du all dies gespürt hast, dann kannst du den Satz umdrehen und ihn dir einmal im Gegenteil vorstellen: ›Die Welt ist gerecht und alles ist immer genau so, wie es sein soll. Alles ist richtig.‹ Spüre nun wieder in dich hinein und frage dich, was dieser neue Gedanke mit dir macht. Wenn du das tust, wirst du sofort erkennen, ob eine Überzeugung aus deinem Gottbewusstsein entspringt oder ob sie von dem Verstandesgegenspieler erschaffen wurde und nur dazu dient, dich vom Erwachen fernzuhalten. Hast du sie so erst einmal als Verstandesüberzeugung entlarvt und erkannt, dass sie keine reale Bewandtnis hat, dann beginnt dein Glaube an diesen Gedanken zu schwinden. Du bist nun plötzlich nicht mehr so davon überzeugt wie zuvor und damit verliert der Gedanke automatisch auch seine Schöpferkraft.

Durch diese Arbeit mit deinen Gedanken kannst du deinen Gegenspieler immer mehr entlarven und seine Überzeugungen nach und nach durch Wahrheiten ersetzen, die du mit deinem Gottbewusstsein erkennst. Auf diese Weise fließt automatisch immer mehr Freude und Leichtigkeit in deinen Lebenstraum. Es kann jedoch sein, dass einige Verstandesüberzeugungen so versteckt und hartnäckig sind, dass du sie auf diese Weise nicht erkennen und lösen kannst. Dann ist es wichtig, dass du sie dir in einer Hypnose anschaust, bei der dein Verstandesgegenspieler durch eine Suggestion umgangen wird, sodass er seine Überzeugung nicht mehr verstecken und beschützen kann.«

Als der Mentor diesen Satz beendet hatte, waren es nur noch wenige Minuten bis zum Beginn des Rituals. Der kleine Junge sollte für sich selbst überprüfen, wie weit er bereits im Urvertrauen lebte. Vor ihm lagen zehn übereinandergestapelte Bretter, die er mit der bloßen Handkante durchschlagen sollte. Um das zu schaffen, musste er sich vollkommen bewusst darüber sein, dass sowohl die Bretter als auch seine Hand eine Illusion sind, die er mithilfe seiner Fantasie selbst erzeugte. Er richtete seine gesamte Präsenz auf die untere Kante seiner Hand und für einen Moment wusste er ohne jeden Zweifel, dass sie einfach durch das Holz hindurchgleiten konnte. Dann jedoch entdeckte er mich unter den Zuschauern und für eine Sekunde kam ein Zweifel in ihm auf. Sein Gegenspieler schaltete sich ein und sagte ihm, dass er nun keinen Fehler machen dürfte, weil sein neuer Freund sonst enttäuscht wäre. Plötzlich wurde der Vertrauensschlag zu einem Egoschlag. Doch Wünsche, die aus dem Ego geboren werden, werden nicht wahr. Wenn der Wunsch die Liebe ausdehnt und die Überzeugung passt, wird er erfüllt. Will man jedoch etwas aus Habsucht, um sich zu profilieren oder etwas zu erreichen, hat dies immer seinen Preis. Der kleine Shaolin verlor die Konzentration und zugleich den zweifelsfreien Glauben, und als seine Hand auf die Bretter schlug, prallte sie schmerzhaft dagegen. Der Junge schrie auf und hielt sich die Hand, als wäre sie gebrochen. Sofort ging der alte Mentor zu ihm, nahm die verletzte Hand des Jungen zwischen seine eigenen und hielt sie einen Moment lang fest. Als er sie wieder losließ, schien es, als wäre nie etwas passiert und der Junge kehrte zu seinen Holzbrettern zurück, um mit der gleichen Hand ein weiteres Mal durch sie hindurchzuschlagen. Dieses Mal gelang es ihm ohne Probleme und ich konnte nicht glauben, was ich sah.

»Was ist da passiert?«, fragte ich aufgeregt, als das Ritual vorbei war, »deine Hand war doch verletzt und plötzlich ist alles wieder in Ordnung! Wie ist das möglich?«

Der Mentor lächelte nur und meinte: »Das war keine große Sache, wir haben nur einen Gedanken korrigiert, weil wir erkannt haben, dass er ein Irrtum war.«

Ich sah den alten Mann ratlos an und fragte: »Was um Himmels willen meinst du damit?«

»Ganz einfach. Wenn du einmal erkannt hast, wie deine Überzeugungen die Welt erschaffen, kannst du ganz bewusst Dinge in dein Leben ziehen, die du haben möchtest. Das gilt für die Heilung ebenso wie für die Erfüllung von Wünschen. In mir schwingt immer das Gottmantra der Paradieserzeugung: ›Alles wird immer besser und besser. Alles gut. Alles perfekt. Alles richtig.‹ Die beiden Kernschlüssel zur Wunscherfüllung, die du dafür benötigst, sind die gleichen, mit denen du bereits zuvor unbewusst etwas erschaffen hast: dein **zweifelsfreier Glaube** und deine **Fantasie**.

Hier gibt es zunächst wieder ein Kerngesetz, das du verstehen musst. Wenn das ganze Universum nur die Fantasie eines einzigen Bewusstseins ist, von dem du ja ein Teil bist, dann ist alles, was du dir vorstellen kannst, bereits in diesem Augenblick existent. Es gibt nur deine Fantasie, die alles erschafft, und somit kann es nichts geben, was du nicht bereits erschaffen hast. Zeit existiert nur als Illusion in unseren Geschichten bzw. Traumleben, hat aber außerhalb davon keinerlei Bedeutung. Alles, was innerhalb der Fantasie existiert, existiert also immer.

Du kannst es dir ein wenig wie bei einem Diavortrag vorstellen. Alle möglichen Realitäten befinden sich als Dia-Aufnahmen in einer gigantischen Kiste und sind somit jederzeit abrufbar. In deinem Lebenstraum kannst du als ein Gottpartikel aber immer nur ein Dia zur gleichen Zeit sehen, weil sich das Dia vor der Lampe des Projektors befinden muss, um das Bild auf die Erdenleinwand abzustrahlen. Die Auswahl des sichtbaren Dias triffst du mithilfe deiner Überzeugung. Alles, woran du zweifelsfrei glauben kannst, rückst du vor dem Projektor ins Licht. Wenn dir das bewusst ist, kannst du den Diaprojektor frei bewegen und stets die Realitäten ins Licht rücken, die du wahrnehmen möchtest.

Dies funktioniert natürlich immer nur dann, wenn du aus deinem Gottbewusstsein heraus handelst und damit der Liebesausdehnung dienst und nicht als Egosüchtling der Anerkennungs- und Highlightsucht. Es geht nicht um Endorphin- oder Orgasmushascherei von Glücksmomenten. Es geht auch nicht darum, der oder die Größte oder Beste zu sein, sodass man endlich die Anerkennung bzw. Liebe erhält, die man sich schon immer gewünscht hat.

Doch was heißt das? Wenn dein Verstandesgegenspieler erkannt hat, dass du in der Lage bist, deinen Lebenstraum aktiv selbst zu gestalten, dann nutzt er diese Erkenntnis, um dich wieder einmal in die Irre zu führen und dir lauter Wünsche und Bedürfnisse vorzugaukeln, die dich vom Gottbewusstsein wegbringen. Wenn du versuchst, darauf einzugehen und die Realitäten ins

Licht zu rücken, die deinem Gegenspieler am besten gefallen, dann kann dies natürlich nicht funktionieren. Der einzige Erfolg ist, dass du wieder mehr Druck bekommst, um zu erkennen, dass dies ein Holzweg ist. Dein Gegenspieler arbeitet dabei fast immer mit Bewertungen und Vergleichen. Für ihn gibt es bessere und schlechtere Situationen, und somit kann er dir einreden, dass es dir besser ginge, wenn etwas anders wäre, als es ist. ›Mit einem anderen Partner könnte ich glücklicher sein!‹ oder ›Wenn ich dieses tolle Auto hätte, würde ich mehr Anerkennung und Liebe bekommen!‹.

Hinter diesen Aussagen steckt aber als zentraler Gedanke die Unzufriedenheit mit dem Ist-Zustand; somit musst du automatisch mehr Dinge in dein Leben ziehen, mit denen du unzufrieden bist. Die Welt als Spiegel schickt uns immer genau das zurück, was wir nach außen geben. Wenn wir ein A vor den Spiegel halten, bekommen wir auch ein A zu sehen und kein O. Was bedeutet das? Gedanken des ›Wollens‹ ziehen kein ›Bekommen‹ an, sondern mehr Gründe zum Wollen. Gedanken des Neides ziehen noch mehr Dinge in dein Leben, auf die du neidisch sein kannst, wohingegen dir Gedanken der Dankbarkeit mehr Grund geben, um dankbar zu sein. Wenn du den Gedanken ›Ich werde erfolgreich sein!‹ nach außen trägst, dann wirst du damit keinen Erfolg anziehen, sondern einen Zustand, in dem du immer eine Armlänge vom Erfolgreich-Sein entfernt bist. Der Wunsch, mehr Liebe von anderen zu erhalten, beinhaltet die Tatsache, dass du selbst nicht genügend Liebe in dir spürst, und somit kannst du auch von außen keine Liebe gespiegelt bekommen.

Genauso ist es mit der Hand des Jungen. Wenn wir die Verletzung als etwas Schlechtes angesehen hätten, das beseitigt werden muss, dann hätten wir damit nur noch mehr Schmerz angezogen. Alle Versuche unseres Gegenspielers, die aktuelle Realität durch eine ›bessere‹ zu ersetzen, müssen also zwangsläufig zum genauen Gegenteil führen. Warum? Alles ist gut, wie es ist. Gott macht keine Fehler. Alles ist richtig. Der einzige Weg, mit dem wir bewusst angenehme Situationen und Spiegelpartner in unser Leben ziehen können, ist also, uns daran zu erinnern, dass bereits alles so gut ist, wie es ist. Die Realität, in der wir jetzt leben, ist nicht besser oder schlechter als jede andere auch. Warum? Alles ist Liebe. Jedes unangenehme Ereignis ist wichtig, da es eine Erkenntnis für uns bereithält, mit der wir tiefer in unsere Gottpräsenz kommen können. In diesem Fall tauchte im Verstand des kleinen Jungen der Gedanke auf, dass er nur dann gemocht wird, wenn er ein guter Schüler ist, der sichtbare Fortschritte auf dem Weg zur Liebesausdehnung macht. Da er diesen Gedanken des Verstandesgegenspielers glaubte, musste er einen Druck in Form der Verletzung bekommen, der ihn auf diesen Irrtum hinwies. Die Situation mit der verletzten Hand war also nicht schlecht, sondern genau die Situation, die der Junge in diesem Moment benötigt hatte, um aus dem Egoschlaf zu erwachen. Da er den irreführenden Gedanken seines Gegenspielers jedoch sofort erkannte, gab es nach der Erkenntnis keine Notwendigkeit mehr, dass die Realität mit der Handverletzung weiter vor der Lampe des Diaprojektors bleiben musste. Wir konnten es also ganz gezielt wieder durch das Dia der gesunden Hand ersetzen.

Genau so funktioniert jede Form der Heilung. Es geht nicht darum, etwas zu verändern oder zu korrigieren, sondern nur darum zu erkennen, dass alles die ganze Zeit über schon gesund war, wir es aber nicht wahrnehmen konnten, da wir dem Gegenspieler vertrauten. Die Frage ist immer: Wo war der Gottkonflikt und wie können wir aus dem Egoschlaf erwachen, sodass der Druck in Richtung Erwachen nicht mehr benötigt wird? Eine Person, die aufgewacht ist, muss nicht mehr mit dem Holzhammer geweckt werden.

Als Heiler beispielsweise ist es deine Aufgabe, deinem Patienten in irgendeiner Form die Kraft zu schenken, die er benötigt, um anstelle des Dias ›Krankheit‹ das Dia ›Gesundheit‹ einzuschieben. In der Schulmedizin bekommt der Patient diese Kraft meist in Form eines Medikaments, in der Gesprächstherapie bekommt er sie durch ein Verständnis seiner Vergangenheit und der daraus resultierenden Lebenszusammenhänge und in der energetischen Heilung bekommt er sie in Form von Bildern und Visionen, die direkt aus dem Allwissen in ihn hineinfließen.

Für eine echte Heilung ist es dabei natürlich wichtig, dass der Patient erkennt, wo er sich durch seinen Verstandesgegenspieler hat austricksen lassen, sodass er diesen Druck in Form der Krankheit bekommen musste. Ein Medikament blockt den Schmerz, entspannt den Muskel, senkt das Fieber oder verflüssigt das Blut. Der Arzt erkennt also ein Symptom und schaltet es in der Regel durch Chemikalien ab. Er folgt nur unserem Egowunsch: ›Ich will diesen nervigen Druck bzw. Schmerz loswerden.‹ Sehr ähnlich ist es auch bei der Alternativmedizin. Der Alternativmediziner schaut, wo etwas energetisch ins

Ungleichgewicht geraten ist, und füllt dann den Energiekanister auf, der gerade leer erscheint. Sehr ähnlich verfährt auch der Gesprächstherapeut oder Psychologe. Er gibt dem Menschen die Anerkennung und das offene Ohr, das er benötigt, um den Egohunger zu stillen, sodass die Depression schwinden kann.

Es ist ein wenig wie mit der roten Ölstandlampe, die leuchtet, wenn wir zu wenig Öl im Getriebe haben. Der Arzt schlägt mit dem Hammer auf die Birne, er tötet das Symptom. Der Alternativmediziner und der Gesprächstherapeut gießen Öl nach. Der Gottkonflikt ist jedoch das Leck in der Ölwanne. Egal, wie oft wir Öl nachfüllen oder die Lampe zerdeppern, früher oder später muss es zum Totalausfall kommen. Bei all diesen Behandlungsformen, nach denen der Druck aufgrund der Gottgesetze noch größer werden muss, tritt also nur eine kurzfristige Besserung ein.

Um als Energieheiler wirklich zur Heilung des Patienten beitragen zu können, musst du ihn zunächst mit all deinen Sinnen und Übersinnen genau wahrnehmen, um herauszufinden, warum der Fokus auf ein Dia mit einer Krankheit oder einer Verletzung gelegt wurde. Warum hat Gott den Druckkörper geschickt? Wohin drückt er? Wohin soll sich der Betreffende wenden? Die Frage ist also: Was wird benötigt, damit das ›gesunde Dia‹ wieder vor den Projektor gerückt werden kann? Anschließend verbindest du dich mit dem Allwissen und lässt zu, dass es über die universelle Sprache genau die Bilder in dir entstehen lässt, die deinem Patienten das geben, was er benötigt, um das gesunde Bild ins Licht zu rücken. In unserem Beispiel: das Verschlossen-Sein des Lecks in der Ölwanne. Diese Bilder lässt du dann einfach in ihn hineinfließen, sodass er sie wie ein Schwamm aufsaugen kann. Wichtig ist, dass du dabei weder selbst bewusst Bilder erzeugst noch aktiv etwas sendest. Du lässt nur entstehen und fließen, denn andernfalls kann es sein, dass du deinen Patienten überfrachtest oder ihm Bilder schickst, die kontraproduktiv sind.

In unserem Fall hatte der Junge bereits verstanden, welcher gottabgewandte Gedanke die Verletzung erschaffen hat, und er hatte ihn bereits als Irrtum seines Egoverstandes entlarvt. Somit war das Einzige, was wir tun mussten, ein Bild von seiner gesunden Hand in unserem Geist zu erzeugen, das so plastisch und lebendig war und an das wir beide so zweifelsfrei glauben konnten, dass es genau in dem Moment Gestalt annehmen musste.

Auf die gleiche Weise wie diese Heilung funktioniert auch jede andere Form des Erschaffens. Zunächst müssen wir die gegenwärtige Situation in Liebe annehmen und erkennen, dass sie genau so richtig ist, weil sie uns etwas mitteilen will und wir eine Lehre in uns aufnehmen sollen. Vergiss nicht: Gott ist unfehlbar. Jeder Druck ist ein Hinweis darauf, wie du a) zum Paradies kommst und b) deinem Auftrag der Liebesausdehnung nachkommen kannst.

Wenn du also die Botschaft begriffen und verinnerlicht hast, sodass du nun auch ohne diesen spezifischen Druck auf deinem Weg zur Liebesausdehnung vorankommen bzw. bleiben kannst, kannst du dir mithilfe deiner Vorstellungskraft und deinem Glauben ein neues Dia auswählen, das du in den Fokus der Linse rücken willst. Wichtig dabei ist, dass du zweifelsfrei glauben kannst, dass diese andere Realität in dein Leben treten kann, weil sie ohnehin schon immer dort existiert. Solange du mehr an eine Nichterfüllung als an eine Erfüllung glaubst, bekommst du auch die Nichterfüllung gespiegelt. Glaubst du teilweise daran, dann tritt automatisch eine Teilheilung in dem Maße ein, in dem du daran glauben kannst. Somit kann der Gottkonflikt in dir zwar gelöst sein, es kann aber trotzdem zu einer hängenden Heilung kommen, da du nicht mehr imstande bist zu glauben, dass du genesen kannst. Dies tritt immer dann ein, wenn ein Mensch einen Gottkonflikt lange nicht lösen konnte und den aktiven Konflikt als schmerzhaft empfunden hat. Der Leidenskörper hat sich bei solchen Fällen dann wie ein Brandeisen in die Haut eingebrannt. Der Verstand kann nun nicht mehr daran glauben, dass das Leid einfach so gehen kann.

Hier ist es wichtig, in einer Hypnosetherapie den inneren Kritiker, also den Verstand, durch eine Suggestion zu umgehen, sodass man das Verbindungsseil der Angst zum spezifischen Schmerzkörper kappen kann. Man zeigt zunächst dem Geist, dass der Gottkonflikt gelöst ist und der Schmerz nicht mehr benötigt wird. Anschließend programmiert man den Verstand so, dass er weiß, dass dieser Druckkörper nicht mehr benötigt wird. Genauso ist es auch mit dem zeitlichen Faktor. Wenn du zweifelsfrei glaubst, dass etwas schon immer existiert hat und dass du es nun augenblicklich wahrnehmbar machen oder in deinen Händen halten kannst, kann es innerhalb von einer Millisekunde Realität werden. Wenn du jedoch nur glauben kannst, dass es langsam über einen langen Zeitraum entstehen muss, dann kann es Monate, Jahre oder Jahrzehnte dauern, bis es schließlich eintritt.

Der zweite entscheidende Schlüssel zur Wunscherfüllung ist deine Fantasie, denn sie ist es, die die Welt letztlich erzeugt. Jegliche Kommunikation im All-bewusstsein findet über die universelle Sprache, also über plastische, fühlbare Bilder und Sequenzen statt. Einfache Worte haben hingegen keine Kraft, denn es kommt nie darauf an, was man sagt oder denkt, sondern immer auf das, was man wirklich meint, glaubt und fühlt. Wenn ich bei der Heilung vorhin nur gesagt hätte: ›Kleiner, mach dir keine Gedanken, deine Hand ist gesund, du kannst es nur nicht wahrnehmen‹, dann hätte dies keinen Effekt gehabt. Sein Verstand hätte ihm einfach eingeredet, dass meine Worte nicht wahr sein kön-nen, da der Schmerz ja faktisch fühlbar war.

Wenn du also bewusst den Gedanken aussendest: ›Ich bin gesund‹, dabei aber permanent das Bild von deinem Schmerz vor Augen hast, kannst du keine Heilung erschaffen. Um ein Gedankenbild ganz bewusst in den Fokus der Rea-lität zu stellen, musst du es erst in dir real werden lassen, indem du ein geistiges Bild entstehen lässt, das du ganz plastisch mit all deinen Sinnen und Übersinnen vollkommen real spüren kannst. Je lebendiger dabei das Bild in deiner Vorstel-lung ist, desto leichter rutscht auch das entsprechende Dia vor den Projektor. Auch hier ist es wichtig, dass du dabei nichts erzwingst. Werde dir klar darü-ber, was du erreichen willst, und lass dann das Bild einfach vom Allbewusstsein in dir entstehen. Das Bild zu kreieren und zu spüren, ist die männliche kosmi-sche Kraft. Man aktiviert die Erschaffung. Man kann sie jedoch nur sein Eigen nennen, wenn man sie auch zulässt. Dies ist die weibliche irdische Kraft. Erst, wenn sich beide verbinden, also das Aktivierende und das Vertrauen, dass es da ist, wird das Bild entstehen, nicht aber durch alleinige Überzeugung. Besonders wichtig im Erschaffungsprozess ist, dass du selbst ein Teil dieses Bildes bist, denn wenn du selbst nicht Teil der Visualisierung bist, kann sie auch nicht zu dir kom-men. Wie will Gott wissen, wohin er das Paket senden soll, wenn du keinen Ad-ressaten angibst? Auch ist es unmöglich, ein wahrnehmbares Dia einfach wegzu-schieben, indem man sich darauf konzentriert, dass es nicht mehr da sein soll.

Hätte ich also versucht, in meinem Geist ein Bild von einer nicht verletzten Hand entstehen zu lassen, hätte ich mich dabei automatisch auf das Bild der Verletzung konzentriert und das Verletzungs-Dia noch stärker in den Wahr-nehmungsfokus gerückt. Wenn es in dir denkt: ›Ich will nicht arm sein!‹, Heiko, musst du noch ärmer werden. Jedes ›Nicht‹ wird nicht vom Gottversand gehört. ›Nicht krank‹ bedeutet: ›Ah, Sie haben noch mehr Krankheit bestellt!‹ Jede Verneinung ist immer eine Ablehnung des Ist-Zustandes und muss somit noch mehr zum Ablehnen anziehen. Wenn du dies alles beachtest, kannst du zu einem Weltenwandler werden und stets die Realität in dein Leben ziehen, die dich am angenehmsten zur Liebesausdehnung führt.«

Wie die Natur uns automatisch heilt

»Es gibt jedoch noch einen weiteren wichtigen Punkt, den du beachten musst«, fuhr der Mentor fort. »Wie bereits erwähnt, bist du zwar ein Teil des Allbewusstseins, aber eben nicht der einzige Teil. Wir bewegen uns immer sowohl in unserem persönlichen Traum als auch in einem kollektiven, der sich aus den persönlichen Träumen aller Wesen zusammensetzt. Du kannst dir das Universum dazu vorstellen wie ein riesiges Spinnennetz, bei dem jedes Wesen auf einem Knotenpunkt sitzt. Wenn du nun an deinem Knotenpunkt zu schwingen beginnst, dann schwingt dadurch automatisch auch der gesamte Rest des Spinnennetzes. Direkt um dich herum ist die Schwingung natürlich am höchsten und je weiter sich die Punkte von dir entfernen, desto weniger wirkt sich deine Bewegung aus.

Wenn nun ein Mensch auf seinen Gegner hört und glaubt, dass er im Mangel lebt, dann bekommt er selbst diesen Gedanken unmittelbar gespiegelt. Die Menschen, die ihm am nächsten sind, bekommen die Gedankenschwingung jedoch ebenfalls mit und können sich nun entscheiden, ob sie den Gedanken übernehmen wollen oder nicht. Wenn sie es tun, dann beginnt die Schwingung *Mangel* auf den Spinnenfäden der Menschen immer stärker zu schwingen und wird schließlich zu einem kollektiven Traum, den fast alle Menschen übernehmen. Auch die Tiere und Pflanzen in ihrer Nähe bekommen diese immense Schwingung ab, wenngleich in einem etwas schwächeren Maß. Je weiter ein Wesen von den Menschen entfernt ist, desto schwächer wird der Einfluss der Überzeugung.

Die Singvögel, die in einer Großstadt leben, tragen daher sehr viele Schwingungen in sich, die sie von den Stadtmenschen übernehmen. Aus diesem Grund sind sie genauso laut wie wir und zetern und schimpfen den ganzen Tag. Ein Tiger im hinteren Sibirien hingegen lässt sich davon kaum beeinflussen. Dass jeder die Schwingungen der Wesen in seiner Umgebung spürt, bedeutet jedoch nicht, dass er sie auch zwangsläufig übernehmen muss, denn er sendet ja auch permanent eigene Schwingungen aus, die denen der anderen entgegenwirken können.

Auf diese Weise hat jedes Wesen eine Art Traumblase um sich herum, in der es die alleinige Schöpfermacht hat. So kann beispielsweise eine Linde mitten in einer Großstadt stehen und dabei trotzdem vollkommen in ihrer Harmonie und Gelassenheit bleiben, während alle um sie herum gestresst sind. Dies kann sie aber nur, weil sie sich ihrer göttlichen Allmacht bewusst ist und ganz genau weiß, dass sie innerhalb ihrer eigenen Traumblase alles erschaffen kann, was sie will. Sind wir uns dessen nicht bewusst, übernehmen wir die Gedankenmuster der Wesen in unserer Nähe automatisch. Wenn du gerade eine fröhliche Sonnenscheinstimmung in dir trägst, dann entsteht um dich herum ein persönlicher Traum, der sie dir widerspiegelt. Läufst du aber durch eine Stadt voller Schwarzseher und nimmst die Schwingungen, die du dort wahrnimmst, als deine eigenen an, dann wird auch deine Traumblase plötzlich schwarz und düster.

Um das zu verhindern, musst du lernen, bewusst und aufmerksam zu sein, sodass du zwischen deinen eigenen Schwingungen und denen anderer Gottpartikel unterscheiden kannst. Dies funktioniert aber nur, wenn du deine eigene Schwingung kennst und wenn du weißt, wer du bist. Bis zu dem Punkt, an dem du erkannt hast, dass du Gott bist, lautet das Schlüsselgesetz, das dies beschreibt also: *Du wirst das, mit dem du dich umgibst.*

Es ist ein Wechselspiel. So wie du als Erschaffer deiner Welt stets die Spiegelpartner anziehst, die dir deine inneren Überzeugungen vor Augen führen, so bestimmen gleichzeitig auch die Spiegelpartner in deiner Nähe, welcher Überzeugung du gerade besonders viel Macht geben willst. Es ist wie bei einem Blick in den echten Badezimmerspiegel. Konzentrierst du dich dabei hauptsächlich auf die Stellen deines Körpers, die dich stören, dann wirkt das Gesamtbild von dir für dich immer hässlicher. Konzentrierst du dich hingegen auf die Bereiche, die du magst, erscheint dir dein Spiegelbild am Ende insgesamt schöner und angenehmer.

Was bedeutet dies aber nun konkret für den Verlauf deiner Lebensgeschichte? Wie du weißt, gibt es Wesen, die vollkommen in ihrem Gottbewusstsein sind, und solche, die einen Verstandesgegenspieler zur Liebesausdehnung bekommen haben. Alle Wesen ohne Gegenspieler befinden sich fast immer in einer entspannten und gelassenen Grundhaltung. Das können sie auch, denn sie wissen, dass alles gut ist. Sie wissen, dass der Lebenstraum nur ein Traum ist und ihnen in Wahrheit nichts passieren kann. Ihnen ist außerdem bewusst, dass sie ein Teil des Allbewusstseins sind und dass es nur reine Liebe gibt.

Aus diesem Grund kann eine Kastanie einfach dort keimen, wo sie auf dem Boden landet, ohne dass sie sich Gedanken darüber macht, ob es ein guter Standort ist oder nicht. Sie weiß, dass jeder Standort genau richtig ist. Gott bzw. sie selbst hat ihn gewählt. Ebenso kann ein Fuchs jeden Morgen in Ruhe aufwachen, ohne sich zu sorgen, ob er heute ausreichend Mäuse fangen wird. Er weiß, dass alles eins ist und dass es nur Fülle geben kann. Doch selbst wenn er verhungern sollte, wäre dies nicht weiter schlimm, weil er weiß, dass sein Leben ohnehin nur eine Illusion ist und dass er danach andere Erfahrungen in einem anderen Lebenstraum machen kann.

Die Grundstimmung oder auch *Baseline*, die in allen gottesbewussten Wesen vorherrscht, ist also eine friedliche, harmonische Gelassenheit, in der sie offen und aufmerksam auf alles reagieren können und in der ihr Körper die wenigste Energie verbraucht. Diesen Zustand verlassen sie nur dann, wenn eine reale oder geglaubte Gefahr auftritt. Dann nehmen Sie eine Habachtstellung ein, in der sie diese Gefahr optimal abwenden können. Ihr Körper läuft nun auf Hochtouren, mobilisiert alle Kräfte und instinktiv die passenden Reaktionen. Doch auch in diesem Gefahrenzustand existiert keinerlei Angst. Wenn eine Gazelle an einer Wasserstelle von einem Krokodil angegriffen wird, dann fürchtet sie sich nicht davor, dass sie nun sterben könne. Schließlich weiß sie, dass ihr Leben eine Illusion ist. Sie lässt sich aber auch nicht einfach fressen, sondern versucht mit allen Mitteln, in der Geschichte zu bleiben, sodass sie die Liebe maximal ausdehnen kann. Es ist wie am Ende eines spannenden Tennisspiels. Du bekommst keine Todesangst, weil du fürchtest, dass du stirbst, wenn du verlierst, denn du weißt, dass es nur ein Spiel ist. Trotzdem oder gerade deswegen gibst du dein Bestes, weil das Spiel dadurch überhaupt erst einen Sinn bekommt. Wenn die Gazelle ihr Match gegen das Krokodil verliert, ist es genauso in Ordnung, wie wenn sie entkommt, denn in beiden Fällen kann sich die Liebe durch den intensiven Reibungspunkt ausdehnen.

Tragen wir hingegen einen Gegenspieler in uns, sieht die Sache etwas anders aus, denn dieser lässt uns glauben, dass die Welt voller Gefahren ist, die unsere begrenzte personifizierte Existenz jederzeit beenden könnten. Normalerweise befindet sich ein Wesen immer nur sehr kurz in der Gefahrenzone, denn sobald eine Realgefahr auftaucht, entscheidet sich innerhalb von Minuten, ob man ihr entkommt oder nicht. Nun redet uns unser Gegenspieler jedoch permanent Gefahren ein, die nicht mehr greifbar sind, sodass wir ihnen weder entkommen noch uns ihnen stellen können. Eine Maus kann vor einem Fuchs davonlaufen, aber wie wollen wir vor einer Krebsdiagnose, vor Terrorismusgefahr oder vor unserer Angst, nicht genügend Geld zu haben, davonlaufen? Auf diese Weise treibt uns unser Gegner fast permanent in die Habachtstellung, sodass in uns ein immenses Bedürfnis besteht, wieder in die Friedenslinie zurückzukehren. Anstatt zu erkennen, dass wir dafür nur in der göttlichen Gelassenheit bleiben müssten, da ohnehin alles gut ist, verleitet er uns dazu, die Friedenslinie auf sehr abstrakte Wege zu erreichen. In ihm denkt es: ›Mist, jetzt lebe ich im Mangel und muss daher Angst haben, dass ich meine Existenz verlieren könnte. Wenn ich aber noch mehr und noch härter arbeiten würde, dann hätte ich endlich genug Sicherheit, sodass ich mich entspannt zurücklegen könnte!‹ Da wir mit dieser Mangel-Überzeugung aber stets nur noch mehr Mangel, Angst und Arbeit in unser Leben ziehen, geraten wir noch tiefer in den Stressmodus, schleudern unsere Energie zum Fenster hinaus, erhalten immer mehr Druck und kommen weder dazu, uns zu entspannen, noch dazu, uns zu regenerieren. Es ist wie in einem Teufelskreislauf. Mit jedem Befreiungsversuch schicken wir noch mehr Gedanken des Mangels ins Universum, das uns noch mehr Mangel spiegeln muss.

Was aber hat dies nun mit dem Spinnennetz zu tun, über das wir uns alle gegenseitig beeinflussen? Ganz einfach: Je mehr Wesen zusammenkommen, die in ihrer Friedenslinie stehen, desto stärker und präsenter wird diese friedliche und harmonische Stimmung in Form einer Schwingung, die sich auf uns übertragen kann. Aus diesem Grund sind Wälder so unheimliche Ruhepole, da hier überwiegend Wesen leben, die sich in ihrem Gottbewusstsein befinden. Dort, wo der Mensch mit seinem Verstandesgegenspieler bereits sehr stark eingegriffen hat, hat sich die Grundstimmung in Richtung Disharmonie verschoben. Das erkennst du sehr gut, wenn du die Tiere beobachtest, die als Kulturfolger in den Ortschaften oder entlang der Felder und Straßen leben. Dort, wo sich fast nur noch Wesen versammeln, die sich durch ihren Gegenspieler in die Habacht- bzw. Angststellung treiben lassen, herrscht dementsprechend auch der größte Unfriede bzw. das größte Angstgezeter.

Solange du noch nicht erwacht bist und daher aktiv entscheiden kannst, welche Schwingungen du als deine eigenen übernimmst und welche nicht, wirst du also automatisch in Städten immer mehr in den Stressmodus getrieben und im Wald immer mehr in deine Friedenslinie. Sobald du in die Wälder kommst und dein Körper in die harmonische Grundstimmung zurückfallen kann, beginnt er umgehend, sich zu regenerieren. Kopfschmerzen lassen nach, der Blutdruck normalisiert sich und vieles mehr. Kehrst du dann aber in die Stadt zurück, tritt sofort wieder der gegenteilige Prozess ein und du fällst in die alten Muster zurück. Da selbst die naturverbundensten Menschen selten mehr als drei Stunden am Tag in der Natur und den Rest in Städten oder Siedlungen verbringen, kannst du dir sicher vorstellen, dass diese Tendenz langfristig nicht zur Heilung führen kann.

Wenn du also wirklich wieder in deine Friedenslinie zurückkehren willst, musst du entweder mehr als 50 Prozent deiner Lebenszeit im Wald verbringen oder du musst von Waldbewohnern die tiefe Gelassenheit erlernen, sodass du deine eigene Schwingung erkennst und dich nicht mehr von denen der anderen beeinflussen lässt. Bäume sind dabei die besten Lehrmeister, die du dir überhaupt vorstellen kannst, denn sie leben im absoluten Urvertrauen. Sobald sie ihre Lebensgeschichte beginnen, können sie auf nichts mehr reagieren, da sie mit den Füßen fest im Boden verankert sind. Sie können also nur alles annehmen, was ist, und dabei ihre eigene Präsenz halten. Wenn es dir gelingt, das von ihnen zu lernen, weil du fühlst, wie sie fühlen, denkst, wie sie denken, und lebst, wie sie leben, dann kannst du dich vollkommen von den Schwingungen der anderen Wesen unabhängig machen und mit deiner eigenen Traumblase durch das Leben ziehen.«

Heile, um geheilt zu werden

»Und noch etwas kannst du vom Wald lernen: Alle Wesen der Natur wissen, dass sie eins sind. Sie alle sind das gleiche liebende Licht und sie alle sind ein Teil des gleichen Bewusstseins. So wie jeder Körper aus unzähligen Zellen besteht, die alle gemeinsam einen Organismus bilden und nähren, sind auch alle Geschöpfe des Waldes Bestandteile eines einzigen großen Organismus. Durch jede Handlung, die ein Wesen ausübt, unterstützt es mindestens ein anderes und beschenkt auf diese Weise letztlich wieder sich selbst, da alles eins ist. Jede Pflanze, die eine leuchtende Blüte mit nahrhaftem Nektar ausbildet, hilft damit unzähligen Insekten bei der Nahrungssuche und der Jungenaufzucht. Sie verschenkt den Nektar ohne Erwartungshaltung und ohne eine Gegenleistung zu fordern. Die Insekten wiederum bedanken sich bei den Pflanzen, indem sie die Blüten bestäuben, und sorgen auf diese Weise dafür, dass im nächsten Jahr noch mehr Blüten entstehen können.

Das gleiche Prinzip findet sich auch bei allen anderen Wesen. Selbst Kaninchen, von denen wir glauben, dass sie der größte Feind jeder Grünpflanze sind, verhalten sich in Wirklichkeit wie gewissenhafte Gärtner. Ganz gezielt fressen sie immer nur einen kleinen Teil von einer Pflanze, sodass diese nicht stirbt, sondern im Gegenteil durch die Verjüngung sogar einen Wachstumsschub erhält. Auf diese Weise helfen sie den Pflanzen bei ihrer Ausbreitung und schenken sich selbst ein immer größeres Nahrungsangebot. Auch die Bäume helfen sich gegenseitig. In dichteren Waldgebieten sind sie über ihre Wurzeln fast alle miteinander verbunden und können so Nährstoffe, Wasser und Energie austauschen. Schwache Bäume werden dadurch automatisch unterstützt, sodass alle als Gemeinschaft stärker und gesünder werden. Denn für einen einzelnen Baum ist es viel schwerer, Stürmen, Dürren, Hitze oder Frost standzuhalten, als für einen Wald, in dem sich alle gegenseitig Schutz bieten.

Jedes Geschöpf, das keinen Gegenspieler hat, ist also permanent damit beschäftigt, andere zu beschenken – und genau dadurch entsteht der unglaubliche Reichtum, der in der Natur vorherrscht. Ist das nicht absolut großartig? Hier kannst du das Spiegelgesetz ›Schenke, um beschenkt zu werden‹ live erleben. Wenn du dies verstanden hast, erkennst du, dass du dich immer nur selbst beschenken kannst. Lädt das nicht zum Schenken ein? Was immer du für einen anderen tust, tust du in Wirklichkeit für dich selbst. Egal, wen du heilst, du heilst dich immer selbst. Alles ist eins. Jeder Mensch und jedes Wesen, das dir im Außen begegnet, bist du selbst. Jeder Mangel, den du im Außen siehst, ist ein Mangel in dir, und wenn du hilfst, ihn durch eine Gabe oder eine Heilung zu beseitigen, machst du dich selbst dadurch reicher.«

Der alte Mann schaute mich mit leuchtenden Augen an und fragte: »Lohnt es sich dafür nicht, ein Schüler des Waldes zu werden?«

Teil 2:

Der Spiegel-
platz der Seele
als Heiler und
Mentor

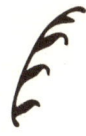

Bevor Sie nun die folgenden Kapitel lesen, legen Sie das Buch für einen Moment aus der Hand und lassen Sie die Worte des Shaolin-Mentors noch einmal auf sich wirken. Stellen Sie sich dabei ernsthaft die Frage, die er auch mir damals gestellt hat: »Lohnt es sich für dich, zu einem Schüler der Natur zu werden, um so in deine vollkommene Kraft und in dein wahres Sein zu kommen?« Machen Sie sich bewusst, dass es ab dem Moment, in dem Sie sich dafür entscheiden, kein Zurück mehr gibt, da Sie dann die gesamte Schöpfung darum bitten, Ihnen mit Unterstützung und Inspiration, aber auch mit Druck und dem Leidenskörper bei Ihrem Erwachungsprozess zu helfen. Machen Sie sich aber auch bewusst, dass es ohnehin nur einen Weg gibt, Sie den Leidensdruck also früher oder später ohnehin erhalten, auch wenn Sie sich nicht bewusst dafür entscheiden, den Weg zu gehen.

Wenn Sie die Frage aus vollem Herzen mit *Ja* beantworten können und die Natur ganz bewusst als Ihren Heiler und Mentor annehmen wollen, werden wir Sie in den folgenden Kapiteln bei Ihren ersten Schritten auf diesem Weg begleiten.

Zuallererst brauchen Sie eine Methode, mit der Sie die Natur einladen können, Ihr Mentor zu werden. Die beste Möglichkeit dafür bietet der sogenannte Spiegelplatz. Das ist ein Platz, der zu Ihrem persönlichen Lehrmeister, Ihrem Mentor, Ihrem Heiler und Ihrem Ruhe- und Kraftpol, aber auch zu Ihrer intensivsten Spiegelfläche werden wird. Ihr Spiegelplatz ist Ihr Arbeitszimmer und Ihre Heilpraxis in der Natur. Sie sitzen am Baum-Mentor angelehnt und schauen in die Spiegelfläche Ihrer intensivsten Glaubensmuster. Die Spiegelplatzzeit gehört nur dem Wunsch, im Außen zu erkennen, wer man in Wahrheit ist. Der Spiegelplatz ist aber auch das Orakel, das Ihnen durch die Spiegelungen den Weg zum Paradies aufzeigen wird. Er ist der Antwortgeber auf all Ihre Fragen. Hier erkennen Sie, wie Sie sich daran erinnern können, wer Sie wirklich sind, wie Sie ins Paradies eintreten können und wie Sie zum heilenden Weltenwandler werden. Die Spiegelplatzzeit ist die Zeit, die Ihnen geschenkt wird, um erwachen zu können. Es ist Ihre Stunde des Tages, die alles verändern kann.

Doch was bedeutet dies ganz konkret?

Es gibt sehr unterschiedliche Arten, um die Welt kennen- und verstehen zu lernen. Eine davon ist es, sie zu bereisen, sich immer wieder neue Orte bzw. Spiegelflächen anzusehen, um so langsam ein Gefühl dafür zu bekommen, wie alles miteinander vernetzt ist. Eine andere Methode ist es, sich einen Ort ganz genau als Spiegelfläche zu betrachten, ihn bis ins letzte Detail kennenzulernen, eins mit ihm zu werden und sich an ihm genauso heimisch und geborgen zu fühlen wie vor dem Kaminfeuer im eigenen Wohnzimmer. Beide Arten haben ihre Vorteile und beide haben ganz bestimmte Qualitäten, die sie einzigartig machen. Wenn Sie sich auf den Weg begeben, um ein Einheimischer in der Natur zu werden, dann werden Sie viel in den Wäldern umherstreifen und häufig auch an unterschiedliche Orte gelangen. Gleichzeitig ist es jedoch wichtig, dass Sie sich einen ganz bestimmten Ort aussuchen, an den Sie immer wieder zurückkehren. Dieser Ort ist Ihre Basisstation für die Verbindung zur Natur, zu Ihnen selbst und zu Gott. Hier kommen Sie her, wenn Sie Ihre Sinne trainieren, wenn Sie in einen heilenden Kontakt mit dem Wald treten, wenn Sie Meditationsreisen machen oder wenn Sie einfach nur wieder in Ihre Mitte finden wollen, sodass Sie erkennen, wer Sie in Wahrheit sind.

Das Sitzen an einem Platz bringt dabei eine ganz besondere Präsenz und unterscheidet sich grundlegend vom Wandern oder Umherstreifen. Wenn Sie gehen, bewegen Sie sich häufig sehr schnell an den einzelnen Spiegelflächen vorbei, sodass Sie sie nur flüchtig wahrnehmen können. Gleichzeitig sind Sie auch nur ein flüchtiger Gast, der in ein Gebiet gelangt und wieder daraus verschwindet. Die Wesen, die hier leben, können sich also nicht an Sie gewöhnen und sind oftmals sehr vorsichtig damit, sich zu zeigen.

Am Spiegelplatz jedoch haben Sie die Zeit, alles ganz genau zu beobachten. Gleichzeitig geben Sie auch Ihrer Umgebung die Gelegenheit, Sie persönlich kennenzulernen. Je vertrauter Sie mit dem Ort werden, desto mehr beginnen auch die Wesen in Ihrem Umfeld, Ihnen zu vertrauen, und sie werden Ihnen deutlichere Spiegelzeichen übersenden. Sie werden schließlich nicht mehr als Bedrohung oder Eindringling, sondern als fester Bestandteil dieses Platzes angesehen. Tiere, die zuvor scheu und ängstlich waren, trauen sich immer näher an Sie heran und geben Ihnen so die Chance auf einzigartige und magische Spiegelbegegnungen. Bäume, die zuvor einfach nur dicke große Stängel mit grünen Teilen waren, werden langsam zu vertrauten Spiegelwesen.

Jeder von uns kennt Eichen, aber können Sie wirklich genau sagen, wann sie ihre Blätter abwerfen, wann ihre Knospen austreiben und wie die jungen

Triebe aussehen? Je öfter Sie an Ihren Spiegelplatz zurückkehren, desto mehr werden Ihnen die Zusammenhänge bewusst. Sie erkennen dann, wie sich das Leben um Sie herum im Laufe eines Jahres wandelt, wie es sich an die Jahreszeiten anpasst, wie es auf das Wetter reagiert, wie sich die Beziehung zu Ihnen verändert und welche Veränderungen über mehrere Jahre hinweg eintreten. Irgendwann ist Ihr Spiegelplatz wie der Schoß von Mutter Erde. Vielleicht erkennen Sie zuerst einige Vogelarten und merken, dass hin und wieder Eichhörnchen vorbeikommen. Später stellen Sie fest, dass Sie immer von den gleichen Eichhörnchen besucht werden und dass die Vögel mit ihrem Gesang und ihren Warnrufen das Auftauchen oder Wegbleiben der kleinen Nager beeinflussen. Mit der Zeit werden Sie Spuren, Fährten, Tiere und Pflanzen entdecken, die Ihnen am Anfang nicht aufgefallen sind. Dabei werden Sie feststellen, dass alle Wesen über eine universelle Sprache miteinander in Verbindung stehen. Was zu Beginn ein Fußabdruck in der Erde war, wird später vielleicht Teil eines Puzzles, das Ihnen den gesamten Tagesablauf eines Rehs oder Wildschweins verrät.

Kurz: Von diesem einen Platz aus können Sie mit der Zeit die ganze Welt, aber auch sich selbst verstehen. Es reicht ein einziger Quadratmeter, um den Bauplan des gesamten Universums zu begreifen, wenn Sie ihn aufmerksam und mit offenem Geist beobachten. Irgendwann erkennen Sie, dass es nur das Eine bzw. die eine Energie gibt, die alles durchflutet. Jede Beobachtung, die Sie am Spiegelplatz machen, jede Erkenntnis, die Sie gewinnen, und jedes Wissen, das Sie hier erhalten, gelangt unmittelbar zu Ihnen. Sie können also zu 100 Prozent sicher sein, dass es der Wahrheit entspricht. Es sind keine Theorien, keine Informationen aus Büchern, Filmen oder dem Internet, die ein anderer für Sie aufbereitet hat. Alles ist unverfälscht. Am Spiegelplatz geht es nicht um ein Verstehen, sondern um ein tiefes, unerschütterliches Begreifen.

Gleichzeitig verknüpfen Sie den Spiegelplatz auch immer mehr mit einer ganz besonderen Geisteshaltung. Er ist ein Ort, an den Sie gehen, um zur Ruhe zu kommen, um aufmerksam zu werden, zu wachsen, zu lernen, zu heilen und zu erkennen, wer Sie wirklich sind. Je öfter Sie den Platz besuchen, desto schneller werden Sie bei Ihrer Ankunft direkt in eine offene und lernbereite Präsenz kommen. Das ist ähnlich wie bei Ihrem Arbeitsplatz. Wenn Sie Ihre Arbeitsstelle betreten, dann stellt sich Ihr ganzer Organismus automatisch auf Ihre Arbeit ein. Ihr Spiegelplatz wird nun ein Ort werden, den Sie mit Ihrem Natur- und Heiler-Bewusstsein verbinden. Das Spüren, Fühlen, Wahrnehmen und Meditieren wird Ihnen an diesem Platz deutlich leichter fallen als an anderen Orten. Es wird Ihr ganz persönlicher Kraft- und Erkenntnisplatz werden, Ihre Heimat mitten im Wald. Vielleicht fühlen Sie sich hier das erste Mal wirklich zu Hause.

Wie finde ich meinen Spiegelplatz der Seele?

Die Wahl für den richtigen Spiegelplatz hängt sehr stark davon ab, mit welcher Intention man ihn aufsucht. Wenn man beispielsweise das Verhalten von Menschen studieren will, um zu einem Seelenleser zu werden, kann eine Parkbank in der Innenstadt durchaus der beste Platz sein. In unserem Fall geht es jedoch um eine intensive Eigen- bzw. Naturbegegnung, weshalb Ihr Spiegelplatz ein Kraftplatz in einem Wald sein sollte. Bevor Sie nun aber zu Ihrem Auto gehen und zum nächsten Park fahren, sollten Sie eine Sache beachten. Das wichtigste Kriterium für einen guten Spiegelplatz ist die leichte Erreichbarkeit. Seine Kraft liegt darin, dass Sie ihn regelmäßig, am besten täglich, locker und ohne Mühe zu Fuß erreichen können. Denn nur dann wird es Ihnen gelingen, Ihre Spiegelstunde leicht in Ihren Alltag zu integrieren. Falls Sie in einem kleinen Dorf leben, ist dies wahrscheinlich kein Problem. Als Bewohner einer Stadt kann das jedoch sehr schwierig werden. Wenn es in Ihrer Nähe kein Waldgebiet gibt, das Sie innerhalb von 20 Minuten zu Fuß erreichen können, dann sollten Sie sich zwei Spiegelplätze suchen. Einen für tiefe Naturbegegnungen und für Meditationsreisen, der sich versteckt in einem größeren Wald befindet, und einen Schnellspiegelplatz in Ihrer unmittelbaren Umgebung, an dem Sie Ihre Wahrnehmung trainieren können. Für den zweiten Spiegelplatz eignen sich Plätze in Ihrem eigenen Garten, in einem Stadtpark, an einem Fluss, See oder Teich, auf einem Friedhof oder an ähnlichen Orten. Der Waldplatz sollte möglichst ruhig und versteckt im Wald liegen, an einem

Ort, an dem Sie ungestört sind und sicher sein können, dass Sie nicht ständig von Wanderern oder Spaziergängern überrascht werden. Ideal ist es, wenn er sich in einem größeren Naturschutzgebiet befindet, in dem es eine Vielfalt an Lebensräumen gibt und in dem sich verschiedene Tier- und Pflanzenarten heimisch fühlen können. Wichtig ist jedoch, dass sich Ihr Spiegelplatz möglichst abseits von Trubel und Zivilisationslärm befindet.

Wenn Sie einen Platz gefunden haben, der Sie anspricht, bleiben Sie einen Moment stehen und lauschen Sie aufmerksam in alle Richtungen. Können Sie Straßenlärm, eine Fabrik, Menschengeschrei oder Ähnliches hören? Wenn ja, versuchen Sie noch einmal, einen anderen Platz zu finden. Nicht immer ist es möglich, einen Ort ausfindig zu machen, an dem es wirklich ruhig ist, aber er sollte so ruhig wie eben möglich sein.

Wenn Sie unsicher sind, ob in Ihrer Umgebung überhaupt eine schöne und ungestörte Naturgegend existiert, ziehen Sie eine Landkarte oder ein Satellitenbild aus dem Internet zurate. Oft gibt es mehr versteckte Naturplätze, als wir glauben.

Nachdem Sie eine geeignete Gegend gefunden haben, können Sie sich in dieser Ihren ganz persönlichen Spiegelplatz suchen. Es sollte ein Platz sein, an dem Sie sich geschützt und sicher fühlen, von dem aus Sie jedoch auch eine gute Sicht auf Ihre Umgebung haben. Er muss das ganze Jahr über, Sommer wie Winter, sowie zu jeder Tages- und Nachtzeit erreichbar sein und das möglichst über verschiedene Wege. Dabei sollte er nicht direkt an einem Weg liegen, sondern abseits im Wald. Tierpfade, die in der Nähe vorbeiführen, können eine spannende Bereicherung sein und Ihnen außerdem den Zugang zum Spiegelplatz erleichtern. Ihr Platz sollte bequem sein, sodass Sie für mindestens eine Stunde dort sitzen oder liegen können, ohne dass Ihnen danach alle Muskeln und Gelenke schmerzen. Da Sie den Spiegelplatz vor allem für einen heilsamen Kontakt zu den Bäumen nutzen wollen, sollten Sie sich einen Platz suchen, der direkt an einem Baum liegt, sodass Sie sich zwischen seine Wurzeln setzen oder legen und sich hin und wieder an seinen Stamm anlehnen können. Achten Sie bei der Suche nach diesem Platz aber vor allem auf Ihre Intuition. Lassen Sie sich von Ihrem Gefühl leiten. Nicht nur Sie wählen Ihren Spiegelplatz aus, der Spiegelplatz wählt vor allem Sie aus und zieht Sie in seinen magischen Bann.

Wie begrüße ich den Spiegelplatz der Seele?

Wenn Sie einen geeigneten Platz gefunden haben, stürzen Sie nicht gleich darauf zu, sondern betrachten Sie ihn eher wie eine neue Wohnung, die Sie vielleicht beziehen möchten. Nähern Sie sich respektvoll und schauen Sie sich erst einmal mit etwas Abstand um. Bitten Sie dann den Platz und seine Bewohner um die Erlaubnis, näher treten zu dürfen, und fragen Sie, ob es in Ordnung ist, wenn Sie diesen Platz zu Ihrem Spiegelplatz machen. Fragen Sie auch den Baum, an dessen Fuß sich der Platz befindet, ob Sie in seine Aura eintreten und zu einem wiederkehrenden Besucher werden dürfen. Achten Sie dabei genau auf Ihr Gefühl. Fühlt es sich im Moment der Frage offen und einladend in Ihnen an, können Sie dies als ein »Ja!« werten. Bei einem ablehnenden oder einengenden Bauchgefühl machen Sie sich noch einmal auf die Suche. Achten Sie auch auf Auffälligkeiten in Ihrer Umgebung. Herrscht im Moment Ihrer Frage ein harmonischer Gleichklang oder kommt eine Unruhe auf? Hören Sie einen Warnruf von einem Vogel, kommt es zu einem auffrischenden Wind, der sich anfühlt, als würde er Sie wegschieben, oder fallen unvermittelt Äste oder kleine Zweige vom Baum, obwohl es dafür keinen Grund gibt? Genau dann ist dieser Platz nicht der richtige für Sie.

Wenn Sie sich willkommen und eingeladen fühlen, setzen Sie sich auf Ihren Platz und spüren Sie noch einmal in sich hinein, ob sich alles stimmig anfühlt. Wenn Sie jetzt oder auch in den nächsten Tagen merken, dass etwas nicht passt, dass Sie sich unwohl fühlen oder nicht gerne dort sind, dann bedanken Sie sich bei dem Platz für das Angebot, lehnen es ab und suchen sich einen anderen Spiegelplatz. Um hier lernen und wachsen zu können, müssen Sie sich wohlfühlen und mit aufrichtiger Freude und Begeisterung herkommen. Wenn dies der Fall ist, beginnen Sie damit, sich Ihrem neuen Umfeld vorzustellen. Erklären Sie dem Platz, den Bäumen und allen anderen Wesen, wer Sie sind und was Sie hergeführt hat. Was hat Sie dazu bewogen, plötzlich in den Wald zu kommen, sodass Sie von ihm lernen können? Was hat Sie bislang davon abgehalten? Was ist Ihre Motivation, Ihre Absicht, mit der Sie hier sind? Wohin wollen Sie gehen? Was ist Ihr Ziel? Auf welche Weise wollen Sie der Natur und der ganzen Schöpfung dienen? Welche Fragen liegen Ihnen auf der Seele?

Je klarer Sie bei dieser Vorstellung sind, desto klarer werden auch die Antworten und die Verbindungen sein, die Sie vom Wald bekommen. Wenn ich einen Gesprächspartner um eine klare Spiegelung bitte, selbst aber nicht bereit bin, offen mit ihm zu reden, brauche ich mich nicht zu wundern, wenn kein Dialog entsteht. Das Wichtigste ist, dass Sie vollkommen ehrlich sind. Tragen Sie keine Masken und versuchen Sie nicht, jemand zu sein oder zu werden, der Sie nicht sind. In der Zivilisation haben wir es uns angewöhnt, dass wir stets nett, höflich und unehrlich sind, weil wir glauben, dass wir dadurch mehr geliebt und anerkannt werden. In der Natur funktionieren diese Masken nicht. Jeder dort draußen sieht Ihr wahres Sein ohnehin. Vergessen Sie nicht, dass alle nur Sie spiegeln. Sie bekommen also nicht Ihre Vorstellung von sich gespiegelt, sondern das, was Sie nun mal sind. Sie wären also selbst der Einzige, dem Sie etwas vormachen, und blockieren damit einen Großteil der Verbindungen, um Heilung geschehen zu lassen. Seien Sie einfach Sie selbst und lassen Sie alles zu, was gerade in Ihnen präsent ist. Wenn Sie sich unsicher sind, ob diese komischen Waldgeschöpfe Sie überhaupt verstehen können oder ob Sie mit dem Spiegelplatz einfach nur Ihre Zeit verschwenden, dann bekennen Sie auch dies offen. Dadurch geben Sie dem Wald die Möglichkeit, sich auf Sie einzustellen und Ihnen dabei zu helfen, die Zweifel zu bereinigen.

Nun, da Sie sich vorgestellt haben, ist es an der Zeit, den Platz selbst genauer zu inspizieren. Was können Sie von hier aus alles sehen? Wie weit können Sie blicken? Was hören Sie? Welche Pflanzen, Steine, Tiere und Pilze nehmen Sie wahr? Gibt es Fährten, Spuren oder Ähnliches? Was riechen, fühlen, schmecken Sie?

Bleiben Sie bei Ihrem ersten Besuch eine Stunde an Ihrem Spiegelplatz und machen Sie sich mit ihm einfach nur vertraut. Wenn die Zeit um ist, verabschieden Sie sich, bedanken sich bei ihm und kehren nach Hause zurück. Notieren Sie dort alles, was Ihnen aufgefallen ist, sowohl in Ihrem Inneren als auch beim Beobachten der Außenwelt.

Was gibt es am Spiegelplatz zu tun?

Es gibt unendlich viele Dinge, die Sie an Ihrem Spiegelplatz tun, beobachten, entdecken und erfahren können. Dieser Platz steckt so voller Geheimnisse, Geschichten, Wunder und magischer Momente, dass Sie mehrere Leben bräuchten, um alle zu erleben. Machen Sie sich in der ersten Zeit intensiv mit dem Platz vertraut und lernen Sie ihn immer besser kennen. Beschnuppern Sie ihn ähnlich wie eine neue Wohnung und halten Sie anschließend Ihre Beobachtungen und Eindrücke in einem Notizbuch fest. Welche Tiere, Pflanzen und Pilze leben hier? Welche Steine gibt es? Wie sehen sie aus? Welche Tierspuren können Sie erkennen? Wie gehören sie zusammen? Was können Sie von hier aus alles hören? Wie ist Ihr Spiegelplatz in die weitere Umgebung eingebettet? Welche Wege, Straßen, Häuser, Felder etc. liegen in der Nähe? Erstellen Sie eine Karte von Ihrem Spiegelplatz und seiner Umgebung und zeichnen Sie diese immer ein Stück weiter, wenn Ihnen etwas Neues auffällt. Nutzen Sie dabei so oft es geht neue Wege, die Sie zu Ihrem Spiegelplatz bringen.

Eine der wichtigsten Beobachtungen, die Sie an Ihrem Spiegelplatz machen können, ist das Erkennen der sogenannten Baseline bzw. Friedenslinie. Mit der Zeit werden Sie ein immer stärkeres Gefühl dafür bekommen, welche Grundstimmung im Wald vorherrscht. Dadurch wird es Ihnen stetig leichter fallen, Veränderungen und Abweichungen wahrzunehmen. Achten Sie auch stets darauf, welche Stimmung Sie selbst zu Ihrem Platz mitbringen. So werden Sie immer stärker erkennen, was Spiegelreaktionen sind und was zum Platz selbst als kollektive Spiegelung gehört. Der Spiegelplatz ist auch der ideale Ort, um Ihren Tag noch einmal Revue passieren zu lassen. Horchen Sie dabei in sich hinein und fragen Sie sich, was Ihnen heute Kraft gegeben hat und was nicht.

Oftmals werden Sie Ihren Spiegelplatz einfach nur aufsuchen, um sich hier mit der Natur und mit sich selbst zu verbinden. In diesen Fällen kommen Sie ohne eine spezielle Absicht oder einen Fokus her, beobachten die Spiegelfläche und vertrauen darauf, dass immer das richtige, also der passende Lernschritt zur Erleuchtung auf Sie zukommen wird. An anderen Tagen werden Sie mit einer speziellen Frage herkommen oder den Fokus auf ein bestimmtes Thema legen. Spüren Sie in sich hinein, was Ihr größter Bedarf, Ihre drängendste Frage oder Ihr stärkster Hunger ist. Dieser Fokus ist wie ein Magnet, der genau das anzieht, was Sie als Antwort benötigen. Der Spiegelplatzbesuch ist dabei immer eine »Zweibahnstraße«. Sie können mit dem Platz sprechen, Ihre Fragen stellen oder einfach nur erzählen. Der Platz selbst wird ebenfalls mit Ihnen kommunizieren, Ihnen Geschichten erzählen und seine Fragen an Sie richten. Sie müssen nur aufmerksam genug sein, um seine Bilder, Töne und Hinweise zu deuten.

Darüber hinaus gibt es unterschiedliche Übungen und Aufgaben, die Sie an Ihrem Spiegelplatz machen können. Vertrauen Sie dabei auf Ihre Intuition und lassen Sie Ihrer Kreativität freien Lauf.

Wann, wie oft und wie lange besuche ich meinen Spiegelplatz?

Je öfter und regelmäßiger Sie Ihren Spiegelplatz besuchen, desto stärker und intensiver wird die Verbindung mit ihm und desto größer wird auch Ihr Lern-, Erkenntnis- und Heilerfolg sein. Es ist ähnlich wie mit jedem anderen Besuch auch. Die Tante, die man einmal im Jahr flüchtig bei einem Familientreffen sieht, ist einem bei Weitem nicht so vertraut wie die Freunde, mit denen man täglich einen intensiven Austausch pflegt. Den größtmöglichen Lernerfolg erzielen Sie, wenn Sie Ihren Platz täglich aufsuchen. Falls Sie das nicht in Ihrem Alltag unterbringen können, sollte es wenigstens ein- oder zweimal in der Woche sein. Achten Sie jedoch darauf, dass es nicht zu einer Verpflichtung oder einem Zwang wird. Nur wenn Ihr Herz singt, wird Ihnen der Besuch etwas bringen. Um alle Stimmungen der Natur mitzuerleben, sollten Sie immer wieder zu unterschiedlichen Zeiten zu Ihrem Spiegelplatz gehen. Besuchen Sie ihn an einigen Tagen nach der Arbeit und an anderen gleich am frühen Morgen. Gehen Sie hin und wieder auch mitten in der Nacht oder mitten am Tag hin. Wichtig ist auch, dass Sie alle Wetterphasen einmal mitmachen. Wenn es in Strömen regnet oder eiskalt ist, wird es Sie wahrscheinlich einiges an Überwindung kosten, doch gerade dann können auch die spannendsten Momente auf Sie zukommen.

Unser Körper und unser Geist brauchen etwa eine halbe Stunde, um sich von der hektischen Stadtstimmung auf die ruhige Baseline des Waldes einzustimmen. Daher sollten Sie sich mindestens eine Stunde Zeit nehmen, wenn Sie Ihren Spiegelplatz besuchen.

Spiegelplatzübungen

Die folgenden Übungen sind Anregungen für Aufgaben, die Sie an Ihrem Spiegelplatz machen können, um tiefer in den Kontakt mit dem Wald und mit sich selbst zu kommen. Sie können die Übungen in kürzeren oder längeren Abständen wiederholen, sie erweitern und mit anderen Übungen kombinieren. Weitere Spiegelplatzübungen finden Sie passend zu den entsprechenden Themenbereichen am Ende jedes folgenden Kapitels. Auch das Shadowing (siehe Seite 41) können Sie regelmäßig am Spiegelplatz üben.

Wie lese ich die Spuren meiner Seele?

Stellen Sie sich bei Ihrem Spiegelplatzbesuch die folgenden Fragen: Was ist meine eigene Baseline bzw. Friedenslinie? Wie ist mein momentaner Energiezustand? Wo habe ich Energielecks? Was in meinem Leben raubt mir Kraft? Wo tue ich etwas, das ich eigentlich nicht tun will? Was bereitet mir wirklich Freude? Was mache ich aus ganzem Herzen, was bringt mein Herz zum Singen? Wo handle ich gegen mein Herz und meine Seele? Was gibt mir wirklich Kraft im Leben? Wo und wie kann ich Energie speichern? Wie kann ich meinen Energiehaushalt so managen, dass ich stets voller Kraft und Lebensfreude bin? Wo hapert es dabei? Gibt es Energien von anderen Wesen (Menschen, Tieren, Erinnerungen, Geistern etc.), die durch meinen Körper fließen und die nicht zu mir gehören?

Wie bringe ich meinen Verstandesgegner zum Schweigen?

Um in den Kontakt mit Ihrer inneren Stimme bzw. dem Allbewusstsein zu kommen, ist es wichtig, dass Ihr Verstand ruhig wird und aufhört, permanent zu plappern. Um das zu erreichen, beobachten Sie Ihre Gedanken und achten Sie darauf, zu welcher der drei folgenden Arten sie gehören.

Leichte Gedanken lassen sich nach einer kurzen Betrachtung leicht beiseite-schieben.

Hartnäckige Gedanken lassen sich ebenfalls beiseiteschieben, benötigen dafür aber mehr Nachdruck und innere Entschlossenheit.

Wichtige Gedanken wollen gehört und abgeklärt werden. Schauen Sie sich diese genauer an und geben Sie ihnen etwa 30 Sekunden, um sich zu klären.

Achten Sie darauf, wie viel Prozent Ihrer Gedanken jeweils in eine Kategorie fallen. Spüren Sie, dass Ihr Gedankenstrom mit der Zeit ruhiger und leiser wird, wenn Sie ihn auf diese Weise betrachten? In dem Maß, in dem die Gedankenflut abklingt, werden Sie Ihre innere Stimme bzw. das Allwissen intensiver und deutlicher wahrnehmen.

Die Geheimbotschaften des Waldes dekodieren

Vögel sind gewissermaßen die Tageszeitung des Waldes. Sie informieren jeden über alle Geschehnisse, sagen das Wetter oder die Ankunft von Beutegreifern und Fremdlingen voraus und geben die Gesamtstimmung des Waldes wieder. Konzentrieren Sie sich daher immer wieder gezielt auf die Vögel in Ihrer Umgebung und studieren Sie ihr Verhalten so gut wie möglich. Was fällt Ihnen Typisches, Besonderes oder Ungewöhnliches an ihnen auf?

Anmerkung: In der Vogelsprache gibt es fünf Grundmuster:
Nestlingsgezetter: Hunger – Hunger – Hunger
Unterhaltung Mann – Frau: Piep – Pause – Partner antwortet
Balzgesang: das Lied der Partnerüberzeugung
Natürlicher Tagesgesang: zeigt die Friedenslinie an
Alarm/Warnruf: Verpetzen, dort ist ein Beutegreifer. Dies kann durch Schreien oder Auffliegen geschehen.

Einen Fokus setzen

Suchen Sie sich bei Ihren Spiegelplatzbesuchen immer wieder einen neuen Fokus und halten Sie Ihre Aufmerksamkeit die komplette Zeit über darauf gerichtet. Anschließend machen Sie sich Notizen zu dem, was Ihnen dabei aufgefallen ist. Legen Sie Ihren Fokus unter anderem auf folgende Aspekte des Lebens:

1. *Menschen oder Personen, die Sie im Moment ohnehin beschäftigen, mit denen es ungeklärte Themen gibt, auf die Sie wütend oder von denen Sie enttäuscht sind, aber auch jene, denen Sie dankbar sind. Lassen Sie dabei alles zu, was in Ihnen an Gedanken und Gefühlen aufkommt.*

2. *Die Erde. Richten Sie Ihre Aufmerksamkeit auf die Erde und alles, was sich in und auf ihr abspielt. Woraus besteht sie? Wie fühlt sie sich an? Wie feucht, warm, kalt, trocken, sandig, lehmig ist sie? Wofür sind Sie ihr dankbar?*

3. *Das Wasser. Achten Sie auf alle Formen von Wasser in Ihrer Umgebung und beobachten Sie genau, in welchem Zusammenhang es mit dem Leben an diesem Platz steht.*

Auf die gleiche Weise können Sie Ihren Fokus nach und nach auf alles legen, was Ihnen einfällt: die Pflanzen, die Bäume, die Vögel, Kleinstlebewesen, den Wind, das Wetter, die Wolken, den Mond, die Sterne, die Sonne, die Geisthüter, die Ahnen, die Schöpferkraft des Universums, die zukünftigen Generationen und vieles mehr.

Teil 3:

Wie werde ich zum Heilungsschüler der Natur?

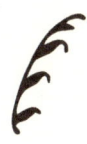

Nun, da Sie sich mit Ihrem Spiegelplatz vertraut gemacht haben, sind Sie bestens vorbereitet, um ein Heilungsschüler der Natur zu werden. Doch auch hier gibt es noch eine Besonderheit zu beachten, um von der Natur als Schüler anerkannt zu werden. Hierzu ein Beispiel:

Vor einigen Jahren war ich zu Gast bei einem Indianerstamm an der Grenze zwischen den USA und Kanada, um dort von den Stammesältesten mehr über das Leben in der Natur zu lernen. Gemeinsam mit einigen anderen Schülern bereitete ich am Abend ein Feuer vor und alle warteten gebannt auf das Erscheinen des Häuptlings, um die erste Lektion zu lernen. Kurz darauf erschien der alte Mann schweigend und setzte sich ans Feuer. Kaum hatte er Platz genommen, wehte ihm der Wind eine Rauchschwade ins Gesicht. Sofort stand er auf und verschwand, ohne ein einziges Wort zu sagen. Wir waren ratlos und enttäuscht, denn wir hatten gehofft, etwas Neues von ihm zu erfahren. Was war geschehen? Für den Stammesältesten war es selbstverständlich, dass ein Schüler in der Lage sein musste, ein rauchfreies Feuer zu entfachen. Wenn das nicht der Fall war, dann war er nicht bereit für die nächste Lektion. Es dauerte noch gut eine Woche, bis wir das erste Mal ein Wort von ihm hörten.

Aus unserer Perspektive kommt uns diese Art des Mentorings vielleicht hart vor. Doch es ist genau die Art und Weise, mit der uns auch die Natur bzw. Gott selbst Dinge lehrt. Das Wissen und die Lehren sind immer und überall abrufbar, doch wir können sie nur dann erhalten, wenn wir dafür bereit sind. Der Wald und all seine Bewohner werden jederzeit für Sie als Mentoren zur Verfügung stehen, doch Sie müssen zunächst bereit sein, zu einem Schüler zu werden. Wenn Sie losziehen und unangemeldet in eine Schule platzen, Ihre Füße auf den Tisch legen und dem Lehrer zurufen: »Jetzt zeigen Sie mal, was Sie so draufhaben!«, dann werden Sie wohl kaum als neuer Schüler geduldet. Der Unterricht würde unterbrochen werden, man würde Sie fragen, was Sie hier verloren hätten, und wahrscheinlich würde man Sie aus dem Klassenzimmer entfernen. Nicht anders ist es, wenn Sie ein Schüler der Schöpfung werden wollen. Um als Natur- bzw. Spiegelschüler aufgenommen zu werden, müssen Sie die Regeln der Lehranstalt kennen und achten.

Als Zivilisationsmensch haben wir eine vollkommen andere Ausstrahlung als die Bewohner des Waldes. Wir sind umgeben von Stress, Hektik und Lärm, tragen bunte, raschelnde Kleidung, bewegen uns laut und auffällig und wissen so gut wie nichts über die Regeln und Gesetze des Waldes. Wir haben kaum Kontakt zu unserem Herzen und definieren uns rein über unseren Verstand. Gleichzeitig ist unsere Aufmerksamkeit vor allem nach innen auf unsere Gedanken des *Gegners* gerichtet, sodass wir nur einen Bruchteil dessen wahrnehmen, was um uns herum geschieht. So kommt es, dass wir stundenlang durch einen Wald streifen können, ohne auch nur ein einziges Tier zu sehen. Oftmals glauben wir sogar, dass in unseren heimischen Wäldern überhaupt keine Tiere mehr leben. Ich selbst sah bei einem Streifzug mit dem Shaolinjungen zwölf Tiere und war begeistert: »Wahnsinn, so viele Tiere!« Der Junge lachte und meinte: »Ich habe circa 1200 wahrgenommen und mein Mentor würde sagen: ›Was, nur so wenig?‹«

Der Grund dafür, dass wir glauben, dass die Wälder ausgestorben sind, liegt also nicht darin, dass es dort keine Tiere mehr gibt, sondern dass wir selbst zu diesem Energiekreislauf nicht mehr dazugehören. Die Welt und vor allem der Wald ist ein direkter Spiegel unseres Selbst. Solange wir noch nicht richtig angefangen haben zu leben bzw. zu erwachen, fällt es uns auch schwer, hier das Leben zu entdecken. Das heißt, der Wald wird lange Zeit nicht für uns erwachen. Ein weiterer Grund ist das

 **Naturgesetz der Liebe:** *Naturwesen, die sich in ihrem Gottbewusstsein befinden, zeigen sich aufgrund der automatischen Energieangleichung erst dann, wenn wir auf ihrem Level oder darüber sind.*

Wer lässt sich schon gerne wie eine Vampirbeute energetisch aussaugen? Die Leere, die wir im Inneren tragen, spiegelt sich auch im Außen, und die Tiere sind nicht gewillt, jemanden zu unterrichten, der dafür noch nicht bereit ist und sie nur als energetischen Akku missbrauchen würde. Berücksichtigen sollten Sie auch ein weiteres

 **Naturgesetz der Liebe:** *Je mehr Ängste wir in uns tragen, desto größer ist unsere Alarmglocke, die wir mit in den Wald nehmen.*

Jede Angst bedeutet für Waldbewohner: »Vorsicht, ein Beutegreifer kommt!« Unsere Angstaura führt dazu, dass sich alle Tiere vor dem fiktiven Feind, in Form der Existenz- oder zum Beispiel der Anerkennungsangst, verstecken. Aber nicht nur das. Wenn wir hektisch sind, spüren die Tiere, dass jemand in ihrem Umfeld gehetzt wirkt. In ihrem Glauben kann man nur dann eine Hetzaura ausstrahlen, wenn man von einem Beutegreifer in eine Hetzjagd verwickelt wurde. *Gefahr! Ich muss flüchten.* Sehr ähnlich reagieren Tiere auf eine Stressaura. Wenn jemand genervt ist, bedeutet das für die Tiere, dass jemand von jemandem gescheucht wird. Ergo: *Ich muss fliehen.*

Bäume haben natürlich den Vorteil, dass sie nicht einfach weglaufen können. Doch auch sie werden uns nur dann etwas lehren, wenn wir bereit und offen dafür sind. Um also überhaupt wieder von der Natur lernen zu können, müssen wir zunächst zwei Fähigkeiten entwickeln: Zum einen brauchen wir geschulte und geöffnete Sinne, sodass wir die Spiegelflächen um uns herum überhaupt wahrnehmen und lesen bzw. deuten können. Zum anderen müssen wir unser Verhalten, unsere Ausstrahlung, unsere Präsenz und unsere innere Haltung verändern, sodass wir nicht mehr als Fremdkörper oder Energievampir wahrgenommen werden.

Wie werde ich vom Fremdkörper zum Einheimischen in der Natur?

Wenn wir beginnen, hinaus in den Wald zu gehen, um von ihm zu lernen, dann ist unsere Wahrnehmung am Anfang noch sehr begrenzt. Wir nehmen gerade einmal 1 Prozent der Sinneseindrücke bewusst wahr. Durch den Fokusblick sind wir wie Detailjäger. Wir sehen Einzelnes scharf, jedoch entgeht uns das große Ganze und wir können nur sehr wenige Lebewesen wahrnehmen. Wir sichten also nur einen engen Raum um uns selbst und fokussieren uns dabei meist auf den Weg oder auf einzelne Punkte, sodass wir weder links noch rechts davon etwas erkennen können. Gleichzeitig ist unsere Anwesenheit durch unsere Stress-Hektik-Angst-Jagd-Energiefresser-Aura sehr weit spürbar und vertreibt die Tiere in einem großen Radius. Wie aber wollen wir ein Tier sehen, wenn wir nur ein trichterförmiges Sichtfeld von vielleicht fünf bis zehn Metern haben und im Umkreis von einem Kilometer alle durch unsere Aura verscheuchen? Es ist also kein Wunder, dass uns der Wald leer vorkommt.

Wenn wir beginnen, heimisch zu werden, dann ändern sich beide Radien. Wir erlernen den sogenannten Weitwinkelblick bzw. das Bewegungssehen, um unseren Erkennungs- bzw. Wahrnehmungsradius zu vergrößern. Zeitgleich sollte sich unsere Alarmaura in eine Friedensaura (»Alles ist gut«) wandeln, um den Radius des Verscheuchens zu verkleinern. Wir werden erst dann wie ein unsichtbares Wesen durch den Wald streifen können, ohne bemerkt zu werden, wenn wir die gleiche Grundstimmung annehmen, in der sich auch der Wald befindet, wenn er im Frieden ist und niemandem eine Gefahr droht.

Dazu müssen wir wissen, dass beispielsweise alles, was weiß ist, als Raubtiergebiss assoziiert wird. Angefangen von Augenweiß und Kleidung bis hin zu unseren Zähnen. Knallige Farben zu tragen, bedeutet in der Tierwelt, dass man einen Balzwunsch in sich trägt oder darauf aufmerksam machen möchte, dass man giftig ist. Wer Laut gibt, raschelt und eine Nichtfriedensaura besitzt, muss die meisten Tiere vertreiben. Wenn wir uns jedoch ein wenig wandeln, erkennen wir plötzlich den Schweif eines flüchtenden Fuchses oder entdecken einen Feldhasen, der nicht schnell genug auf uns reagiert hat. Wir sind vielleicht vollkommen überrascht, wo plötzlich all die Tiere herkommen, obwohl wir noch immer die meisten von ihnen vertreiben. Wir ahnen nicht einmal, wie viele Tiere sich um uns herum befinden, die wir zuvor nicht erkannt oder aufgespürt haben.

Wenn sich unsere Wahrnehmung nun noch weiter ausdehnt, nehmen wir bereits die ersten Zusammenhänge wahr und können Tiere in der Ferne erkennen, die uns selbst noch nicht bemerkt haben. Wir wissen dann, dass Vögel, wenn sie auf eine bestimmte Weise auffliegen, anzeigen, dass ein Fuchs in der Nähe ist.

Irgendwann übersteigt unser Wahrnehmungsradius den Verscheuchungsbereich. Die Tiere lassen uns dann an sie herantreten und wir nehmen sie wahr, bevor sie uns wahrnehmen. Ab diesem Moment tauchen wir in die Fülle des Lebens ein und erkennen, dass unsere Wälder voller Lebendigkeit sind. Wir werden nun nicht mehr als Fremdkörper wahrgenommen, sondern als Teil der Natur. So wie wir zuvor durch unsere störende Ausstrahlung jedes Tier vertrieben haben, kann unsere friedfertige Aura nun sogar Tiere einladen und zu uns ziehen.

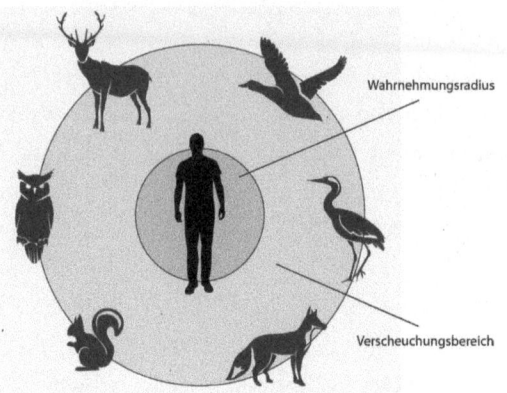

Wahrnehmungsradius

Verscheuchungsbereich

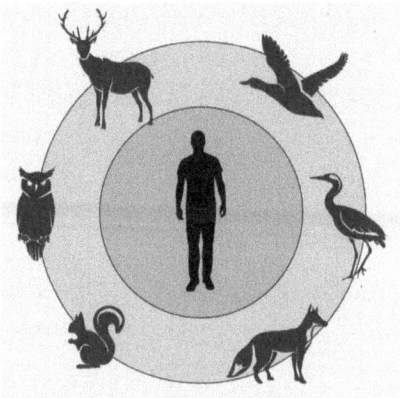

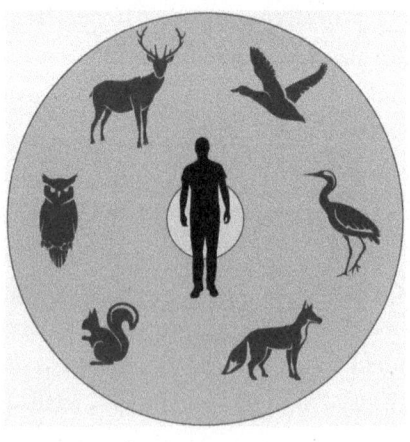

Vergessen Sie nicht: Sie sind Gott. Ihr Glaube muss wahr werden. Wenn Sie zweifelsfrei daran glauben können, dass ein Kuckuck zu singen beginnt, wird er dies in dem Maße tun, in dem Sie daran glauben können.

So erkennen Sie ein weiteres

 **Naturgesetz der Liebe:** *Unser Glaube ist die Einladung für die Tiere.*

Warten Sie auf das Erscheinen der Tiere, ohne dass Sie daran glauben können, werden Sie ewig warten. Nur wenn Sie spüren und überzeugt sind, dass sie bereits da sind, Sie es nur noch nicht wahrnehmen können, werden sie auch da sein. Es ist wie mit dem Diaprojektor der Allwahrheiten. Das Dia ist schon da. Der Projektor ist schon an. Ihr Glaube bzw. Ihre Überzeugung bestimmt, ob das Dia vor das Licht geschoben wird, sodass das Tier für sie sichtbar wird.

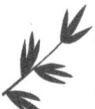 **Naturgesetz der Liebe:** *Wer dies verinnerlicht hat, kann alles erschaffen.*

Wie wirkt sich meine Angstausstrahlung aus?

Jede Handlung hat eine Konsequenz, und das beginnt bereits bei unserer bloßen Anwesenheit. Solange wir uns dessen nicht bewusst sind, glauben wir, dass die Welt so ist, wie wir sie sehen. Es ist ein bisschen wie mit einem Fernsehprogramm, das wir einschalten und von dem wir glauben, dass es alles ist, was es in der Flimmerkiste zu sehen gibt. Erst wenn wir uns bewusst machen, dass wir es selbst sind, der die Fernbedienung durch unsere Glaubensausstrahlung in der Hand hält, können wir zwischen den einzelnen Programmen wählen und die Verantwortung für unser Leben selbst in die Hand nehmen. Diesbezüglich gibt es ein weiteres

 **Naturgesetz der Liebe:** *Unsere intensivst geglaubten Gedanken sind deckungsgleich mit dem Spiegelbild, das wir im Außen erhalten.*

Alle Erfahrungen, Beziehungen und Situationen in unserem Leben haben wir selbst angezogen oder ausgelöst. Wenn wir diesen Gedanken das erste Mal hören, dann kommt er uns fremd und vielleicht sogar absurd vor. Das liegt jedoch vor allem daran, dass wir die Zusammenhänge zwischen unserem Innenleben, unseren Gedanken, Überzeugungen, Erwartungen sowie unserer Ausstrahlung und den dadurch ausgelösten Ereignissen noch nicht wahrnehmen und begreifen können. Je stärker wir jedoch zu einem bewussten und aufmerksamen Beobachter der Naturspiegelfläche werden, desto klarer werden uns auch diese Zusammenhänge.

Wenn Sie also damit beginnen, Ihre Sinne zu schulen und Ihre Präsenz zu verändern, dann machen Sie sich bewusst, dass es dabei nicht nur darum geht, zukünftig mehr Tiere zu erblicken und Ihre Waldspaziergänge mehr genießen zu können. Das ist natürlich auch ein Ziel, und Sie werden feststellen, dass es sich absolut großartig anfühlt, wenn Sie zwischen den Bäumen umherstreifen und plötzlich überall Tiere entdecken, die direkt in Ihre Nähe kommen. Doch es geht um mehr. Mit der Zeit werden Sie die Zusammenhänge zwischen Ihrem Inneren und dem Äußeren auf unterschiedlichsten Ebenen verstehen und dadurch in der Lage sein, immer mündiger, selbstbestimmter und gesünder zu werden. Sie sind wie ein Töpfer. Ihre Fantasie kann alles erschaffen. Sie haben also den Ton bzw. die Allenergie in Ihren Händen und können sie bewusst oder unbewusst formen, also erschaffen. Es ist ein wenig wie mit einem Fließband. Alle Gedanken, die es gibt, fahren an Ihnen vorbei. Sie selbst entscheiden, welche Sie zu sich nehmen und mit einem Erschaffungsglauben bestücken. Wenn Sie jedoch nicht bewusst wählen, erschaffen Sie das, was der Autopilot bzw. Gegner auswählt. Als Lebenstöpfer ist es wichtig zu erkennen, dass Sie nur dann das Zepter des Erschaffens in der Hand halten, wenn Sie ganz bewusst nur die Gedanken mit Glauben untermalen, die Sie erschaffen wollen. Nur so kann der Tonkrug entstehen, den Sie sich erträumt haben.

Im Folgenden einige Übungen, die es Ihnen erleichtern sollen, Ihre eigene Ausstrahlung wahrzunehmen, die Folgen davon zu begreifen und Ihr inneres und äußeres Verhalten so zu verändern, dass Sie Teil der Natur werden.

Übung: Wie nehme ich meine eigene Angstaura wahr?

»Wie viel Unruhe, Angst und Energievampirismus strahle ich aus?« Diese Frage sollten Sie sich stellen. Zunächst einmal ist es wichtig, dass Sie sich Ihrer eigenen Wirkung auf die Außenwelt bewusst werden. Versuchen Sie noch nichts zu verändern, sondern nehmen Sie Ihre Ausstrahlung und deren Wirkung einfach bewusst wahr. Gehen Sie im Wald spazieren und achten Sie darauf, ab welcher Distanz ein Vogel oder ein anderes Tier die Flucht ergreift. Wie nah dürfen Sie an ihn herantreten, bevor er verschwindet? Welche Warnzeichen haben Sie erhalten, bevor das Tier die Flucht ergriffen hat? Hat es geschrien oder gefaucht? Hat es andere Tiere gewarnt? Hat es eine Scheinentspannungshaltung eingenommen und ist dann geflüchtet? Achten Sie bei Ihrem Streifzug auch auf Warnrufe von Tieren, die Sie vielleicht nicht sehen können. Hören Sie den Schrei des Eichelhähers (Wächter des Waldes, der alle verpetzt) oder gibt es andere Anzeichen dafür, dass Sie entdeckt worden sind? Wann immer Sie ein flüchtendes Tier sehen, fragen Sie sich, wer dieses Tier aufgescheucht hat. Waren Sie es oder war es vielleicht ein Fuchs, ein anderer Mensch, ein Auto, ein Greifvogel? War abzusehen, dass dieses Tier flüchten würde?

Sie können die gleiche Übung in abgewandelter Form auch in Ihr Alltagsleben integrieren. Achten Sie genau darauf, was für eine Wirkung Sie auf andere Menschen haben. In welchen Bereichen werden Sie ernst genommen und in welchen nicht? Auf wen wirken Sie anziehend oder abstoßend und vor allem warum? Wie verhalten sich Ihre Mitmenschen Ihnen gegenüber im Unterschied zu anderen Personen? Gibt es typische Verhaltensmuster, die Ihnen immer wieder begegnen? Gibt es Umgangsformen, die Sie zwischen anderen Menschen beobachten können, die Ihnen gegenüber jedoch nie angewandt werden?

Jedes Tier verfügt über eine Reihe von unterschiedlichen Wahrnehmungs- bzw. Erkennungsfeldern. Das engste bezieht sich auf die direkte Wahrnehmung über die Haut. Es ist also sein Körper selbst. Dann folgen die indirekten Sinneswahrnehmungen wie Sehen, Riechen, Hören oder das Wahrnehmen von Ultraschall oder Wärmestrahlung, durch die das Tier einen größeren Radius um seinen Körper herum abdecken kann. Schließlich folgt der Radius der Fein- bzw. Hellfühligkeit, durch die es Präsenzen und Stimmungen anderer Wesen erspüren kann. Die beiden äußeren Wahrnehmungsradien können teilweise mehrere Kilometer weit reichen und werden durch die Kommunikation der Tiere untereinander noch vergrößert. Das heißt im Klartext: Wenn ein Tier einen als angeblichen Feind verpetzt hat, weiß es der ganze Wald. In ihrem Fall bedeutet das: Die Habachtstellung hält genau so lange an, als wären Sie ein echter Beutegreifer. 20 Minuten benötigt der Wald nach der Gefahrenmeldung, bis er wieder in die Alles-ist-gut-Stimmung zurückverfällt. Entscheidend ist jedoch vor allem der persönliche kritische Distanzradius, den jedes Tier um sich herum aufrechterhält. Solange sich eine mögliche Gefahr außerhalb dieses Radius befindet, bleibt es zwar wachsam, verhält sich aber ruhig und sieht noch keinen Handlungsbedarf. Das Tier weiß, dass es bei diesem Abstand ohne Probleme flüchten kann. Sobald die Grenze jedoch überschritten wird, kommt es entweder zur Flucht oder zum Angriff, je nachdem, um welches Tier es sich handelt und wer sein Gegner ist. Um das Vertrauen der Waldbewohner zu gewinnen und um Ihnen zu zeigen, dass Sie kein Feind und keine Bedrohung sind, ist es daher wichtig, diese kritische Distanz zu erkennen und zu achten. Vögel spielen dabei eine entscheidende Rolle, denn sie sind gewissermaßen das Frühwarnsystem des Waldes. Wenn Sie von einem Vogel als Bedrohung wahrgenommen werden, dann können Sie davon ausgehen, dass er alle anderen Waldbewohner warnt und Sie für längere Zeit niemanden mehr zu Gesicht bekommen.

Übung: Wie kann ich die Fluchtdistanz der Tiere wahrnehmen und achten?

Achten Sie bei Ihren Streifzügen genau auf die kritische Distanz der Tiere und vor allem der Vögel. Sobald Sie erkennen, dass Sie diesen Radius erreicht haben, bleiben Sie stehen und machen Sie dem Tier deutlich, dass

Sie seine Schutzzone respektieren und wahren. Bevor es flieht, gibt es Ihnen zumeist eine Warnung, die so viel bedeutet wie: »*Noch einen Schritt weiter und ich bin weg!*« *Nehmen Sie diese Warnung ernst, werden Sie innerlich und äußerlich ruhig und machen Sie nichts, was das Tier verschrecken könnte. Starren Sie es nicht an, bewegen Sie sich vielleicht sogar ein Stück zurück oder gehen Sie in die Hocke, um weniger bedrohlich zu erscheinen. Der Schlüssel zum Erfolg liegt hier im Vertrauen und in der Geduld. Warten Sie ab, bis das Tier von ganz alleine geht, oder suchen Sie sich einen anderen Weg, der es nicht aufschrecken kann. Machen Sie ihm deutlich, dass Sie erkannt haben, dass dies sein Revier ist. Wenn Sie das Gefühl haben, dass es für das Tier passt, können Sie vorsichtig und behutsam einen leichten Annäherungsversuch starten. Achten Sie aber genau auf seine Reaktion und bleiben Sie sofort wieder stehen, wenn Sie eine Warnung erhalten.*

Wandern Sie auf diese Weise immer wieder durch das gleiche Gebiet, sodass Sie stets den gleichen Tieren begegnen, damit sich diese an Sie gewöhnen können. Mit der Zeit bekommen Sie nicht nur von den einzelnen Tieren, sondern auch von ihren Artgenossen die Erlaubnis, sich ihnen weiter nähern zu dürfen. So werden Sie Stück für Stück als neues Mitglied in der Waldgemeinschaft aufgenommen.

Übung: Wie kann ich meine Fluchtdistanz gegenüber Energieräubern wahrnehmen?

So wie jedes Tier seine persönliche Wohlfühldistanz hat, haben auch Sie einen eigenen Radius, bis zu dem Sie andere Wesen an sich heranlassen, ohne dass Ihr Körper mit einem Impuls für Flucht oder Angriff reagiert. Es kann aber auch sein, dass Sie so sehr in der falschen Höflichkeit verstrickt sind, dass man bei Ihnen jede persönliche Grenze übertreten darf und Sie sich energetisch aussaugen lassen. Es ist ein wenig so, wie wenn sich Tiere tot stellen, weil sie wissen, dass sie keine Chance mehr gegen den Feind haben. Sie denken: »Ich bin zu klein. Ich kann weder flüchten noch angreifen.«

Da wir Menschen daran gewöhnt sind, auf sehr engem Raum zusammenzuleben, ist es für uns fast normal geworden, dass ständig jemand unsere persönliche Grenze überschreitet. Auch wenn wir uns dabei nicht wohlfühlen, nehmen wir es oft einfach hin. Achten Sie daher in der kommenden Zeit ganz gezielt darauf, wie groß Ihre eigene Flucht- bzw. Angriffsdistanz ist. Wen lassen Sie besonders nahe an sich heran und wen nicht? Warum unterscheidet sich diese Distanz von Mensch zu Mensch? Hier sollten Sie sich die Frage stellen: »Wie kann ich genau solch ein Freundschaftsverhältnis auch zu den Tieren aufbauen? Was benötigt ein Freund, sodass er mir vertraut?«

Und wie groß muss Ihr Abstand zu einem Fremden sein, damit Sie sich wohlfühlen? Welche Warnsignale senden Sie selbst aus, bevor Sie den Impuls bekommen, die Flucht zu ergreifen oder in einen Angriff überzugehen? Was macht Ihr Körper unterbewusst ganz automatisch? Wie oft gehen Sie dem Impuls nach und wie oft unterdrücken Sie ihn? Wie sieht ein Angriff bei Ihnen aus? Was passiert mit Ihnen, wenn Sie den Fluchtimpuls unterdrücken?

Die kritische Grenze ist flexibel und hängt natürlich auch von Ihrer Stimmung ab. Achten Sie also darauf, unter welchen Bedingungen die Grenze besonders weit weg und wann sie näher ist.

Sowohl in unserer Gesellschaft als auch im Wald gehört das Achten und Wahren der persönlichen Grenzen zu einer Art Höflichkeitskodex, durch den man zeigen kann, ob man dazugehört oder nicht. Tiere untereinander respektieren diese Grenzen. Nur so ist ein harmonisches Miteinander überhaupt möglich. Als Neulinge, die fremd im Wald sind, benehmen wir uns jedoch meist wie Elefanten im Porzellanladen, treten über jede Grenze und sorgen so für Schrecken und Aufruhr, ohne es auch nur zu merken. Dies ist mit ein Grund, warum wir irgendwann die Erfahrung gemacht haben, dass Wälder gefährlich und ihre Bewohner böse sind. Wenn man permanent über die persönliche Grenze eines anderen tritt, braucht man sich natürlich nicht zu wundern, wenn er irgendwann wütend wird und zum

Angriff übergeht. Die Grenzen zu achten, ist also nicht nur wichtig, um ein Teil der Natur zu werden, es ist auch der beste Schutz für die eigene Sicherheit.

Als Menschen haben wir im Umgang mit freilebenden Tieren jedoch noch ein weiteres Problem. Unsere Spezies ist in den Augen aller Erdenbewohner die gefährlichste Rasse, die es gibt. Wir jagen, töten und zerstören, wo immer wir auftauchen, ganz gleich, ob wir mit riesigen Fischerbooten über die Meere fahren, im Hochgebirge Gämsen erschießen oder ganze Waldgebiete niederbrennen, um Platz für Felder zu schaffen. Anders als jeder andere Beutegreifer töten wir ohne ein erkennbares System. Alligatoren zählen zu den gefürchtetsten Jägern unserer Erde. Sie haben messerscharfe Zähne und besitzen eine Kraft, mit der sie Knochen brechen, Tiere unter Wasser drücken und mit der Todesrolle zerreißen können. Und doch gibt es Vögel, die sich auf ihrem Rücken sonnen und die ihnen sogar Fleischreste aus den Zähnen picken. Wie ist das möglich? Die Vögel wissen, dass der Alligator sie nicht angreifen wird. Sie können ihm vertrauen und sind in seiner Gegenwart absolut sicher. Bei uns Menschen hingegen gibt es diese Sicherheit nicht. Wir töten nicht nur, weil wir Hunger haben, sondern auch aus Unachtsamkeit, Wut, Langeweile, Profitgier und vielen anderen Gründen. Selbst wenn wir nicht töten und zerstören, sind wir oft unangenehme, laute und rücksichtslose Zeitgenossen. Das spricht sich natürlich in der Tierwelt herum, und so ist es kein Wunder, dass uns fast jedes Tier als eine Gefahr ansieht.

Das heißt im Klartext: Die Tiere an Ihrem Spiegelplatz müssen erst einmal Vertrauen zu Ihnen fassen. Wenn Ihre Präsenz noch auf Angst, Hektik, Stress und Energievampirismus getrimmt ist, kann dies eine Weile dauern. Die Tiere müssen Ihre positive Absicht spüren. »Obwohl er so hektisch und ängstlich ist und so wenig Energie hat, ist er doch ein Lieber!« Erst wenn das Tier dies denkt, wird es Sie so weit an sich heranlassen, dass es noch keinen Energieverlust erleidet. Tiere, die bereits schlechte Erfahrungen mit Menschen gemacht haben, bleiben ganz bewusst auf Abstand, und diese Reaktion wird wiederum von anderen Tieren beobachtet und imitiert.

Ungünstigerweise sind wir zudem sehr leicht als Menschen zu erkennen, denn unsere Silhouette unterscheidet sich grundlegend von denen anderer Erdenbewohner. Wir haben eine aufrechte Körperhaltung, unser Kopf sitzt wie eine Kugel oben auf einem dünnen Hals, unsere Arme schlackern beim

Gehen hin und her und unsere Beine sind meist leicht gespreizt, sodass sie gut als Beine erkennbar sind. Dazu tragen wir oft bunte Kleidung, verursachen unnatürliche und fremde Geräusche, riechen komisch und haben eine sehr markante, eindeutige Stimme, die wir nicht selten sehr laut benutzen. Und als wäre das noch nicht genug, verraten unsere innere Haltung, unsere Stimmung und unsere Gedanken, dass wir eindeutig ein Mensch sind. Wenn wir also verhindern wollen, dass jeder sofort vor uns Reißaus nimmt, sollten wir lernen, uns im Wald mehr wie Tiere und weniger wie Menschen zu verhalten. Wir müssen mit unserer Umgebung verschmelzen, eins mit ihr werden, um so zu verhindern, dass man uns als Fremdkörper entlarvt.

In allen alten Einheimischenkulturen gab es unzählige Wege, um diese Verschmelzung zu perfektionieren. Sowohl auf der körperlichen als auch auf der geistigen Ebene verwandelten sich die Menschen in Tiere, nahmen ihre Gestalt und ihre Fertigkeiten an und konnten so auf eine Weise jagen gehen, die uns heute unvorstellbar erscheint. Die erwachten Jäger wussten, dass alles eins ist und alles Sichtbare eine Glaubensillusion ist. Ergo wussten sie auch, dass ihr Glaube darüber bestimmt, ob sie mit dem Tier verschmelzen können, um so unsichtbar im Wald zu werden. Die Weltenwandler beherrschten also die Kunst, durch einen zweifelsfreien Glauben ihre eigene, aber auch die äußere Welt zu wandeln.

Für den Anfang müssen Sie jedoch nicht gleich vollkommen unsichtbar werden. Es reicht, wenn Sie zunächst einmal Ihre menschliche Silhouette verschleiern und das typisch menschliche Verhalten ablegen. Vermeiden Sie alles, was Tiere erschrecken könnte. Gehen Sie nicht direkt auf sie zu, starren Sie nicht wie ein Beutegreifer, der kurz vor dem Zuschlagen ist, und lassen Sie die Tiere selbst entscheiden, wie sehr sie sich Ihnen nähern wollen. Wählen Sie Kleidung in gedeckten Grün-, Braun- oder Grautönen, die wenig bis gar nicht rascheln. Die meisten Tiere achten vor allem auf alles, was sich bewegt, glänzt und weiß wie ein Raubtiergebiss schimmert. Verhalten Sie sich also ruhig, halten Sie die Arme still am Körper und vermeiden Sie ruckartige oder ausladende Bewegungen. Dies sind Bewegungen des Angriffs. Auch künstliche Gerüche wie die von Deos, Shampoos, Parfums, Waschmittel und Ähnliches werden sehr stark wahrgenommen und verschrecken viele Tiere schon von Weitem, da wir direkt als Negativmensch identifiziert werden.

Wenn Sie diese Dinge beachten, können Sie Ihren Schreckradius schon einmal enorm verkleinern. Dann können Sie zusätzlich Ihre typisch menschliche Silhouette verbergen, indem Sie dafür die natürliche Deckung der Landschaft nutzen, auf das Spiel zwischen Licht und Schatten achten und sich stets Wege suchen, auf denen Sie sich unauffällig bewegen können. Gehen Sie nie in der Mitte einer Straße oder eines Forstweges, sondern immer am Rand, so wie es auch ein Fuchs auf der Jagd machen würde. Wenn Sie an eine Kreuzung oder Lichtung kommen, tasten Sie sich vorsichtig an sie heran und schauen Sie erst einmal unauffällig in alle Richtungen, ob sich hier Tiere befinden, die Sie mit Ihrem Auftauchen verschrecken könnten.

Übung: Wie kann ich durch das Verschmelzen mit der Umgebung unsichtbar werden?

Probieren Sie in der kommenden Zeit unterschiedliche Methoden aus, um mit Ihrer Umgebung zu verschmelzen. Achten Sie dabei auch immer wieder auf Tiere, die Meister in Tarnung und Täuschung sind, und lassen Sie sich von ihnen inspirieren. Gehen Sie in die Hocke oder ducken Sie sich, sodass Sie weniger wie ein Mensch und mehr wie ein Stein aussehen. Imitieren Sie die Bäume, Büsche oder Felsen in Ihrer Umgebung. Nutzen Sie Ihre Arme und Beine, um sie wie Äste aussehen zu lassen. Wiegen Sie sich leicht im Wind, so wie es auch die Bäume um Sie herum tun. Imitieren Sie andere Tiere und tun Sie so, als würden Sie grasen, sich an einem Baum reiben oder aus einer Wasserstelle trinken. All diese Tarnungsversuche müssen nicht perfekt sein.

Die meisten Tiere, die Sie dabei beobachten, werden Sie nicht wirklich für einen Baum oder ein Reh halten. Doch sie werden merken, dass Sie sich nicht wie ein typischer Mensch bzw. Störer verhalten, und allein das reicht aus, um ihr Misstrauen zu schmälern und ihre Neugierde zu wecken. Oft irritiert es die Tiere sogar so sehr, dass sie wissen wollen, wer dieser komische Fremdling denn ist. Sie reagieren wie wir: Was wir nicht kennen, macht uns neugierig. Vielleicht kommt das eine oder andere Tier sogar an Sie heran, um zu schauen, was für ein seltsames Wesen da gerade versucht, ein Baum zu sein, obwohl es eindeutig keiner ist.

Übung: Wie kann ich mit dem Wolfsgang unsichtbar umherstreifen?

Beim Gehen macht unser Körper normalerweise eine typische Auf- und Ab-Bewegung, die von jedem Tier sehr leicht wahrgenommen werden kann. Wölfe hingegen haben ähnlich wie viele andere Jäger einen so geschmeidigen und schnürenden Gang, dass sie wirken, als würden sie durch den Wald gleiten. Ihre Schultern und ihr Rücken bleiben auf einer Linie und sind fast bewegungslos, während ihre Beine sie sicher und zügig vorantragen.

Um den gleichen Gang zu imitieren, können Sie leicht in die Knie gehen und Ihre Schritte so setzen, dass Ihr Oberkörper dabei nahezu regungslos bleibt. Halten Sie die Knie locker und entspannt, während Sie Ihre Hüfte weich hin- und herbewegen, so wie es Frauen in Afrika tun, wenn Sie einen Wasserkrug auf dem Kopf tragen. Halten Sie die Arme eng am Körper, damit sie weder schaukeln noch in der Silhouette als Arme erkennbar sind. Für den Anfang kann es hilfreich sein, wenn Sie Ihre Daumen in die Hosentaschen stecken, denn dann halten Sie die Arme auch bei leichtem Ungleichgewicht oder Straucheln noch immer still.

Wenn Sie sich einigermaßen sicher mit diesem Gang fühlen, dann können Sie sogar in einen leichten Trab verfallen und durch den Wald huschen. Nutzen Sie dafür Tierpfade, auf denen Sie relativ sicher und lautlos unterwegs sein können, weil Laub und Äste bereits von anderen Waldbewohnern entfernt wurden. Wenn sich Äste und Zweige auf Höhe Ihres Oberkörpers befinden, weichen Sie ihnen so aus, dass Sie sie nicht berühren. Andernfalls verursachen Sie Bewegungen und Geräusche, die wieder Tiere aufschrecken. Bleiben Sie aufmerksam und nutzen Sie alle Sinne, um Ihre Umgebung zu beobachten. Wenn Sie die Aufmerksamkeitsübungen aus den folgenden Kapiteln gemacht haben, können Sie diese mit dem Wolfsgang kombinieren, sodass Sie noch tiefer eintauchen können.

*Der **Sinn der Übung** ist in der Realwelt das Jagen und Ausspähen und in der Heilungswelt, ungesehen an die Kernessenz der Krankheit zu gelangen.*

Übung: Wie kann ich mich mit dem Fuchsgang unsichtbar anpirschen?

Füchse haben einen vorsichtigen Gang, mit dem sie sich an ihre Beutetiere anschleichen. Diesen Gang können wir nutzen, wenn wir uns in einem engeren Radius besonders unauffällig bewegen wollen, wie zum Beispiel beim Anpirschen. Die Körperhaltung ist hierbei die gleiche wie beim Wolfsgang. Stehen Sie aufrecht und entspannt und halten Sie Ihre Füße eng zusammen. Nun verlagern Sie Ihr ganzes Gewicht auf den linken Fuß, während Sie den rechten langsam und vorsichtig anheben, um einen Schritt nach vorne zu machen. Setzen Sie den Fuß jedoch nicht auf, sondern erfühlen Sie zunächst mit den Zehen und dem Fußballen den Untergrund. Liegen hier Äste, die knacken, Blätter, die rascheln, oder Steine, die verrutschen könnten? Gibt es kleine Löcher oder rutschige Stellen, die Ihren sicheren Tritt gefährden? Wenn ja, versetzen Sie Ihren Fuß ein wenig zur Seite und fühlen Sie erneut oder versuchen Sie, die Zweige mit Ihren Zehen geräuschlos beiseitezuschieben, sodass Sie daruntertreten können. Wenn es sich sicher anfühlt, senken Sie Ihren Fuß sehr langsam weiter und fühlen Sie nun zuerst mit dem Mittelfußbereich und der Ferse nach. Erst wenn Sie auch hier das Gefühl haben, dass Sie geräuschlos auftreten können, stellen Sie Ihren Fuß ganz ab und verlagern Sie das Gewicht nach rechts, sodass Sie den linken Fuß anschließend sehr langsam nachziehen können. Auf diese Weise bekommen Sie ein optimales Gefühl für den Untergrund, und mit etwas Übung wird es Ihnen gelingen, relativ schnell und dennoch lautlos voranzukommen.

Der Fuchsgang ermöglicht es Ihnen außerdem, in jedem Moment der Bewegung innezuhalten, zu verharren oder Ihre Richtung noch einmal zu ändern. Wichtig dabei ist nur, dass Sie Ihr Gleichgewicht trainieren, damit Sie nicht ins Straucheln geraten. Achten Sie auch hier wieder darauf, dass Sie keine Äste mit dem Oberkörper berühren, die wackeln oder rascheln könnten. Besonders effektiv ist der Fuchsgang, wenn Sie barfuß gehen, da Sie so deutlich mehr Gefühl in Ihren Füßen haben.

Übung: Wie kann ich mich lautlos anschleichen?

Wenn Sie ein Tier entdeckt und seinen kritischen Radius ausgelotet haben, können Sie versuchen, sich ihm mithilfe des Fuchsganges zu nähern. Die meisten Tiere achten wie bereits erwähnt vor allem auf Bewegungen. Unsere Augen nehmen jedoch eine Bewegung erst ab einer bestimmten Geschwindigkeit wahr. Wenn wir langsamer sind, wirkt es, als würden wir vollkommen still stehen. Diesen Umstand können Sie nutzen, um sehr nahe an ein Tier heranzukommen. Gehen Sie dafür wieder im Fuchsgang, dieses Mal aber wie in Zeitlupe. Um eine Vorstellung zu bekommen, wie langsam Sie sein müssen, um den Sehsinn eines Tieres zu überlisten, können Sie an einem Bewegungsmelder üben. Gehen Sie bis an den Rand des Sichtradius des Melders und schleichen Sie sich dann komplett durch ihn hindurch, ohne dass das Licht angeht. Wenn Ihnen das gelingt, sind Sie fast so langsam, wie Sie es bei einem Tier sein müssen.

Sie können Ihre Schleichtechnik nun mit immer schwierigeren Trainingspartnern üben. Schleichen Sie sich an Vögel, Katzen, Mäuse, Rehe, Eidechsen, Heuschrecken oder Schmetterlinge an. Achten Sie jedoch darauf, dass Sie diesen Tieren stets mit Respekt begegnen. Sie sind keine Opfer, die gefangen werden sollen, sondern Lehrmeister, von denen Sie die Kunst des Anschleichens lernen wollen. Jagen Sie ihnen also nicht hinterher und brechen Sie den Versuch sofort ab, wenn Sie bemerkt wurden. Das Ziel der Übung ist, sich komplett bis an das Tier heranzuschleichen, es vorsichtig zu berühren und sich dann wieder aus dem kritischen Radius hinauszuschleichen, ohne dass es aufschreckt und flieht.

Genauso wichtig wie Ihre äußere Haltung und Ihr Verhalten im Umgang mit der Natur ist Ihre innere Haltung. Alles, was in Ihnen vorgeht, steht Ihnen wie eine dicke Leuchtreklame auf die Stirn geschrieben. Sie senden es mit Ihrer Aura und Ihrer ganzen Präsenz nach außen. Wenn Sie die Übungen also angespannt machen, dann strahlen Sie auch eine Stimmung der Angespanntheit aus, die von allen Wesen deutlicher als Störfaktor wahrgenommen wird, als wenn Sie einfach entspannt und normal spazieren gehen. Es ist also wichtig, dass Sie stets in einer lockeren, freudigen und friedlichen Grundhaltung bleiben. Wenn Sie sich zu sehr auf Ihr Ziel konzentrieren, dann sind Sie etwa so unauffällig wie ein Bankräuber, der mit einer Sturmmaske um die Bank schleicht und versucht, ein zukünftiges Ziel auszukundschaften. Jeder erkennt sofort, dass er etwas im Schilde führt, und er wird keine Gelegenheit bekommen, seinen Plan auch nur zu Ende auszutüfteln.

Wann immer Sie eine klare Absicht in sich tragen, strahlen Sie diese wie ein Leuchtfeuer nach außen. Dies kann sehr nützlich sein, wenn es dabei um eine wichtige Frage geht, da Sie so allen Wesen die Möglichkeit geben, Ihnen bei der Beantwortung zu helfen. Wenn Sie sich jedoch unauffällig einem anderen Wesen nähern wollen, dann ist es eher kontraproduktiv. Wenn ein Jäger mit der Absicht in den Wald geht, ein Tier zu erjagen, dann wird er von allen Beutetieren durch die Jagdaura (»Ich will töten«) als Gefahr erkannt und gemieden.

Wenn Sie also Tiere sehen wollen, dann darf es Ihnen nicht wie den Tierfotografen um den Schnappschuss, also um das Erlegen gehen. Gehen Sie einfach mit der Kamera spazieren, und was zu Ihnen kommt, kommt zu Ihnen. Andernfalls können Sie zwar über Ihren Glauben jedes Tier in Ihre Nähe ziehen, verschrecken es jedoch durch Ihre Jagdaura. Die Tiere spüren, wenn Sie sie sichten wollen. Jeder, der sie anstarrt, will sie normalerweise verspeisen. In den meisten Sprachen indigener Kulturen heißt das Wort »Jagd« daher etwas ganz anderes als bei uns (»Ich will töten«). Man könnte es in etwa mit »Spazierengehen mit dem Bogen« oder »Zufälliges Umherstreifen im Wald« übersetzen.

Konzentrieren Sie sich also nicht zu sehr auf das Wollen oder auf das Tier, an das Sie sich anschleichen. Schleichen Sie nicht mit dem Ziel, das Tier zu erreichen, sondern einfach weil es Ihnen Spaß macht zu schleichen. Bleiben Sie bei allem stets in einer wertfreien, respektvollen, neugierigen und friedlichen Grundhaltung mit echtem Interesse an den Wesen um Sie herum und mit Freude am Lernen, Wachsen und Kennenlernen der Natur. Seien Sie stets offen für Ihre gesamte Umgebung. Es kann durchaus sein, dass Sie sich eigentlich an einen Schmetterling anschleichen wollten, dabei aber zufällig nahe an ein Reh herankommen oder umgekehrt. Sie werden feststellen, dass Ihnen diese Grundhaltung auch in anderen Lebensbereichen mehr weiterhilft als ein verkrampfter

Fokus auf ein fixes, festgelegtes Ziel. Vergessen Sie nicht: Gott hat das Drehbuch geschrieben. Es kommt, was kommt. Also lassen Sie sich überraschen.

Vom Blindfisch zum aufmerksamen Beobachter aller Welten werden

Mutter Erde und all ihre Geschöpfe stehen in einem permanenten Austausch. Alles kommuniziert miteinander, und auf die eine oder andere Weise gibt jedes Wesen seinem Umfeld stets genau zu verstehen, was gerade in ihm vor sich geht.

Im Laufe der Geschichte unserer Zivilisation haben wir jedoch verlernt zuzuhören. Wir wissen nicht mehr, dass jedes Traumwesen bzw. jeder Gottpartikel das Allwissen in sich trägt. Wir achten nicht mehr auf die Botschaften, die die Tiere uns übermitteln, sehen den Zeichen des Wetters nicht mehr zu und ignorieren sogar die Hinweise unseres eigenen Körpers. Wir glauben außerdem nicht an die Spiegelflächen. »Was will mir schon das Eichhörnchen oder die Krankheit beibringen, was ich nicht weiß?« Nur zu oft denken wir diese Vermessenheit in uns. Wir erkennen nicht mehr, dass wir alles im Außen sind. Es ist ein wenig wie in einem Uhrwerk. Wenn ein Gottpartikel bzw. Zahnrad falsch läuft, bringt die Fehlfunktion alle Zahnräder durcheinander, da sie mit ihm direkt oder indirekt verbunden sind. Denn das ist ein weiteres

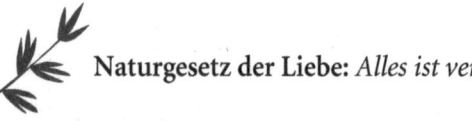 **Naturgesetz der Liebe:** *Alles ist vernetzt.*

Bei einer Fehlfunktion zeigen die Zahnräder, die uns am nähesten sind, die heftigsten Abweichungen auf. Je weiter die Zahnräder entfernt sind, desto geringer wird die Fehlerquote. Wenn wir also ein fremdes Zahnrad bzw. Traumwesen als Spiegelpartner ansehen, dann muss sein Nicht-rund-Laufen stets etwas mit uns selbst zu tun haben, da alles eins ist. Je stärker wir in Resonanz zu diesem

Fehlverhalten gehen, desto stärker betrifft es uns, was im Umkehrschluss nichts anderes heißt, als dass es sich auf unseren inneren Gottkonflikt des Nichtvertrauens bezieht. Es weist uns auf dem direktesten Weg auf unser Fehlverhalten bzw. die Gottabgewandtheit hin. Je stärker wir beispielsweise glauben, der Spiegel sei ein »Arsch«, desto direkter ist die Erweckungsbotschaft. Je mehr uns der Spiegel wie ein »Arsch« vorkommt, weil er uns nervt, uns wütend oder aggressiv macht, weil er uns lieblos und ablehnend begegnet oder uns in den Wahnsinn treibt, desto länger ist auch die Botschaft, die wir daraus für unser eigenes Erwachen erkennen können. Warum? Das Außen ist stets ein Spiegel dessen, was es in uns denkt. Wenn uns also Menschen oder andere Wesen auf eine Art und Weise begegnen, die wir als ablehnend empfinden, dann zeigt dies lediglich die Ablehnung, die wir in Form von Gedanken gegen uns selbst hegen. Je weniger wir in Liebe sind und je mehr Selbsthass, Nicht-Vertrauen und Selbstzweifel wir in uns tragen, desto mehr muss uns auch die Außenwelt auf diese Weise begegnen. Jeder »Arsch«, der in unser Leben tritt, ist also in Wahrheit ein Engel, der uns auf unsere eigene Nichtliebe hinweist und uns dadurch hilft, diese zu erkennen und aufzulösen. Wenn wir ihn als »Arsch-Engel« ernst nehmen, ist er ein Hinweisschild, das uns genau zeigt, in welche Richtung wir gehen müssen, damit wir ins Erwachen kommen.

Das geschieht auf drei unterschiedlichen Ebenen. Zum einen bekommen wir durch die Begegnung mit dem »Arsch-Engel« einen Leidensdruck. Wenn wir ihm folgen, werden wir damit automatisch in die Richtung geschoben, in die wir gehen müssen, um ins Erwachen zu kommen, sodass unser Leben immer leichter und angenehmer wird. Zum Zweiten ist die Zahl der »Arsch-Engel«, die uns begegnen, ein Indikator dafür, wie viel wir in uns selbst nicht lieben können. Je mehr Ablehnung wir im Außen erfahren, desto mehr Anteile von uns selbst lehnen wir in unserem Inneren ab. Zum Dritten zeigt uns die Intensität der Ablehnung im Außen auch die Intensität der Ablehnung im Inneren an. Wenn wir unsere »Arsch-Engel« also genau beobachten, erkennen wir durch sie alle Bereiche, in denen wir selbst nicht in Liebe sind, und können wahrnehmen, wie viel Selbsthass wir in uns tragen. Außerdem können wir feststellen, in welche Richtung wir uns entwickeln müssen, um ins Erwachen zu kommen.

Andere spiegeln also das, was es in uns über uns denkt. Außerdem besitzt jeder von uns eine innere Stimme bzw. die Stimme des Allwissens, die zu uns spricht, sodass wir genau wissen, was zu tun wäre, um zu heilen, zu wachsen und zu erwachen. Doch was machen wir? Wir hören ihr einfach nicht zu. Wir hören auf den Gegner, der uns glauben machen will, dass wir vor allem Angst haben sollten. Wir haben die innere Stimme so oft abgelehnt und sie beschimpft, was sie doch für absurde Vorschläge einbringen würde, dass sie bei fast jedem Menschen vollkommen verstummt ist. Sie traut sich ihre Vorschläge nur noch sehr leise unterbreiten. Zu oft wurde ihr der Mund verboten. Hierzu ein weiteres

 **Naturgesetz der Liebe:** *In dem Maße, in dem wir auf die innere Stimme, also auf das Allwissen vertrauen, in dem Maße wird die innere Stimme an Klangvolumen gewinnen.*

Unser Vertrauen auf unsere innere Stimme nährt also ihre Deutlichkeit. Nicht anders ergeht es uns auch bei der geistigen Welt. Wir besitzen all das Wissen, das wir benötigen, um zu heilen und zu erkennen, wer wir in Wahrheit sind. So sind wir umgeben von Ahnen, Spirits, Engeln, Kraftwesen, Hütern und Helfern, die auf einer vollkommen anderen Ebene existieren als wir selbst und deren Existenz wir so sehr verleugnen, dass wir kaum noch einen Zugang zu ihnen haben. Es ist also kein Wunder, dass wir uns oft allein und einsam in einem feindlichen Universum fühlen. Schließlich haben wir durch unseren Nicht-Glauben die Hüter des Lichts aus unserer Traumblase der Überzeugungen verbannt. Aber nicht nur das: Durch unsere Mangelgedanken haben wir uns eine Welt voller Mangel und Härte erschaffen.

Was würden Sie tun, wenn Sie immer und immer wieder versuchen, mit jemandem in Kontakt zu treten, um ihm den Weg zum Licht zu zeigen, ohne dass dieser Ihnen auch nur ein einziges Mal antwortet oder zuhört? Und selbst wenn er Ihnen einmal zuhört, verbietet er Ihnen schon bald den Mund, da Sie ja angeblich nicht real sind. Wahrscheinlich würden Sie sich irgendwann von ihm abwenden oder Sie würden zu härteren Maßnahmen greifen, ihn packen, schütteln und anschreien, um sich irgendwie verständlich zu machen. Nicht anders ergeht es den Spiegelwesen bzw. den Lichtwesen der Natur. Der einzige Weg, durch den wir überhaupt noch aufhorchen und innehalten, sind Krankheiten, Unfälle oder Schicksalsschläge, die uns aus der gewohnten Bahn werfen und uns zum Nachdenken bringen.

Wie erleichternd für unseren Erleuchtungsweg wäre es also, wenn wir uns den Lichtspiegelwesen öffnen könnten. Dies würde bedeuten, dass wir ihnen sofort Gehör schenken und ihren Navigationsanweisungen Folge leisten würden. Der Druck in Form von Idioten-Engeln, Krankheit, Schmerz und Leid müsste hierbei erst dann in unser Leben treten, wenn wir den Lichtwesen in Form von unserer inneren Stimme, unseren Träumen, den besonderen Begegnungen mit Tieren, Pflanzen und Menschen sowie den Hütern und Helfern der geistigen Welt nicht mehr zuhören und dadurch auch nicht mehr lernen können.

Die Lichtspiegelwesen sind reine Lichtliebe. Sie sind sozusagen das, was wir erkennen wollen, was wir sind. Wenn wir unseren Körper nicht hätten, wäre es uns sofort klar, dass wir reine Lichtliebe sind. Da wir uns jedoch mit dem Körper vollkommen personifizieren, könnten uns die Lichtwesen im Erwachensprozess inspirieren. Sie wären für uns wie ein Schau- oder Vorbild dafür, was es heißt, Lichtliebe zu sein. Wir würden denken: »Ups, aus der gleichen Energie bin ja auch ich geschmiedet.« Und schon wären wir erwacht. Wir wüssten, wer wir sind, und wir würden verstehen, dass wir jetzt als *Mensch* auf der Erdenillusion den Auftrag haben, in ein noch tieferes Urvertrauen einzutauchen, sodass wir dadurch die Liebe ausdehnen können. Diese tiefe Vertrauenserweiterung könnten wir aber nur dann erhalten, wenn wir sehen, wie das Licht der Liebe arbeitet und stets das Paradies ausdehnt. Ergo ist es unverzichtbar, mit den Vorbildern in Form der Lichtwesen in Kontakt zu treten und zusammenzuarbeiten.

Doch was machen wir? Wir verschließen nicht nur unsere Augen und Ohren vor den Wesen, die uns auf unserem Lebensweg bzw. unserer Lebensmission unterstützen wollen, wir stoßen sie auch immer wieder mit voller Wucht vor den Kopf. Tiere halten wir für primitiv, wild, grausam, böse oder dumm. Pflanzen sprechen wir sogar die Fähigkeit zu fühlen ab, ja wir können uns nicht einmal vorstellen, dass sie so etwas wie ein Bewusstsein haben. Von Steinen, Wetterphänomenen und Elementen glauben wir nicht einmal mehr, dass es sich bei ihnen noch um Wesen handelt. Doch was bedeuten diese unüberlegten Aussagen? Wenn alles Ich ist, dann sage ich automatisch aus, dass

Anteile von mir nicht fühlen und existieren. Ich verleugne also einen Anteil meines Seins. Zu erkennen gibt sich ein weiteres

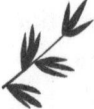

Naturgesetz der Liebe: *Solange ich einen Anteil von mir verleugne, so lange kann mir auch nur ein Anteil meines Seins zum Erwachen gespiegelt werden.*

Das heißt im Klartext: Ich schalte einen Wesensanteil von mir aus. Er ist unsichtbar. Wie aber will ich erkennen, dass ich das Alles bin, wenn ich einen Anteil stumm schalte? Aber viel mehr noch. Da alle Spiegelflächen im Außen eine fühlende Facette von mir spiegeln, bedeutet das, dass es vollkommen unmöglich ist, dass es ein Spiegelgeschöpf gibt, das nicht fühlen kann.

Warum? Ganz einfach. Wenn Sie alles sind und Sie fühlen können und alles im Außen ein Spiegel ist und Sie imitiert, heißt das im Klartext: Alles, was Sie im Außen wahrnehmen, kann, muss Gefühle haben, da Sie selbst Gefühle haben. Wenn wir jetzt auch noch bedenken, dass wir die geistige Welt vollkommen verleugnen, heißt das im Umkehrschluss, dass wir den größten Teil unserer Existenz, so wie unsere Gottkraft, ablehnen. Insofern ist ein weiteres

Naturgesetz der Liebe: *In dem Maß, in dem wir uns als Ganzes anerkennen, in dem Maß werden wir alle Spiegelwesen wahrnehmen können. Dies ist der Weg der Erleuchtung.*

Man kann es also den Lichtwesen nicht verübeln, wenn sie uns nicht mehr bei unserem Heilungsprozess unterstützen wollen. Die frohe Botschaft ist, sie haben uns noch nicht ganz aufgegeben und sie sind noch immer bereit, uns zu unterstützen, zu lehren, zu heilen und ein Teil unseres Lebens zu werden. Doch dafür müssen wir zunächst einmal zeigen, dass wir es ernst meinen. Die Frage ist nun: Welches Versprechen brauchen die Geistwesen, damit sie anerkennen, dass wir es ernst meinen?

Zunächst dürfen wir sie in ihrer Wahrheit anerkennen und ihnen die Realität schenken. Wir haben uns angewöhnt, an nichts zu glauben, was wir mit unseren Sinnen nicht wahrnehmen können, und vergessen dabei, dass wir unsere Wahrnehmungskraft zu einem Großteil verloren haben. Erst wenn wir aufhören, die Existenz der Lichtwesen zu verleugnen, und wenn wir verstehen, dass es ihre Aufgabe ist, uns ebenfalls ins Licht zu führen, können wir auch wieder mit ihnen in Kontakt treten und ihre Hilfe annehmen. Unser Glaube erweckt sie, so wie er alles erwecken kann. Wir müssen also wieder lernen, unseren Glauben auf das Alles auszurichten, und unsere Sinne schulen, sodass wir die Spiegelwelt mit ihren Lehrbotschaften zum Erwachen in ihrer ganzen Mannigfaltigkeit verstehen können. Erst wenn wir bereit sind, zuzuhören und die Botschaften der Natur anzunehmen, werden wir auch wieder Unterstützung zur Heilung und zum Erweckungsprozess erhalten.

Die Geheimnisse der Weltsysteme

Die Welt ist weit mehr, als wir glauben.

In der Vorstellung unserer Gesellschaft besteht die Welt, in der wir leben, aus nicht mehr als der physischen, materiellen Welt. Wir haben es uns angewöhnt, nur das zu glauben, was wir mit unseren eigenen physischen Sinnen wahrnehmen können oder für das es irgendeinen Beweis gibt. Im Grunde sind wir ein bisschen wie kleine Kinder, die Verstecken spielen und glauben, dass niemand sie sehen kann, weil sie sich die Augen zuhalten. Was ich nicht sehe, existiert auch nicht. Fertig!

Aber ist es wirklich so einfach? Über unsere Ohren wissen wir, dass es neben der sichtbaren Welt auch noch eine akustische gibt. Wir können sie nicht sehen, aber wir können sie hören. Wieder eine andere Welt können wir weder sehen noch hören, dafür aber riechen. Fledermäuse können Ultraschall wahrnehmen, wodurch sich ihnen eine Welt eröffnet, die uns vollkommen verborgen ist. Trotzdem wissen wir, dass es sie gibt. Durch unsere moderne Technik haben wir außerdem eine ganze Reihe von energetischen Welten erschaffen bzw. wahrnehmbar und nutzbar gemacht, die es zuvor für uns nicht gab. Angefangen beim elektrischen Strom über Radio- und Mikrowellen bis hin zu Handystrahlung und WLAN-Signalen. All diese Welten sind mit unseren gewöhnlichen Sinnen nicht wahrnehmbar und doch wissen wir, dass sie existieren.

Die Frage ist nun: Warum sind die Übersinne erloschen, sodass wir die Anders-
welten nicht wahrnehmen können? Es ist mal wieder einfacher, als wir glauben. Wie Sie wissen, hat uns Gott als nichtwissende Gottpartikel auf die Welt
gesandt. Nach seinem Wunsch sollen wir so lange wie möglich nicht wissen,
wer wir sind, um so im Erweckungsprozess die Liebe maximal auszudehnen.
Hätten wir im jugendlichen oder im jungen erwachsenen Alter schon offene
Übersinne, würden wir sofort durch die Anbindung am Allwissen wahrnehmen, wer wir in Wahrheit sind. Ergo würden wir zu früh erwachen und somit
die Liebe nicht maximal ausdehnen. Denn es besagt ein weiteres

 **Naturgesetz der Liebe:** *In dem Maß, in dem wir wissen, wer wir*
in Wahrheit sind, in dem Maß eröffnen sich uns die Übersinne,
sodass wir nun alle Welten wahrnehmen können. Die Übersinne
werden also durch die Erkenntnis, wer wir sind, freigeschaltet.

Wenn wir nun durch die Erkenntnis, wer wir sind, alles wahrnehmen können,
dann heißt das auch, dass wir alles wissen. Ergo können wir auch jedes *Prob-*
lem und jede *Krankheit* heilen oder besser gesagt transformieren.

Ist es also nicht etwas engstirnig zu glauben, dass unsere Welt nur aus dem
besteht, was wir sehen, hören und anfassen können? Der Grund für diese Annahme ist, dass wir uns durch unseren Gegner bzw. Verstand haben Glaubenssätze einreden lassen, die uns in eine Art Käfig gesperrt haben. Dadurch, dass
wir dem Verstandesgegenspieler mehr geglaubt haben als der Intuition des Allwissens, haben wir eine dicke Mauer um uns errichtet, die uns von allen Welten abschneidet, die nicht mit unseren physischen Sinnen erfahrbar sind. Mehr
noch, wir haben uns sogar von der physischen, erlebbaren Welt abgeschnitten
und leben fast ausschließlich in unseren Kontrollgedanken der Angst.

Was ist damit gemeint? Der Gegner will uns kontrollieren und weiß, dass wir
ihm nur durch eine Angstpropaganda aufs Wort folgen werden. Doch: Wir sind
Gott. Unser Glaube muss immer wahr werden. Wir könnten also in der Erden-
traumwelt alles erschaffen, was wir wollen. Was aber ist, wenn uns ein Gegner
Angst macht und wir an diese Angst glauben? Richtig, sie muss bestätigt werden,
da unser Schöpferglaube die Situation, vor der wir Angst haben, umgehend an-

ziehen muss. Das Ziel des Gegners ist erreicht: Wir sollten uns so weit wie nur möglich von der Erkenntnis entfernen, dass wir der Schöpfer unseres Traumlebens sind. In uns denkt es: »Der Verstand ist mein Freund. Er hat mir gesagt, dass genau diese Sache eintreten wird und ich mich davor fürchten sollte.«

Durch die Bestätigung glauben wir nun an all die Ängste, die er uns einredet. Ergo müssen wir all das Leid, das uns von ihm prognostiziert wurde, in unser Leben ziehen. Die Welt des Leides entsteht also nur, wenn wir an die eingeredeten Ängste des Gegners glauben. Er wird nicht umsonst der Verwirrer genannt. Unser Gegner ist so mächtig, dass wir uns vollkommen mit dem Verstand identifizieren. Wir glauben, dass wir unsere Gedanken sind, und beurteilen uns selbst wie auch die Außenwelt rein nach unserem Verstand. Dieser Zustand wird von den Naturvölkern als ein krankhafter Zustand betrachtet. Der Apachenscout Stalking Wolf nannte ihn auch die »Welt des lebenden Todes«, weil wir durch die Mauer aus Angst, Zweifeln und Nichtvertrauen nie wirklich ins paradiesische Leben eintauchen können.

Doch was heißt das? Faktisch versuchen wir, das Leben, das nicht existiert, zu konservieren. In uns ist solch eine Angst davor, dass uns jemand diese Illusion wegnehmen könnte, dass wir jedes Risiko, das den Traum bzw. unser Leben beenden könnte, eliminieren wollen.

Doch tauchen wir in eine Metapher ein: Schlüpfen Sie in Ihrem heutigen Nachttraum in die Rolle eines Menschen, der über eine Straße gehen soll, ohne dass er sie einsehen kann. Ihr Unterbewusstsein, das den Traum erschafft, hat Ihrer Traumrolle diese Aufgabe gegeben, damit Sie als Träumender einen Hinweis bekommen, der Sie ins Erwachen führt. Doch Ihre Traumrolle weigert sich. In ihr denkt es: »Das kann ich nicht tun, denn ich könnte verletzt werden.« Sie spürt den Drang Ihres Unterbewusstseins, dass die Heilungsbotschaft zu Ihnen als Träumendem kommen kann, und doch will sie nicht erleben, was ihr befohlen wurde, weil sie fürchtet, von einem Auto erfasst zu werden, wenn sie über die Straße geht. Ihre Angst ist, dass sie stirbt, wenn ihr Traum nicht ewig währt. Aus Angst vor dem Traumtod zeigt sie Ihnen das Symbol des Unfalles nicht, sodass Sie die Botschaft darin nicht erkennen und somit auch nicht ins Erwachen kommen können. Der Traumspieler verneint also direkt seine Lebensaufgabe.

Aber was heißt das? Gedanken der Angst ziehen noch mehr Situationen in unseren Lebenstraum, die uns ängstigen werden. Wir sind wie Zombies, die niemals etwas riskieren wollen, weil sie Angst davor haben, ihr Leben zu verlieren. Ist das nicht paradox? Ein Untoter, der nicht sterben kann, weil er schon tot ist, hat Angst vor dem Tod? In ihm denkt es: »Wenn es mein Leben kosten könnte, werde ich es nicht tun.«

Aber was sehen wir in der Natur? Die Schnecke kriecht einfach über die Straße, obwohl der Verkehr tobt. Sie weiß, dass sie unsterblich ist. Sie ist nicht diese Schnecke, sie ist wahre reine Liebe. Sie hat also keine Angst vor dem nicht existenten Tod. Sie kann also nur deswegen so mutig sein, weil sie a) keine Angst besitzt und b) weiß, dass sie aus dem Traum erweckt wird, wenn Gott, also sie selbst, es für richtig empfindet. Sie weiß aber auch, dass alles genau so sein muss, damit sich das Paradies maximal ausdehnen kann. Sie klammert sich nicht an die Geschichte bzw. den Traum und schreit angsterfüllt: »Ich will nicht sterben.« Sie weiß, dass die Illusion in einer göttlichen, unfehlbaren Präsenz genau so für sie geschrieben wurde, dass sich das Paradies für sie selbst maximal ausdehnt. Ihr ist bewusst, dass der Schmerz, die Trauer und alles, was sie im Traum erfährt, nicht real ist. Nur durch die Einsicht, dass alles richtig und somit gut ist, wehrt sie sich nicht gegen die Bestimmung bzw. die Geschichte, die sie zur Liebesausdehnung erleben muss. In ihr denkt es vertrauensvoll: »Es ist mir bestimmt, diesen Schmerz, diese Trauer und diesen Tod zu erleben. Es ist okay, wie es ist.«

Warum? Sie weiß, dass sie selbst diese Geschichte geschrieben hat. Es ist ihre Geschichte. Warum sollte sie sie verleugnen? Wir hingegen sind ein wenig wie eine Person, die sich im Lebensfluss an einer Wurzel festkrallt und schreit: »Ich lass nicht los, die Stromschnellen werden mich gegen einen Stein werfen. Ich will nicht sterben.« Klar kann es Sie in der Bestimmungsgeschichte das Traumleben kosten, wenn Sie loslassen. Lassen Sie jedoch nicht los, schickt Ihnen Gott, also Sie selbst, einen Druckkörper in Form eines Baumstammes, der Sie trifft und mit in die Strömung des Erwachens reißt. Sie können also nicht nicht in den Lebensfluss bzw. in die Gottgeschichte eintauchen. Wenn Ihnen der Tod zu dieser Zeit zugedacht ist, ist er Ihnen zugedacht. Da es in Wahrheit keine Zeit gibt, ist es für Sie als Gott nicht von Belang, wie lange sich der Gottpartikel angstvoll an der Wurzel festkrallt. Sie können nicht nicht zur rechten Zeit versterben, erkranken oder einen Trauerfall erleiden. Zeit ist relativ und alles ist auf die Liebesausdehnung ausgerichtet.

Oft vergessen wir, dass es wahnsinnig anstrengend ist, alles kontrollieren zu wollen. Es ist ein wenig, wie wenn man Achterbahn fährt und jedem Looping ausweichen will. A) ist es nicht möglich, da die Gottschienen bzw. der Gottfahrplan sie zur Liebesausdehnung vorgesehen haben, und b) ist es irre anstrengend, eine Achterbahngondel an dem natürlichen Lauf zu hindern. Wir können sie vielleicht zeitlich aufhalten, aber irgendwann müssen wir uns fallen lassen und vertrauen, dass die Gottschienen uns genau dahin bringen, wo wir selbst hinwollen, da wir selbst der Gott-Konstrukteur der Achterbahn sind. Die Bestimmung der Achterbahn ist es, die acht Loopings zu nehmen. Wehrt man sich dagegen, wehrt man sich gegen den Auftrag Gottes, also sozusagen gegen die Bestimmung und sich selbst. Egal, welchen Looping wir auch erleben sollen, er ist gut. Denn wir selbst als Gott haben ihn ausgewählt. Wir sind unfehlbar.

Solange wir uns in der Todespanik, also im Angstbewusstsein befinden, ist kaum ein Lernen möglich. Unsere Selbstheilungskräfte sind dann auf ein Mindestmaß begrenzt, wir können keine universellen Zusammenhänge erkennen, sind unaufmerksam, ängstlich und unkreativ und unser Gedankenkarussell schweigt niemals. Erst wenn es uns gelingt, die dicke Mauer zu durchbrechen, können wir wirklich ins Leben eintauchen und ein echtes Verständnis vom Universum bzw. von uns selbst als Alles bekommen.

Im Naturmentoring wird meist von vier verschiedenen Welten gesprochen, aus denen sich das Universum zusammensetzt und die man sich wie vier Sphären vorstellen kann, die einander umschließen.

Die innerste Welt, in der wir Gesellschaftsmenschen uns für gewöhnlich befinden, ist die sogenannte β-Welt, die man auch Zombie-Welt nennen könnte. Den β-Zustand zu verlassen, ist die größte Herausforderung, da wir es uns hier in der Angstwelt des Leides richtig gemütlich gemacht und uns häuslich eingerichtet haben. Doch solange wir uns im β-Zustand befinden, können wir weder lernen noch heilen. Jede Form der Heilung, die wir hier versuchen, kann nichts weiter sein als eine Symptomverdrängung, die einen noch größeren Druckkörper nach sich ziehen muss. Wir können die Ursachen und den Sinn von Krankheiten, Schmerzen, Leiden und traumatischen Erfahrungen nicht erkennen bzw. lokalisieren und wollen sie deswegen einfach loswerden. Wir kehren sie also unter den Teppich oder drängen sie aus unserem Sichtfeld in eine seelische Abstellkammer. Doch alles hat einen Sinn, und dieser Sinn will wahrgenommen, verstanden und angenommen werden. Jedes Symptom, das wir unter den Teppich kehren, wird deswegen wie ein Luftballon aufgeblasen und versucht, sich zurück in unser Bewusstsein zu drängen.

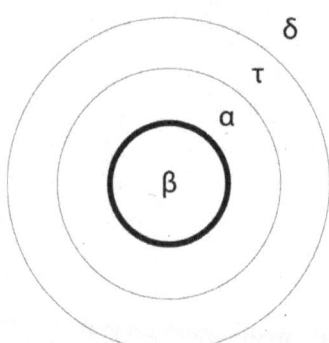

β-Welt: (Zombie-Welt) Land des lebenden Todes, Zustand der Angst und des Nichtvertrauens, ausgelöst durch den »Gegner«. Lernen und Heilung sind nicht möglich.

α-Welt: (Paradieswelt des Urvertrauens) Natürlicher Zustand aller Wesen, unser wahres Zuhause, Zustand des Vertrauens, der inneren Harmonie, der Heilung, des Lernens und der Entwicklung

τ-Welt: (geistig-spirituelle Welt) Heimat aller Geistwesen, Allgegenwärtiges Wissen

δ-Welt: (Nicht-Welt) Formloses Sein, Void, Nirvana, Bereich außerhalb der Welten, bedingungslose Liebe

Im β-Zustand leben wir wie in einer Höhle, an deren Wände mit einem Projektor unsere Bilder der Angstüberzeugung gestrahlt werden. Tief in unserem Herzen fühlen wir, dass diese Bilder nicht alles sein können, doch solange es keine Probleme gibt, stehen wir nur selten auf und stellen uns zu diesem Ist-Zustand Fragen. Deswegen muss uns das *Leben* bzw. Gott als Drucknavigator immer wieder Hinweise und Aufforderungen schicken, die uns motivieren, unseren Schlummerzustand zu verlassen, um zu erkennen, dass es außerhalb der Höhle der Angstüberzeugungen noch ein paradiesisches Leben des Gottvertrauens gibt. Jedes Ereignis, das wir im ersten Moment als negativ oder leidvoll empfinden, dient dazu, die dicke Höhlenwand einzureißen, sodass kleine Löcher entstehen, durch die wir hinaus in die paradiesische Welt blicken können. Auch wenn wir Krankheiten, Gewalttaten, Unfälle oder Schicksalsschläge oft für Strafen oder Ungerechtigkeiten halten, sind sie in Wirklichkeit freundliche Hinweise des Universums, die uns dabei helfen, den β-Zustand bzw. die Hölle der Angst zu verlassen und in den α-Zustand, also in unsere Heimat des Gottparadieses auf Erden, zurückzukehren.

Der Druckkörper soll uns dabei unterstützen, dass wir a) unserer Lebensbestimmung folgen und b) erkennen, dass wir durch die Zombiehighlights zwar immer wieder kurze Glücksmomente ergattern, jedoch nie eine Glückseligkeit erreichen können, wie wir sie im α-Zustand des Gottvertrauens erleben. In uns denkt es: »Wenn ich als Mensch genügend Glücksmomente in Form von Suchtglückshormonausstößen oder künstlichen Highlights aneinanderreihe, werde ich glückselig.« Uns dürstet es im innersten Bewusstsein nach Glückseligkeit. Wir erkennen jedoch nicht, dass wir die Glückseligkeit sind. Unser Seinszustand ist die Glückseligkeit.

Das heißt: Sie können nie nicht glückselig sein. Sie können es vielleicht gerade nicht wahrnehmen, weil Sie ein Kostüm der Menschenrolle tragen und nicht wissen, wer Sie sind. Sie müssen nichts erlangen, um glückselig zu werden. Sie müssen lediglich das Kostüm der fiktiven Traumlebensrolle der Liebesausdehnung ausziehen. Das Schöne daran ist, dass jeder Mensch bzw. Gottschauspieler stets genau die Hinweise erhält, die er am einfachsten annehmen kann und die für ihn das größte Erweckungspotenzial bieten. Oft kommt es vor, dass Menschen genau in den Momenten, die für sie am schmerzhaftesten sind und in denen ihre ganze Welt zusammenbricht, kurz aufwachen und feststellen, dass es außerhalb von ihrem Kokon der Menschenmaske noch eine andere Welt gibt. Die Höhlenwand hat dann einen Riss oder ein Loch bekommen und für einen kurzen Moment können sie ins Paradies des Gottbewusstseins hinausschauen. Meist drehen sie sich dann jedoch aus Angst vor dem Unbekannten wieder um, verteufeln das Loch in der Wand und stellen ein schönes Bücherregal davor, damit sie weiterhin so tun können, als wäre alles in bester Ordnung.

Diese innere Höhlenwelt ist jedoch nicht natürlich. Sie ist ein Produkt unserer Angst, die vom Gegner bzw. von Gott selbst geschürt wurde, sodass wir so spät wie nur möglich erwachen können, um die Liebe maximal auszudehnen. Die Gesellschaft ist eine Angst-Glaskuppel der andauernden Leidensproduktion, die wir uns selbst erschaffen haben, als wir uns von unserer eigenen Natur bzw. unserem Gottbewusstsein entfernten, um dem Gegner zu glauben. Solange wir uns in ihr verschanzen und verstecken, versucht die Natur bzw. die Schöpfung, zu uns hereinzukommen und in einer Sprache mit uns zu sprechen, die wir verstehen können, sodass wir a) entdecken können, wer wir wirklich sind, und b) unseren Auftrag der Liebesausdehnung ausführen können. Wir sind jedoch ein bisschen wie verzogene Kinder, die keine Grenzen mehr kennen. Jedes gute Wort, jeden sanften Hinweis und jeden freundlichen Gruß ignorieren wir aus Angst, sodass meist nur noch die Holzhammermethode Wirkung zeigt. Und dann wundern wir uns als Maskenträger der Angst, dass wir ständig krank werden und uns Schicksalsschläge ereilen, nur weil wir permanent gegen unser Sein und unsere Seele leben.

Die frohe Botschaft ist: Wir müssen diesen Weg so nicht gehen. Wir müssen nicht auf den Maximaldruckkörper warten, dem wir nicht mehr Einhalt gebieten können. Niemand zwingt uns, mit dem Verlassen des β-Zustandes so lange zu warten, bis wir ernsthaft krank sind und uns die Hölle auf Erden bereitet haben. Und auch wenn wir bereits verschiedene Krankheiten in unser Leben gezogen haben, können wir uns selbst wieder heilen, indem wir den Hinweisen des Drucknavigators nachgeben. Denn dadurch fangen wir an, die Angst-Wände unserer Verstandeshöhle einzureißen und in den bewussten α-Zustand zurückzukehren. Dieser α-Zustand ist unsere Paradiesheimat des Urvertrauens und damit der eigentliche Naturzustand aller Lebewesen bzw. Erdenschauspieler, also auch des Menschen. Er ist der Zustand der inneren Harmonie, in dem wir mit uns selbst im Einklang sind. Wir sind wachsam, aufmerksam und präsent, unsere Sinne sind offen und mit dem Allbewusstsein verbunden, unser Körper regeneriert sich und unser Verstand meldet sich nur dann zu Wort, wenn er gebraucht wird. Fakt ist: Wir wissen, wer wir sind.

Die α-Welt des Urvertrauens ist dabei die eigentliche physische Welt, die jedoch vollkommen vom Geist der Schöpfung durchdrungen ist. Hier sind wir zu Hause und hier beginnt jede Heilung und jede Form von Wachstum und Lernen. Jedes Wesen in einem gesunden Wald befindet sich im α-Zustand, also im Paradies des Gottvertrauens, und kann uns daher den Weg dorthin zurück aufzeigen. Der Spiegelplatz, der Kontakt zu den Bäumen, das Shadowing und auch das Umherstreifen im Wald sind alles Mittel und Wege, um immer häufiger in diese Welt der Glückseligkeit eintauchen zu können. Zunächst wird es nur ein kurzer Blick durch ein kleines Loch in der Wand sein. Später wird dieses Loch zu einem Fenster werden, aus dem wir täglich ins Paradies hinausschauen können, und irgendwann wird es eine Tür, durch die wir hindurchgehen, um kleine Erkundungstouren im Freien zu machen.

Um die Mauer zwischen dem β- und dem α-Zustand zu durchdringen, müssen wir unsere physischen und medialen Sinne sowie unsere Aufmerksamkeit schulen. Je offener unsere Sinne sind, desto größer ist auch unsere Präsenz im Gottbewusstsein und desto leiser wird unser Verstand, der uns in der Angstschleife bzw. in der Zombiewelt festhalten will. Durch die neu eröffneten Übersinne erfahren wir, dass alles eins ist. Wir vermuten nun nicht mehr, dass die *reale* Welt und die geistige, spirituelle Welt eins sind, wir wissen es. Unser Geist beginnt, sich mit anderen Wesen zu verbinden, und wir erkennen schließlich, dass wir alles sind. Wenn wir uns vollkommen im α-Zustand befinden, sind wir in der Lage, Auren und Energiefelder zu sehen, unsere innere Stimme zu hören, mit unserem eigenen Unterbewusstsein und unserem höheren Selbst zu kommunizieren, die großen Zusammenhänge des Universums zu begreifen und unsere eigene Göttlichkeit zu erkennen. Hier können wir ganz automatisch heilen, weil wir die Ursachen unserer Krankheiten erkennen, unsere energetischen Blockaden lösen und uns mit der Heilkraft der Wälder und der Natur verbinden. Wir erkennen an, dass jede energetische Störung auf einen Gottkonflikt zurückzuführen ist. Gleichzeitig hilft uns unsere Aufmerksamkeit dabei, tiefer in den α-Zustand des Urvertrauens zu gelangen, sodass sich unser Paradies auf Erden ausweiten kann, da wir wissen, dass alles gut ist. Wir wissen: Alles ist Liebe.

Wenn wir anfangen, mit den Bäumen, den Tieren und Pflanzen zu kommunizieren, werden sie uns auf unserem Weg zur Paradiesausdehnung unterstützen. Wir wissen nun, dass alles eins ist und alles aus Fantasiebildern besteht, dass die Symbolsprache die universelle Sprache ist. Wenn es uns nun ab und an gelingt, eine Aura zu sehen, schlagen wir damit ein kleines Loch in unsere Höhlenwand und bereiten uns selbst den Weg nach draußen vor. Aus diesem Grund ist es so wichtig, die Wahrnehmung auf allen Ebenen zu trainieren. Je mehr wir wahrnehmen, desto mehr erkennen wir, dass alles möglich ist. Jedes kleine Wunder stärkt unseren Glauben daran, dass alles gut ist, und bereitet so unseren Weg nach draußen ins Paradies vor. Die kleinen und großen Wunder, die wir erleben, zeigen uns, dass die Welt grenzenlos ist. In uns denkt es: »Wenn ich das bewirken kann, dann bin ich vielleicht doch das Alles.«

Die dritte Welt ist die geistig-spirituelle Welt, die auch als τ-Welt (theta-Welt) bezeichnet wird. Sie geht weit über die physische Welt hinaus und ist unendlich groß. Hier sind alle Geistwesen wie Engel, Krafttiere, Hüter und geistige Lehrer oder Helfer zu Hause. Auch zu ihnen können wir einen guten und intensiven Kontakt aufbauen, und je stärker wir mit den Helfern aus der Geisteswelt verbunden sind, desto größer ist unsere Heilkraft. Hier in der τ-Welt haben wir auch Zugang zum allgegenwärtigen Wissen. Alles, was jemals geschehen ist oder geschehen wird, ist hier gespeichert, sodass wir in dieser Welt in die Vergangenheit und in die Zukunft reisen können. Oder besser gesagt: Wir können uns frei in dem bewegen, was unser Verstand als Zeit festgelegt hat, denn diese Zeit gibt es in Wahrheit nicht, da alles stets im selben Moment existent ist. Wir können das Dia auswählen, das wir durch unseren Glauben vor der Lichtsäule zum Erstrahlen bringen wollen.

Doch wir sollten nicht vergessen, dass wir in der Geistwelt bzw. τ-Welt in diesem Moment nicht zu Hause sind. Wir wurden als Gottpartikel wie auf eine Marsmission geschickt, um das Schauspielstück der Liebesausdehnung auf der Welt aufzuführen. Wir kehren heim, wenn wir von Gott, also unserem Auftraggeber bzw. von uns selbst, wieder ins Void (siehe Seite 110) bzw. in das Nichts heimgeholt werden. In den τ-Zustand bzw. in die Geistwelt können wir nur mithilfe von Meditation und Hypnose gelangen, da sie eine körperlose Welt ist, in die wir unseren physischen Körper nicht mitnehmen können. Doch genau wie unsere physische Welt ist auch die Geisteswelt nicht frei von Gefahren. In vielen Religionen und Kulturen wird von bösen, dunklen Mächten gesprochen, die uns hier begegnen können, doch das ist so nicht ganz richtig. Dass jemand gefährlich ist, bedeutet nicht, dass er auch böse ist.

Auch ein Grizzlybär ist nicht böse und trotzdem kann er zu einer tödlichen Gefahr werden, wenn man nicht weiß, wie man mit ihm umgehen soll. Vergessen Sie nicht: Alles ist Liebe. Ihr Angst-Glaube entscheidet, ob es etwas Böses oder Gefährliches überhaupt geben kann. Ohne Absicht und Präsenz in die τ-Welt einzutauchen, ist so, als wenn man ohne Vorkenntnis und vollkommen unachtsam in den australischen Busch geht. Man braucht sich dann nicht zu wundern, wenn man sich darin verliert oder wenn man plötzlich den Giftzahn einer Schlange im Fuß stecken hat.

Wichtig zu verstehen ist, dass man als Weltenwandler, der im Gottbewusstsein steht, in dieser Welt augenblicklich alles erschafft, an das man glaubt. Glaubt man an Dämonen, werden sie kommen. Nur weil man aus Unachtsamkeit auf eine Schlange steigt und sie so zum Verteidigungsbiss anregt, heißt das aber noch lange nicht, dass die Schlange böse ist. Stellen Sie sich einmal vor, Sie wären ein Magier. Sie betreten einen Raum, in dem alle Kunststücke, also alles Erschaffbare, sofort und umgehend erschaffen wird, nur wenn Sie daran glauben. Denken Sie nicht auch, dass sich ein Zauberlehrling ohne Lernfokus hier sehr leicht in der Unendlichkeit der Möglichkeiten verlieren kann? So ist es unabdingbar, mit einem klaren Lernfokus in die geistige Welt einzutauchen. Sie können ja schließlich auch nicht das World Wide Web an einem Tag auswendig lernen. Ihre Suchanfrage muss zu 100 Prozent präzise sein, um nicht unendliche Suchtreffer zu erhalten.

Zu verstehen ist, dass unsere Präsenz in der physischen und in der geistigen Welt immer gleich stark ist. In den meisten Fällen führt dies dazu, dass wir ohne eine echte Präsenz kaum einen Zugang zur geistigen Welt bekommen. Unser Verstand hält uns gefangen und lässt nicht zu, dass wir unseren Körper verlassen. Das ist auch gut so, denn solange er das tut, befinden wir uns noch immer im β-Zustand und sind nicht bereit, in die geistige Welt einzutauchen. Was heißt das? Solange wir uns noch mit dem Körper personifizieren und glauben, dass wir er sind, so lange sind wir nicht bereit, um gefahrlos in diese Welt einzutauchen. Umgehen wir jedoch diesen Selbstschutzbereich beispielsweise durch Drogen, kann dies nur dramatisch enden. Schließlich wissen wir noch nicht, wer wir sind und dass alles eins ist. Ergo tragen wir einen Angstkörper in uns und zusätzlich Negativ-Glaubenssätze, die in dieser Welt umgehend wahr werden müssen.

Es ist ein wenig, als würden Sie sich über den Hintereingang in eine Party einschleichen. Wenn Sie erwischt werden, kann dies niemals gut für Sie ausgehen. Dabei ist der Glaube an den Körper die direkte Trennung zur geistigen Welt. Sie würden also vollkommen unbewusst Ihre Ängste ins Leben ziehen. Aus diesem Grund erleben Menschen, die unter Drogeneinfluss gereist sind, sehr häufig heftige Schicksalsschläge und Krankheiten in ihrem Leben. Dies ist in keiner Form negativ zu bewerten. Man könnte auch sagen, dass es der Turbo für ihren Erwachungsdruckkörper ist. Sie selbst sollten entscheiden, ob Sie sich solch einem immensen Druck aussetzen wollen oder nicht.

Anders als die Mauer zwischen dem β- und dem α-Zustand ist die Barriere zwischen dem α- und dem τ-Zustand nur noch ein dünner Vorhang. Wenn wir in dieser Welt vollkommen präsent sind und unseren Geist bewusst fließen lassen können, können wir auch leicht in die anderen Welten eintauchen. Wichtig dabei ist jedoch, dass wir stets eine klare Absicht in uns tragen, denn diese funktioniert wie ein Filter oder Kompass, mit dem wir uns sicher in der Unendlichkeit der geistigen Welt bewegen können. Wenn wir die Absicht haben, uns selbst und andere zu heilen und zu unserem wahren Selbst zurückzufinden, dann werden uns die Geistwesen dabei helfen.

Bedenken Sie jedoch, dass Sie Ihr bisheriges Leben lang jede Hilfe von dieser Seite abgelehnt und oft als Zerstörer anstatt als Heiler gehandelt haben. Sie müssen sich also zuerst das Vertrauen Ihrer Helfer zurückverdienen, und es kann sein, dass Sie dafür vor harte Prüfungen gestellt werden. So wie die Wesen des Waldes verlangen auch die Wesen der Geisteswelt vollkommene Ehrlichkeit und Authentizität von Ihnen. Sie können also nicht nur so tun, als würden Sie erwachen wollen, Sie müssen es auch wirklich vom Tiefsten Ihres Herzens so meinen.

Die vierte oder auch δ-Welt (delta-Welt) bzw. Welt des Nichts ist der Bereich außerhalb der Welten. Es ist das Nichts, die unendliche Leere, die auch als Void oder Nirwana bezeichnet wird. In dieser Welt sind wir komplett eins mit der Schöpfung, wir sind das formlose Sein ohne Zeit und Raum. Es ist die Welt, in die wir nach unserem Tod gehen und aus der unsere Seele kommt, wenn sie in einen Liebesausdehnungskörper eintritt. Menschen, die ein Nahtoderlebnis hatten, berichten meist von einem strahlend weißen Licht, das ihnen am Ende eines Tunnels entgegenleuchtete. Das gleiche Licht wird auch häufig in tiefen Meditationen oder Hypnosen wahrgenommen. Dieses Licht kommt aus dem Void. Es ist die bedingungslose Liebe, also das Urbewusstsein selbst, aus dem alles geschaffen ist, was wir mit unseren Sinnen wahrnehmen können. Im Yoga oder im Buddhismus wird das Void oft als der Idealzustand oder das Endziel angesehen, das jeder Mensch erreichen sollte, wenn er erleuchtet ist.

Die Heiler in den Naturvölkern sehen das jedoch vollkommen anders. Wir sind zwar ein Teil des Gottbewusstseins und dieses formlose Sein ist unser Ursprung, doch wir leben nicht ohne Grund in der Illusion einer physischen Welt mit Körpern, Gefühlen und Erfahrungen. Wir sind Liebesausdehner. Unser Job ist es, auf der Gott-Marsmission durch die Vollführung unserer Erdengeschichte die Liebe auszudehnen. Nur durch unsere Geschichten, die durch das Void, also uns selbst, geschrieben wurden, kann sich die Liebe ausdehnen. Die Erfahrungen, die wir als körperliche Wesen auf der Erde machen, sind also genauso erleuchtet wie der Zustand des formlosen Seins. Viel mehr noch, das Void erlebt sich durch uns, denn nur so kann es seine Fantasie nutzen, um durch unsere Gottpartikelgeschichten Spannung zu erleben. Vollkommen grenzenlos zu sein, bedeutet auch, vollkommen handlungsunfähig zu sein. Nichts hat plötzlich mehr eine Bedeutung. Wenn ich das Nichts bin, muss ich eine Geschichte erschaffen, wenn ich mich erleben will. Gott erschafft sich also selbst seine *daily soap*, sodass er die Langeweile umgehen und sich bei der Geschichtenerfüllung auch noch ausdehnen kann. Ist das nicht ein ausgeklügelter, göttlicher Plan? Wenn Gott nicht die Geschichten für die Gottpartikel erfinden würde, wäre das so, als ob man ein Buch vor sich liegen hat, das man aber nicht aufschlägt, weil man erkannt hat, dass es nur ein Buch ist und die Geschichten darin nicht wirklich existieren. Wird jedoch dem Gottpartikel von einem selbst (Gott) befohlen, dass man vergisst, wer man ist, werden die Geschichten real und Gott kann sich durch uns erleben. Somit sind Heilung und Entwicklung genau dann am effektivsten, wenn man frei durch alle Welten reisen kann. Das Ziel eines nativen Heilers ist es also nicht, ins Void zu gelangen und dort zu bleiben, sondern die Grenzen zwischen den Welten aufzulösen, um so zwischen ihnen wechseln oder in allen gleichzeitig sein zu können.

Um die Weltsysteme wirklich zu begreifen, muss man jedoch verstehen, dass es sich dabei nur um ein Modell handelt. Es sind keine wirklich getrennten Welten, sondern vielmehr unterschiedliche Bereiche der gleichen Welt. Wenn man einen Baum verstehen will, dann ist es hilfreich, ihn in Wurzeln, Stamm und Krone zu unterteilen und sich alle drei Bereiche gesondert anzuschauen. Doch die Trennung ist künstlich. Alles zusammen ergibt einen vollständigen Baum und genauso ist es auch mit den Weltsystemen. Und wie den Baum kann man auch diese Welten nur durch praktische Erfahrungen begreifen. Über einen Baum zu lesen, kann aufschlussreich sein, doch es wird niemals den Kontakt mit dem echten Baum ersetzen. Genauso können Sie auch nur durch Übung, Erfahrung und Wahrnehmung eine echte Vorstellung von den unterschiedlichen Ebenen unserer Welt bekommen.

Die physische Welt wahrnehmen

Wie funktioniert unsere Wahrnehmung?

Unsere Sinne sind die Tore zur Außenwelt. Durch sie nehmen wir die Spiegelung unserer am stärksten geglaubten Gedanken in Form der Weltprojektion mit all ihren Lebewesen wahr. Erst durch sie sind wir in der Lage, in Kontakt mit unserer Umgebung, also mit unserer Spiegelfläche des inneren Glaubens, zu treten. Nur durch das Lesen der Spiegellandkarte können wir uns auf die Spurensuche nach unserem wahren Sein und nach vollkommener Heilung begeben. Ohne unsere Sinne wüssten wir weder, ob wir allein im Universum sind, noch, ob es überhaupt ein Universum gibt. Wir könnten nicht einmal mit Sicherheit sagen, dass wir selbst existieren. Alle Spiegelpartner, die uns helfen zu erwachen, blieben uns verborgen. Folglich könnten wir uns niemals erkennen, könnten niemals ins Erwachen kommen und könnten die Liebe nicht ausdehnen. Ein Mensch ohne Sinne macht also für den Gottwunsch der Liebesausdehnung keinen Sinn. Aus diesem Grund sind wir ohne unsere Sinne auch nicht überlebensfähig, selbst dann, wenn der Rest unseres Körpers einwandfrei funktioniert.

Es zeigt sich sehr deutlich, wie wichtig unsere Sinnesorgane sind, wenn wir in einen guten Kontakt zur Natur und damit auch zu uns selbst kommen wollen. Unsere Sinne sind der **Schlüssel**, mit dem wir sowohl in das paradiesische Leben eintauchen als auch wahrnehmen können, dass es gar kein Leben gibt. Nur weil wir die Illusion, die unsere geglaubten Gedanken erzeugen, mit unseren Sinnen wahrnehmen können, können wir die Illusion entlarven und erkennen, dass wir in Wahrheit das formlose Sein des Allbewusstseins sind.

Durch unsere zivilisierte Lebensweise hat sich unsere Wahrnehmung jedoch stark verändert. So gibt es in der harmonischen Baseline bzw. Friedenslinie der Natur weder laute Geräusche, wie Knallen oder Schreie, noch hektisch flackernde Bilder und nur wenig schrille Farben und intensive Gerüche. Alles bewegt sich entlang einer friedlichen Grundstimmung, sodass man sehr aufmerksam sein muss, wenn man Veränderungen und Auffälligkeiten wahrnehmen will. Kein Reh schnallt sich ein rotes Blinklicht um den Kopf und hüpft wild grunzend durch den Wald, damit es möglichst viel Aufmerksamkeit bekommt.

Wenn jedoch extreme Signaltöne, -farben oder -gerüche auftauchen, dann haben diese immer eine wichtige, oftmals sogar elementare Bedeutung. Laute Schreie oder Knallgeräusche sind meist Warnrufe oder Hinweise auf eine Gefahr und lösen daher eine sofortige Alarmbereitschaft aus. Ein lautes Knacken oder Knallen kann von einem herabstürzenden Ast oder Felsen herrühren und ein grelles, hektisches Flackern wird meist von einem Feuer verursacht. Bunte, auffällige Farben werden nur dann verwendet, wenn jemand bewusst angelockt oder ferngehalten werden soll. Meist geht es dabei um Partnerwahl oder Fortpflanzung, oder jemand will aussagen: »Hey, ich bin sehr giftig, mit mir ist nicht gut Kirschen essen.« Wer in der Natur locker und frei leben will, braucht also scharfe und sensible Sinne, um alle Gefahren und Chancen zu wittern.

Die von uns erschaffene Gesellschaftswelt ist hingegen voll von lauten Geräuschen, hektischen Bewegungen, starken Gerüchen und intensiven Geschmackserlebnissen. Wo immer wir hingehen, leuchten uns knallige Farben von Werbetafeln oder Produktverpackungen entgegen. Wir hören Sirenen, Motorenlärm, laute Musik, schrilles Pfeifen und schreiende Kinder. In der Stadt mischen sich die Gerüche von frischem Süßgebäck mit denen von Deos, Parfum und chemischen Reinigungsmitteln. Vom Radio bekommen wir geballte Informationen innerhalb kürzester Zeit in den Schädel gehämmert, sodass sich die Sprecher vor Hektik fast überschlagen. Im Fernsehen wiederum wechseln die Bilder im Sekundentakt und vermitteln uns so den Eindruck äußerster Dringlichkeit.

Doch warum dies alles? Der Gegner bzw. Gott verfolgt auch hier einen subtilen Plan. Wenn es in unserer Gesellschaftswelt nur Gefahrensignale gibt, muss der Körper früher oder später wegen einer Überbelastung die Sinne drosseln oder abschalten. So tragen 53 Prozent der Deutschen eine Brille, 50 Prozent haben eine Gehörschwäche und 5 Prozent haben einen chronischen Tinnitus. In uns denkt es: »Es kann einfach nicht sein, dass alles eine Gefahr ist. Wenn dies doch so wäre, müsste ich ja permanent in der Gefahrenlinie verharren.«

Warum? Ganz einfach, jede Gefahrenmeldung löst in uns ein Körperschutzprogramm aus. Das Normalprogramm, also die Friedens- bzw. Energiesparlinie wird durch das Sonderprogramm zur Gefahrenabwehr ersetzt. Es ist ein wenig wie bei einem Allradfahrzeug. Wenn alles harmonisch und friedlich ist, also der Straßenbelag ideal ist, fahren wir im Zweiradenergiesparmodus, also im Normalprogramm. Wir befinden uns also in der Friedenslinie. Kommt es jedoch zu einer verschneiten Piste, schalten wir als Fahrer den Allradantrieb, also das Sonderprogramm, scharf, sodass wir nicht von der Straße abkommen können. Natürlich braucht das KFZ einige Liter mehr Sprit. »Aber hey, wenn eine tödliche Gefahr dafür überwunden werden kann, ist es uns das auf jeden Fall wert.«

Die Frage ist nun: Was ist dieses Sonderprogramm? Ganz einfach: Wenn eine Katze eine Maus jagt, ist dies ein Ausnahmezustand für die Maus. TODESGEFAHR! Die Maus wechselt dann instinktiv vom Normalprogramm in ein Körperschutzprogramm. Durch das Einschießen von Adrenalin weiten sich die Lungenbläschen und die Maus kann durch das vergrößerte Lungenvolumen schneller und ausdauernder flüchten. Ähnliche Sonderprogramme gibt es für alle Gefahrensituationen, die im Leben eines Tieres bzw. Menschen vorkommen können, von der Bedrohung des eigenen Reviers über den Verlust des Partners bis hin zur Gefahr des Verhungerns. Jedes Schutzprogramm zeichnet sich dadurch aus, dass durch die kurzfristige Körperveränderung das Leben besser bewahrt werden kann. Somit muss jedes Sonderprogramm biologisch sinnvoll sein, da es sich stets nur dann einschaltet, um uns zu retten, oder wenn eine Gefahr für Leib und Leben droht. Bei der Maus führt das dazu, dass sie vollkommen ausgepowert im Mauseloch ankommt und sich für einige Minuten erholen muss, da sie in der Flucht-, also in der Sonderprogrammphase, deutlich mehr Energie verbraucht hat als im Normalprogramm. Da die Maus nicht bei jeder Gefahrenbewältigung ein Lebensminus einfahren möchte, muss sie genauso lange ruhen, also Energie sparen, wie sie zuvor mehr Energie im Schutzprogramm verbraucht hat. Würde die Maus gleich nach der Flucht ihren Alltag weiter wie gewohnt bestreiten, würde sie Lebenszeit einbüßen.

Aus diesem Sachverhalt ergeben sich einige Probleme für den Gesellschaftsmenschen. Wir glauben an Krankheiten, aber nicht an göttlich sinnvolle Schutzprogramme. Wir behaupten, dass Gott ein Pfuscher sei. Unser Körper ist einfach defekt, nutzt sich ab und zerfällt. Doch stimmt das? Können wir uns zu 100 Prozent sicher sein, dass dies so ist? Wenn wir uns die Krankheiten genauer ansehen, erkennen wir, dass sie in Wirklichkeit in einer direkten Verbindung mit den Sonderprogrammen stehen. Wichtig zu verstehen ist, dass die Intuition, die das Programm scharf schaltet, nicht zwischen einer realen und einer erdachten Gefahr unterscheiden kann. Was heißt das? Wenn Sie beispielsweise Angst vor dem Tod haben, aber nicht vor einem Beutegreifer flüchten müssen, wird das Schutzprogramm trotzdem so lange scharf geschaltet, bis Sie die Angst überwunden haben. Gedanken an eine Gefahr führen also ebenso zur Scharfschaltung eines biologischen Sonderprogramms wie eine Realgefahr. Gefahr bedeutet: »Ich muss das passende Programm zum Ausnahmezustand freischalten, sodass ich überleben kann.«

Ihre Fantasie ist Ihre Wahrheit. Ergo erkennt der Spiegel nicht, ob Sie nur eine Angst quält oder die Gefahr real ist. Sobald die innere Harmonie gestört ist, muss das Sonderprogramm freigeschaltet werden und so lange aktiv bleiben, bis der Friede, also die Körperharmonielinie, wiederhergestellt ist. Diese Gesetzmäßigkeit wirft jedoch ein frappierendes Problem auf: Eine Realgefahr wird zumeist in wenigen Minuten bewältigt. Der Energiemehrverbrauch für den Allradmodus auf einer vereisten Fahrbahn, die einen Ausnahmezustand darstellt, ist somit überschaubar. 30 Minuten Allradmodus bedeuten später 30 Minuten Ruhen, um die Energiendifferenz auszugleichen.

Was aber ist, wenn eine Angst das Schutzprogramm auslöst? Tiere, Pflanzen und Steine sind im Gottbewusstsein. Ihnen ist es vollkommen unmöglich, Angst zu haben. Ergo lösen sie Konflikte in der arttypischen kürzesten Zeitspanne. Da die Konflikte nur kurz aktiv sind, kann es folglich nicht zu einer Krankheit bzw. zu Heilungsschmerzen kommen. Wenn die Maus 20 Meter flieht, hat sie sich in wenigen Sekunden erholt. Durch die kurze Laufsequenz wird sie auch keinen Muskelkater bekommen. Der natürliche Ablauf eines Sonderprogramms schädigt die Maus nicht, sie muss sich lediglich so lange ausruhen, wie sie gerannt bzw. geflohen ist. Da die Maus im Gottvertrauen lebt und weiß, dass alles gut ist, hat sie nach dem Angriff keine Ängste, die sie plagen. Es muss also kein Schutzprogramm aktiv bleiben. Selbst in der Gefahrensituation hat sie keinerlei Angst. Demzufolge kann das Programm dann zum Erliegen kommen, wenn die Maus in Sicherheit ist.

Dies sieht jedoch bei uns nicht erwachten Wesen vollkommen anders aus. Da wir nicht wissen, dass wir Gott sind und alles gut ist, plagt uns die Angst.

Wir können die Gottaufgaben, die uns vom Gegner als Gefahrenglaubensprüfungen gestellt werden, damit wir ins Urvertrauen eintauchen können, nicht erkennen und einschätzen. Die Angst führt dazu, dass das Sonderprogramm nicht nur so lange läuft, wie es von der Natur aus laufen sollte, sondern überlang durch die Angst am Laufen gehalten wird. Genau dadurch kommt es zu den »Krankheitssymptomen«.

Was meine ich damit? Schauen wir noch einmal auf das Mäusebeispiel. Bei der kurzen Flucht weiten sich die Lungenbläschen, weil das Schutzprogramm eine höhere Sauerstoffsättigung im Blut befiehlt, sodass ein schnelleres Flüchten möglich ist. Was aber passiert, wenn wir den Einschalter des Notprogramms nicht mehr loslassen? Permanent wird eine höhere Sauerstoffsättigung befohlen. Da diese Bestellung über eine normale Weitung der Lungenbläschen nicht mehr garantiert werden kann, wird der Körper dazu angeregt, mehr Lungenbläschen auszubilden. Solange der Angstmodus das Programm am Laufen hält, bilden sich also permanent neue Lungenbläschen aus. Da wir in der konfliktaktiven Phase jederzeit in den Fluchtmodus wechseln können müssen, haben wir in dieser Phase keine Schmerzen. Die Lunge ist dann zwar artuntypisch ausgebildet, doch ist es wichtiger, das Leben zu bewahren, als auf die Harmonie in der Lunge zu achten. Die Harmonie wird erst dann wieder hergestellt, wenn die Gefahr vorüber bzw. die Angst überwunden ist. Da die Lunge aber bis dahin überproportional Energie verbraucht, muss das Zellplus durch Pilze und Bakterien mit einem blutigen tuberkulösen Husten abgebaut werden. Die blutige Lungentuberkulose nennen wir dann einen Defekt des Körpers. Doch stimmt das? Oder hat das Zellplus vielmehr unser Leben retten wollen?

Das göttliche Schutzprogramm hat hier keinen Fehler begangen. Lediglich wir. Unsere Angst führte dazu, dass wir keine 20 Meter ins Mauseloch liefen, sondern 100 Kilometer, da wir sehr lange in der Angst geblieben sind. Dass hier Muskel- bzw. Abbauschmerzen eintreten müssen, sollte jedem einleuchten. Das Programm hat trotz all der Schmerzen und Gefahren für den Körper biologisch sinnvoll agiert. Warum? Ganz einfach, unsere Angst hat ja auch schließlich den Einschalter für 100 Kilometer gedrückt gehalten. Wir dachten, die Katze könnte immer wieder kommen. Aus diesem Grund haben wir eine Security vor das Mauseloch gestellt. Normalerweise hätte es ausgereicht, den

Einbrecher nur kurz festzunehmen. Danach hätte das Schutzprogramm zum Erliegen kommen können. Die Angst jedoch hat dazu geführt, dass 100 Überstunden angefallen sind, die nun bezahlt werden wollen. Jede Angst resultiert dabei aus dem Mangeldenken. In uns denkt es: »Ich bekomme nicht genug.« »Jemand könnte mir etwas wegnehmen.«

Unsere Angst, also das Nichterwachtsein bzw. das Nichtvertrauen, dass alles gut ist, bringt einige Probleme mit sich. Wenn unsere Schutzprogramme sehr lange laufen, verlieren wir sehr viel Lebensenergie. Dies wiederum bedeutet, dass der Energiekanister, den wir für den Weg zum Erwachen von Gott geschenkt bekommen haben, eine weitaus kürzere Zeitspanne lang ausreichen würde als vorgesehen. Da wir dies unbewusst erkennen und nicht sterben wollen, fahren wir wegen der Überlastung die Sinne nach unten. Das heißt: Da wir dem verfrühten Energietod entgehen wollen, reduzieren wir aufgrund der Todesangst unsere Sinnesleistungen.

Doch aufgrund dieser Sinneseinschränkung können wir nicht mehr sicher in der Natur leben. Wir hören nun nicht mehr die Alarmnachrichten der Vögel und Tiere, sodass wir immer über Beutegreifer informiert sind. Plötzlich sind unsere medialen Sinne ausgeschaltet und die physischen Sinne deutlich gedrosselt. Durch diese Vorgehensweise können wir nicht mehr wahrnehmen, wer wir in Wahrheit sind. Das Ziel des Gegners ist also erreicht. Wir wissen nun nicht mehr, dass wir Gott sind, und können uns auch nicht mehr über die medialen Sinne mit dem Allwissen verbinden, sodass wir in jeder Wachstumsaufgabe den Sinn, aber auch die Lösung erkennen. Stattdessen glauben wir dem Gegner, dass wir nur noch in der Gesellschaft überleben können, in der wir alle Feinde ausgerottet haben. Wir trauen uns kaum noch in die Natur, also in unsere wahre Heimat, zurück. In dem Maße, in dem unsere Sinne abstumpfen, verlieren wir somit auch den Bezug zu unserer Außenwelt und zu uns selbst.

Gleichzeitig nehmen wir uns einen Großteil unserer Lebensgefühle weg. Denn wir stumpfen nicht nur gegenüber Gefahren, sondern auch gegenüber der hohen Kunst der Liebe und gegenüber dem Reiz des Schönen ab. Da wir alles nur noch gedämpft wahrnehmen, sind wir stets auf der Suche nach noch intensiveren Reizerfahrungen im Positiven. Sex muss immer noch heftiger werden und Glücksmomente müssen immer noch intensivere Erlebnisse sein. Wir sind durch die Sinneseinschränkung zu Süchtigen geworden, weil wir uns stets auf der Suche nach dem Gefühl befinden, das wir haben könnten, wenn unsere Sinne noch voll aufgedreht wären. Innerlich spüren wir, dass es sich intensiver anfühlen müsste, doch wir erkennen nicht warum, und gehen so davon aus, dass wir nicht das Richtige erlebt haben: Der Partner ist nicht der richtige, wegen ihm haben wir nicht das erlebt, was wir wollten! Das Highlight war nicht das richtige, denn es hätte noch intensiver sein müssen! Sicher könnten wir endlich etwas spüren, mit dem wir zufrieden sind, wenn wir nur ein noch größeres Highlight erlebten.

Plötzlich sind wir auf einer anstrengenden Jagd nach immer noch größeren Gefühlshighlights und verspüren einen Hunger, den wir einfach nicht befriedigen können. Denn egal, wie groß ein Highlight auch ist, es wird uns nie zufriedenstellen können, wenn wir nicht erkennen, dass der Schlüssel in unserem Bezug zu unseren fünf physischen und vier medialen Sinnen liegt. Wenn wir die Heilkraft der Natur wieder für uns nutzen wollen, müssen wir also als Erstes unsere Sinne reaktivieren. Nur wenn wir sie vollkommen geöffnet haben und mit aufmerksamer Präsenz durch die physische Welt gehen, sind wir auch in der Lage, uns selbst und die anderen Welten wahrzunehmen. Aber nicht nur das. Wenn unsere Sinne geöffnet sind, sind wir plötzlich zufriedenstellbar. Das heißt im Klartext: Wir erreichen endlich die Zufriedenheit, die wir uns schon immer gewünscht haben. In der Zufriedenheit finden wir dann Frieden, weil wir nicht mehr mehr erreichen müssen, da wir in der Glückseligkeit angekommen sind.

Unsere Sinneseindrücke sind es also, die unsere Gedanken und damit auch unsere Weltsicht bestimmen. Das, was wir von der Welt wahrnehmen, manifestiert sich als Gedankenmuster in unserem Kopf und wird zu unserer persönlichen Realität. Hier zeigt sich ein weiteres

 **Naturgesetz der Liebe:** *Energie folgt der Aufmerksamkeit.*

Das heißt konkret: Die Dinge, auf die wir unsere Aufmerksamkeit richten, werden besonders präsent in unserem Leben. Unsere Wahrnehmung zeigt uns also nicht nur, wie die Welt aussieht, klingt, riecht oder schmeckt. Die Art, wie

wir etwas wahrnehmen, bestimmt auch darüber, was wir in unser Leben ziehen und was uns an Erfahrungen begegnet. Lenken wir unsere Aufmerksamkeit vor allem auf den Mangel, also auf alles, von dem wir glauben, dass es uns zu unserem Glück noch fehlt, werden wir diesen Mangel durch das Spiegelgesetz nähren und noch mehr Mängel zu uns ziehen. Wir erschaffen uns so eine Welt, in der es nie genug gibt und in der wir nur selten das bekommen, was wir uns wünschen. Denn das ist ein

 **Naturgesetz der Liebe:** *Mangelgedanken ziehen noch mehr Mangel an.*

Lenken wir jedoch den Fokus auf die Dankbarkeit, also auf alles, was wir vom Leben geschenkt bekommen haben, werden wir automatisch auch mehr von dem anziehen, für das wir dankbar sein können. Denn das ist ein weiteres

 **Naturgesetz der Liebe:** *Gedanken der Dankbarkeit ziehen mehr Situationen ins Leben, für die wir dankbar sein können.*

Der Fokus, mit dem wir durch das Leben gehen, spielt also eine wichtige Rolle.

Gleichzeitig folgt unsere Aufmerksamkeit aber ebenfalls der Energie. Auch wenn unsere Sinnesorgane alles wahrnehmen, was sich in unserer Umgebung abspielt, erreicht nicht alles unser Bewusstsein. Unser Verstandesgegenspieler sortiert die Eindrücke vor und filtert nur die Informationen heraus, die er für interessant oder wichtig für die Verwirrung hält. Im höheren Selbst, also im Gottbewusstsein, nehmen wir hingegen alles wahr und speichern jede noch so kleine Traumnuance. Das Frappierende ist nun, dass wir unsere Meinung nicht aus dem vollständigen Pool der Sinneseindrücke bilden, sondern aus dem einen Prozent, das der Verstand bzw. der Gegner herausgefiltert und selbst als richtig erachtet hat. Unsere Wahrnehmung wird also ausgerechnet von demjenigen gefiltert, der es sich zur Aufgabe gemacht hat, uns so lange wie möglich am Erwachen zu hindern, sodass sich die Liebe maximal ausdehnen kann. Somit sucht der Verstand bzw. Gegner genau die Informationen aus, die uns im Weltbild der Getrenntheit bestärken.

Gelingt es uns jedoch beispielsweise durch eine Suggestion in der Hypnose, den Gegner und sein Filtersystem zu umgehen, können wir uns ans Allwissen anschließen und uns eine freie Meinung basierend auf allen Informationen bilden. Plötzlich stellen wir fest, dass alles eins ist. Würden wir also stets alles wahrnehmen, würden wir sofort erkennen, dass alles gut ist und den tieferen Sinn der Liebesausdehnung in sich trägt. Nur durch das selektive Filtern des Gegners können wir so lange in dem Irrglauben verweilen, dass wir dieser fiktive Mensch sind, der von allem getrennt ist. Alles, was dem widerspricht, wird durch den Gegner ausgeblendet.

Unsere Gedankenmuster und unsere Sinneswahrnehmungen bedingen sich also gegenseitig. Das, was wir wahrnehmen, bestimmt unsere Gedanken, und unsere Gedankenmuster sind ein Filter für unsere Wahrnehmung. Je offener jedoch unsere Sinne werden, desto mehr öffnet sich auch unser Geist. Wir verlieren dann unsere Engstirnigkeit und Eingefahrenheit, und es fällt uns leichter, neue Erfahrungen zuzulassen. Das Ziel ist es also, das Unbewusste ins Bewusstsein zu holen, sodass wir erkennen können, wer wir wirklich sind. Wenn wir alles wahrnehmen können, können wir dem Trugbild, das der Gegner für uns gezeichnet hat, nicht mehr auf den Leim gehen. Dies ist eine der wichtigsten Voraussetzungen, um wachsen, heilen und sich entwickeln zu können. Der kleine Shaolinjunge dachte vor einigen Monden, dass sein Meister ein Hellseher sei, da er stets 20 Minuten vorher wusste, wenn jemand zu ihnen kam. In Wahrheit jedoch war er nur in der Lage, die Allpräsenz wahrzunehmen, und wusste daher, wie die Erschaffungszyklen laufen.

Wie kann ich meine Sinne schulen?

In den folgenden Kapiteln gehen wir noch einmal genauer auf die fünf Hauptsinne Sehen, Hören, Riechen, Schmecken und Fühlen sowie auf den Gleichgewichtssinn und auf die Übersinne ein. Dadurch bekommen Sie zum einen ein tieferes Verständnis für die Bedeutung der Sinne für Ihren Heilungs- und Erwachensprozess und zum anderen die Möglichkeit, Ihre Wahrnehmungsfähigkeit in allen Bereichen durch effektive und praktische Übungen zu stärken und auszubauen, sodass Sie wieder zu einem aufmerksamen Spiegelleser werden können.

Wahrhaft sehen lernen

Um den Sehsinn zu trainieren, müssen wir zunächst verstehen, wie unsere Augen funktionieren, da es sehr unterschiedliche Arten des Sehens gibt. Keine von ihnen ist besser oder schlechter, doch jede hat ihre eigene Aufgabe und hilft uns nur dann weiter, wenn wir sie im passenden Moment einsetzen. Dabei ist die Tierwelt der beste Mentor, denn hier können wir die unterschiedlichen Sehmöglichkeiten und ihren Sinn deutlich erkennen.

Sicher ist Ihnen aufgefallen, dass es bei Säugetieren zwei sehr verschiedene Kopfformen gibt. Reine Pflanzenfresser wie Rehe oder Kaninchen haben längliche Köpfe, bei denen die Augen seitlich liegen. Fleisch- und Allesfresser wie Füchse, Bären und Menschen haben hingegen ein eher flaches Gesicht und nebeneinanderliegende Augen. Was aber sagt dieser Unterschied im Körperbau über den Sehsinn aus? Pflanzenfresser sind Fluchttiere, was bedeutet, dass sie selbst keine Beute jagen, sich jedoch vor Beutegreifern in Acht nehmen müssen. Daher ist es für sie überlebenswichtig, dass sie stets ihr gesamtes Umfeld im Blick haben. Durch die Seitenlage ihrer Augen haben sie einen Panoramablick, mit dem sie im 360°-Winkel alles um ihren Körper herum sehen können. Dafür fehlt ihnen jedoch die Fähigkeit, sich auf einen einzelnen Punkt fokussieren zu können. Sie sehen alles gleichzeitig, nichts davon aber gezielt, sodass sie auch kein Beutetier anpeilen und schnappen können.

Der Fokusblick

Für einen Beutegreifer ist es hingegen wichtig, dass er seine Beute fokussieren und mit dem Auge scharfstellen kann. Nur so kann er gezielt darauf zuspringen und einen Jagderfolg erzielen. Auch in unserem Alltag gibt es viele Tätigkeiten, bei denen wir unsere Augen gezielt auf einen Punkt fokussieren müssen. So können wir nur deshalb lesen, handwerklich arbeiten und Golf spielen, weil wir in der Lage sind, einen bestimmten Punkt zu fokussieren. Da derartige Tätigkeiten unser Alltagsleben dominieren, haben wir es uns angewöhnt, fast immer im Fokusblick zu verweilen. Diese Art des Sehens hat jedoch einige Nachteile.

Unsere Augen funktionieren ähnlich wie eine Kameralinse. Wenn wir einen Punkt in unserem Sichtfeld zu 100 Prozent scharf stellen, wird damit automatisch alles andere unscharf. Die Anteile unserer Umgebung, die nicht in unmittelbarer Nähe von dem fokussierten Objekt liegen, werden von unserem Gehirn sogar vollständig ausgeblendet. Je länger wir uns auf einen Punkt konzentrieren, desto mehr verlieren wir den Bezug zu unserem Umfeld.

Um das wahrzunehmen und dem entgegenzuwirken, gibt es beispielsweise folgende Übung:

Übung: die Umgebungsausblendung erkennen

Setzen Sie sich für eine Stunde in den Wald und lesen Sie ein spannendes Buch, wobei Sie nie aus dem Fokusblick weichen dürfen. Wie viel von Ihrer Umgebung können Sie trotz Ihres konzentrierten Lesens noch wahrnehmen?

Im Wald kann ein Dauerfokusblick tödlich sein, da wir so weder die Orientierung behalten noch mögliche Gefahren wahrnehmen können. Unsere Augen sind unser dominanter Sinn und alle anderen Sinne richten sich nach ihnen aus. Wenn wir uns mit dem Dauerfokusblick auf eine Sache konzentrieren, nehmen wir also auch mit den Ohren und der Nase fast nur noch Dinge wahr, die damit in direkter Verbindung stehen. Das kann so weit gehen, dass wir nicht nur unser Umfeld, sondern auch uns selbst vollkommen ausblenden und unsere eigenen Bedürfnisse nicht mehr wahrnehmen. Sie kennen das vielleicht, wenn Sie sich vollkommen in eine Sache vertiefen und erst nach Stunden merken, dass Sie schon lange auf die Toilette müssen.

Hinzu kommt, dass sich unsere Augen beim Fokusblick anstrengen müssen, da sich für das Fokussieren die Augenmuskeln anspannen. Er ist also nicht für die Dauer, sondern nur für einen kurzen Moment gedacht. Bleiben wir hingegen lange fokussiert, ermüden und erschöpfen sich unsere Augen. Eine Studie in China zeigte, dass 94 Prozent aller Schüler, die durch die Nutzung von Smartphone und Tablets fast ausschließlich im Nahfokusbereich arbeiten, nur noch vermindert sehfähig sind. Gleichzeitig wirkt sich die An-spannung auch auf den Rest des Körpers aus, wodurch wir müde und unkonzentriert werden. Das permanente Fokussehen ist also eine Ursache dafür, dass wir Verspannungen, Rücken- und Schulterschmerzen bekommen, wenn wir zu lange am Schreibtisch arbeiten. Als Allesfresser ist es einfach nicht artgerecht für uns, dauerhaft im Fokusblick zu verweilen.

Für uns als Schüler der Natur hat der Fokusblick aber noch einen weiteren Nachteil. Durch das Fokussieren legen wir nicht nur unsere Aufmerksamkeit, sondern unsere gesamte Präsenz in den Fokusbereich. Dadurch wird unser Blick buchstäblich fühlbar. Wenn wir von jemandem intensiv angestarrt werden, dann spüren wir dies, selbst wenn wir den Starrer nicht sehen können. Sein Blick sagt: »Ich habe dich im Visier, denn du bist meine Beute!« Tiere sind in der Regel bedeutend feinfühliger als Menschen und spüren einen Fokusblick sofort, wenn er sie trifft. Dass nur Beutegreifer fokussiert sehen können, bedeutet, dass für Tiere jeder, der sie anstarrt, automatisch ein Jäger sein muss. Es bleiben also nur zwei mögliche Konsequenzen. Entweder sie fliehen oder sie greifen an.

Um überhaupt einen Jagderfolg erzielen zu können, wechseln Beutegreifer, wie auch die Jäger der Naturvölker, erst in der letzten Sekunde vor dem Angriff in den fokussierten Blick. Es ist wie beim Flirten. Wenn wir eine Frau minutenlang anstarren, werden wir sie wahrscheinlich abschrecken. Betrachten wir sie jedoch aus dem Augenwinkel, gehen dann auf sie zu und fokussieren uns erst in der letzten Sekunde auf sie, bevor wir sie höflich ansprechen, haben wir eine beträchtlich höhere Chance, dass sie unsere »Beute« wird. Der Fokusblick hat den biologischen Sinn, dass wir etwas ergreifen, aber auch etwas begreifen können. Denn nur wenn wir etwas ganz genau unter die Lupe nehmen, können wir den Sinn hinter dem großen Ganzen verstehen und unsere Beute, die Erkenntnis, schlagen.

Der Weitwinkelblick – Bewegungssehen lernen

Die Alternative zum fokussierten Sehen ist der Weitwinkelblick, bei dem wir unser gesamtes Sichtfeld nutzen. Als Beutegreifer macht das bei uns Menschen einen Radius von etwa 180° horizontal und 120° vertikal aus. Unsere Wahrnehmung ähnelt dann nicht mehr einem Teleskop, sondern einem Weitwinkelobjektiv, sodass wir unsere komplette Umgebung als Panorama sehen. Dies hat den Nachteil, dass alles leicht unscharf wird, denn die Linse in unserem Auge stellt sich nicht mehr auf einen genauen Punkt ein. Weil wir uns sehr daran gewöhnt haben, immer etwas zu fokussieren, ist dies am Anfang ungewohnt. Es kann also sein, dass unser Gehirn zunächst etwas überfordert damit ist, so viele Informationen gleichzeitig wahrzunehmen und zu verarbeiten. Es will sich daher wieder auf einen bestimmten Punkt konzentrieren. Wenn wir diesem Drang nicht nachgehen, fühlt es sich vielleicht so an, als könnten wir überhaupt nichts wahrnehmen, obwohl wir alles sehen. Dieses Gefühl verschwindet jedoch, sobald wir uns an den neuen Blickwinkel gewöhnt haben.

Gerade die leichte Unschärfe und das Fehlen von Details haben schlagkräftige Vorteile. Da unsere Augen für den Weitwinkelblick keine Muskelkraft benötigen, können sie sich entspannen und vom Fokussehen erholen. Die Energieeinsparung sorgt auch dafür, dass unsere Aufmerksamkeit und Konzentrationsfähigkeit wieder steigt. Während im Fokussehen immer nur einzelne Sehzellen auf der Netzhaut angesprochen werden, benötigen wir im Weitwinkelsehen alle gleichzeitig. Dadurch vernetzen sie sich, und unsere Augen werden sensibler, was Bewegungen, Kontraste und das Hell-dunkel-Sehen anbelangt. Sowohl im Hellen als auch in der Nacht können wir nun ebenfalls aus den Augenwinkeln heraus sehr gut Konturen und feine Bewegungen erkennen, die uns im Fokusblick verborgen bleiben.

Ohne einen Fokus zu setzen, vermittelt man oft das Gefühl, dass man verträumt dreinblickt. Doch das Gegenteil ist der Fall, denn mit dieser Art des Sehens erreichen wir die größtmögliche Öffnung unserer Wahrnehmungsfähigkeit. So wie sich beim fokussierten Sehen all unsere anderen Sinne und Empfindungen schließen und auf einen Punkt richten, so öffnen sie sich durch den Weitwinkelblick und wir nehmen nun im Weitwinkelmodus wahr. Selbst unser Geist öffnet sich. Statt an einem einzigen Problem oder Ziel anzuhaften, sind wir nun offen für alles und können die komplette Weite und Tiefe unserer Umwelt, aber auch unseres eigenen Bewusstseins erfahren.

Im Alltag nutzen wir den Weitwinkelblick nur selten, und zwar immer dann, wenn wir den Überblick über das große Ganze behalten, gleichzeitig aber auch schnell reagieren müssen. Dies ist unter anderem beim Auto- und Fahrradfahren sowie beim Kampfsport oder Jonglieren der Fall. Der Weitwinkelblick hat den biologischen Sinn, dass wir im Panorama die geringsten und feinsten Bewegungen wahrnehmen können. Somit können wir alle Räuber entlarven und sehen als Jäger jede Beute, die sich vor uns bewegt. Es ist der Blick, der es uns ermöglicht, die Vernetzung und die Sinnhaftigkeit in der Traumwelt zu verstehen.

Übung: das Sehen im Weitwinkelblick

Stellen Sie sich aufrecht in den Wald und blicken Sie geradeaus, ohne dabei auf einen bestimmten Punkt zu sehen. Strecken Sie nun Ihre Arme nach vorne aus, während Ihre Augen weiterhin unfokussiert bleiben. Nun öffnen Sie die Arme nach links und rechts, bis Ihre Hände auf beiden Seiten gerade eben so aus Ihrem Blickfeld verschwinden. Wackeln Sie dabei mit den Fingern und prüfen Sie, ob Sie diese Bewegung aus den Augenwinkeln registrieren, ohne dass Sie Ihre Hände direkt ansehen. Wie weit können Sie maximal Ihre wackelnden Finger sehen? Nun bewegen Sie die Arme nach oben und unten und testen auch hier wieder die Grenze Ihres Sehfeldes aus. Bleiben Sie eine Weile im Weitwinkelblick und achten Sie auch auf Ihre anderen Sinne. Wie verändert sich Ihr Hören, Riechen, Schmecken und Fühlen? Was nehmen Sie wahr? Was spüren und empfinden Sie? Wie ändert sich Ihre Präsenz? Was macht dieses Sehen mit Ihrem Körpergefühl?

Wenn Sie unsicher sind, ob Sie nicht aus Versehen wieder etwas fokussiert haben, achten Sie ganz bewusst auf den Rand Ihres Sehfeldes. Wenn Sie Brillenträger sind, machen Sie die Übung im Wechsel mit und ohne Sehhilfe. Welche Unterschiede nehmen Sie wahr? Wann fällt es Ihnen leichter, im Weitwinkelblick zu bleiben? Wann spüren Sie Ihre Sehschwäche stärker, im Fokus- oder im Weitwinkelblick?

Übung: der Eulenblick – Fluchtmöglichkeiten erkennen

Eulen sind Meister der Flugkunst. Auf der Jagd fliegen sie mit hoher Geschwindigkeit durch die Wälder, ohne dass sie Hindernisse streifen. Dies gelingt ihnen dank einer besonderen Form des Weitwinkelblicks. Auch sie nehmen ihr komplettes Umfeld unfokussiert wahr, doch achten sie dabei gezielt auf die Zwischenräume. Sie schauen also nicht die Bäume an, sondern die Lücken dazwischen. Auf diese Weise nehmen sie ein vollkommen anderes Spektrum der Wirklichkeit wahr. Bäume und andere Hindernisse tauchen natürlich noch immer in ihrer Wahrnehmung auf, doch ihre Aufmerksamkeit gilt vor allem den Möglichkeiten, diese zu umfliegen.

Um den Eulenblick zu lernen, stellen Sie sich an einen Platz im Wald und achten Sie im Weitwinkelblick auf alle Leerräume. Schauen Sie nicht auf die Äste, Bäume und Grashalme, sondern auf die Lücken dazwischen. Was fällt Ihnen bei dieser Art des Sehens auf? Was nehmen Sie nun wahr, das Sie zuvor nicht wahrnehmen konnten?

Der Eulenblick lässt sich auch als Grundhaltung auf das Leben übertragen. Achten Sie zukünftig darauf, dass Sie sich in schwierigen Situationen nicht auf das Problem fokussieren, sondern Ihr Bewusstsein offenhalten und ganz bewusst die Zwischenräume, also die problemfreien Bereiche Ihres Lebens wahrnehmen. Blenden Sie das Problem selbst dabei aber nicht aus. Der Eulenblick hat den biologischen Sinn, den schnellstmöglichen Fluchtweg zu erkennen.

Übung: der Wechsel der Blickwinkel und der Adlerblick

Als Schüler der Natur ist es wichtig, dass Sie gezielt zwischen den verschiedenen Blickwinkeln wechseln können. Trainieren Sie diesen Wechsel daher regelmäßig und gehen Sie dabei so vor, wie es Beutegreifer auf der Jagd machen. Streifen Sie im Weitwinkelblick durch den Wald, wobei Sie im-

mer wieder zwischen dem Eulenblick und dem normalen Weitwinkelblick wechseln. Wenn Ihnen etwas Bestimmtes auffällt, nutzen Sie den Fokusblick und betrachten Sie die Auffälligkeit für einen kurzen Moment genauer. Nutzen Sie dabei den Adlerblick. Wenn ein Adler aus der Luft eine Maus oder ein anderes Beutetier erspäht, kann er es so genau fokussieren, dass er jedes Detail an ihm wahrnimmt. Er sieht die Barthaare und erkennt sogar seinen Atemrhythmus.

Fokussieren Sie Ihr Zielobjekt für einen Wimpernschlag auf die gleiche Weise, sodass es Sie nicht lokalisieren kann, und versuchen Sie dabei, so viele Details wie möglich zu erkennen. Haften Sie jedoch auf keinen Fall an der Fokussierung fest, denn sonst warnen und verscheuchen Sie jedes entdeckte Tier und verlieren außerdem den Überblick über die Gesamtsituation – während Sie einen Vogel fixieren, entgeht Ihnen vielleicht ein vorbeistreifender Fuchs. Sobald Sie einige Details ausgemacht haben, wechseln Sie sofort wieder zurück in den Weitwinkelblick, bis Sie auf die nächste Auffälligkeit stoßen. Bleiben Sie immer wieder stehen und sehen Sie sich aufmerksam um, wobei Sie stetig zwischen den verschiedenen Blickwinkeln wechseln.

Übung: Ungewöhnliches erkennen

Um Besonderheiten schnell erkennen zu können, müssen Sie zunächst die Grundzüge der Natur wahrnehmen. Achten Sie auf die Struktur der Bäume, der Äste und Blätter. Wie sehen Wiesen und Wälder in Ihrer Region typischerweise aus? Was ist der Normalzustand? Wenn Sie diesen erkennen, wird es Ihnen sofort auffallen, wenn sich etwas ändert. So haben Äste im Herbst und Winter eine schmale, längliche Form. Nehmen Sie nun aus den Augenwinkeln etwas Dickes, Rundliches in einem Baum wahr, wissen Sie, dass es untypisch ist. Ihr Bewusstsein stuft es daher als interessant ein und lenkt Ihre Aufmerksamkeit darauf. Vielleicht ist es ein Vogel oder ein

Eichhörnchen, vielleicht auch nur ein übrig gebliebenes Blatt. Doch was immer es ist, Sie hätten es sicher nicht wahrgenommen, wenn Sie Ihren Blick nicht für diese Besonderheiten geschult hätten.

Übungen für zu Hause

Um ein wirklich aufmerksamer Beobachter zu werden, ist es wichtig, dass Sie die Übungen nicht nur gelegentlich im Wald machen, sondern auch in Ihren Alltag integrieren. Hier gibt es unterschiedliche und zum Teil sehr spaßige Möglichkeiten:

Öffnen Sie Ihren Kühlschrank nur noch für fünf Sekunden, schauen Sie sich den Inhalt im Weitwinkelblick an und prägen Sie sich alles genau ein. Nun schließen Sie ihn wieder und entscheiden dann, was Sie sich zum Essen machen wollen. Anschließend überprüfen Sie, ob Sie sich richtig erinnert haben und tatsächlich im Besitz der nötigen Zutaten sind.

Achten Sie im Kontakt mit anderen Menschen im Weitwinkelblick auf deren gesamtes Erscheinungsbild und rufen Sie sich im Anschluss alle Details wieder in Erinnerung.

Wenn Sie sich im Spiegel betrachten, wechseln Sie mehrfach zwischen einem Fokusblick auf Ihre eigenen Augen und dem Weitwinkelblick auf Ihre ganze Erscheinung.

Um ein Mentalist bzw. Seher zu werden, muss man seinen Wahrnehmungsradius von dem einen Prozent, das unser Verstand auswählt, auf 100 Prozent erhöhen. Nur wenn man alle Puzzleteile wahrnimmt, kann man sie zu einem stimmigen Bild zusammenfügen. Dadurch kann man erkennen, welche Glaubensketten zu welchen Projektionen im Außen führen. Durch diese Wahrnehmungsfähigkeit können Sie aus dem gespiegelten Bild im Außen ersehen, warum es so ist, wie es ist. Sie werden zum Seelenleser und erkennen auf den ersten Blick, warum eine Person genau diesen Navigationsdruckkörper in Form von Leid und Schmerz erhalten hat. Sie erkennen sofort, welche Marschrichtung der Betreffende einschlagen sollte, sodass der Druckkörper nicht mehr benötigt wird und er die ersten Schritte zur Erleuchtung gehen kann. Sie nehmen also die Gottkonflikte wahr und sehen zeitgleich auch die Lösungsmöglichkeiten.

Weitere Spiegelplatzübungen

Wechseln Sie auch an Ihrem Spiegelplatz immer wieder zwischen den Blickwinkeln. Nutzen Sie den Fokusblick dabei nur, wenn Ihnen im Weitwinkelblick etwas Besonderes auffällt.

Schauen Sie sich einen Baum oder etwas anderes in Ihrer Nähe für fünf bis zehn Sekunden an und schließen Sie dann die Augen. Stellen Sie sich das Eingeprägte vor Ihrem geistigen Auge vor und versuchen Sie dabei, sich an so viele Details wie möglich zu erinnern.

Schauen Sie sich einen Baum zunächst nur mit dem linken und dann nur mit dem rechten Auge an. Welche Unterschiede erkennen Sie? Unsere Augen nehmen jeweils unterschiedliche Qualitäten und Stimmungen wahr, die dann erst im Gehirn vermischt werden. Was fällt Ihnen bei der Übung auf? Was können Sie dadurch über sich selbst lernen?

Suchen Sie sich einen Baum, der etwa drei Meter von Ihrem Spiegelplatz entfernt steht, und versuchen Sie, alle Ebenen zwischen Ihnen und ihm

wahrzunehmen. Fokussieren Sie den Baum und erkennen Sie so viele De-
tails wie möglich. Erfassen Sie dann sein ganzes Wesen im Weitwinkel-
blick. Erfassen Sie danach seine Ausstrahlung und seine Umgebung mit
dem Eulenblick. Was fällt Ihnen auf? Gehen Sie zu sich zurück und fragen
Sie sich, was das Betrachten in Ihnen auslöst. Was löst es im Baum aus?
Was macht es mit der Beziehung zwischen Ihnen beiden? Was macht es
mit dem kompletten Platz?

Notieren Sie alle Beobachtungen, wenn Sie zu Hause sind, und achten
Sie darauf, wie sich Ihre Beziehung zum Spiegelplatz verändert, je öfter Sie
diese Übungen machen.

Wie werde ich hellsichtig?

Um unsere medialen Sinne nutzen zu können, ist es wichtig zu wissen, worauf wir den Fokus legen müssen. Es ist ähnlich wie beim Ohrenwackeln. Jeder Mensch hat Muskeln, mit denen er seine Ohren bewegen kann. Meistens sind diese jedoch so wenig ausgebildet, dass wir nicht einmal ein Gefühl dafür haben, wie wir sie anspannen können. Wenn Sie das Ohrenwackeln lernen wollten, müssten Sie also als Erstes den Fokuspunkt an Ihrem Kopf finden, der dafür zuständig ist. Wenn Sie sich dann immer wieder darauf konzentrieren, bekommen Sie ein Gefühl dafür und können ihn schließlich bewusst ansteuern.

Nicht anders ist es mit den Übersinnen. Wir besitzen sie alle, wissen jedoch nicht, wie wir den Fokus legen müssen, wodurch die medialen Wahrnehmungen zumeist nicht in unserem Bewusstsein ankommen. Selbst wenn wir sie zufällig wahrnehmen, wissen wir oft nichts damit anzufangen, weil wir sie noch nicht zuordnen können. Der Fokuspunkt für das Hellsehen befindet sich zwischen den Augenbrauen, etwa 1,5 Zentimeter über der Nasenwurzel, und wird oft auch als *drittes Auge* bezeichnet. Wichtig ist, dass es unterschiedliche Arten des medialen Sehens gibt.

Die erste Form ist das Aurensehen, bei der man die energetischen Körper anderer Wesen wahrnimmt. Es lässt sich mit einem Röntgenblick vergleichen, durch den man alle energetischen Frequenzen erkennen und auswerten kann.

Die zweite Form ist das Seelenlesen, bei dem man den Seelenausdruck hinter der körperlichen Fassade erkennt. Hier ist es so, als würde ein Fernseher im Hintergrund laufen, auf dem man permanent zusätzliche Informationen gezeigt bekommt, wobei stets nur die Informationen auftauchen, die jetzt im Moment benötigt werden.

Obwohl jeder Mensch grundsätzlich beide Varianten des Hellsehens in sich trägt, gibt es fast immer eine, die einem leichter fällt. Dies ist wichtig zu wissen, denn ansonsten ist man schnell frustriert, wenn man sich äußerst schwer damit tut, Auren zu erkennen, aber das Seelenlesen beherrscht, oder andersherum. Gelingt es Ihnen, eine oder beide Varianten zu perfektionieren, werden Sie zu einem Seher, der neben der Schutzmaske der Angst das wahre Sein der Person erkennen kann. Sie sehen nun jeden Schmerz, jede Verletzung und jeden Energieraub, der in der Vergangenheit erlebt wurde, sodass Sie erkennen, wie sehr das aktuelle Sein vom wahren Sein abweicht. Am Anfang ist es oft nicht leicht, mit diesem Wissen umzugehen, doch es ermöglicht eine Form des Heilens, die sonst undenkbar wäre.

Die dritte Form des Hellsehens sind visuelle Eingebungen und Visionen, die wir oft als Tagträume erleben. Auch hierbei bekommen wir Informationen direkt vom Allbewusstsein, wobei dieses in der gleichen universellen Sprache mit uns spricht wie auch in Träumen, Hypnosen und Meditationsreisen. Jedes Wesen, das vollkommen in seinem Gottbewusstsein ist, versteht diese Sprache einwandfrei. Da wir jedoch unseren Verstandesgegenspieler besitzen und vergessen haben, dass wir ein Teil des Allbewusstseins sind, müssen wir erst wieder lernen, die Bildsprache zu verstehen.

Der erste Schritt dabei ist, zunächst in Behagen und Unbehagen zu unterteilen. Mit der Zeit wird das Ganze dann präziser und wir erkennen, dass wir einige Bilder oder Sequenzen wörtlich nehmen müssen, während andere symbolisch gedacht sind. Wieder andere lösen bestimmte Gefühle aus, die es dann zu deuten gilt. Manches bezieht sich auf die Vergangenheit, anderes auf den jetzigen Moment und wieder anderes sind Visionen über die Zukunft. Wenn wir uns einmal unsicher sind, was ein Tagtraum bedeuten soll, legen wir unseren Fokus bewusst auf das dritte Auge und vertrauen darauf, dass das Allbewusstsein alles für uns parat hält, was wir zum Verstehen benötigen. Jede

Botschaft, die wir auf diese Weise bekommen, ist immer direkt auf uns zuge-
schnitten, sodass wir stets alles wissen, um die Nachricht verstehen zu können.

Übung: die Hellsichtigkeit trainieren

*Um das mediale Sehen zu trainieren, schreiben Sie die Namen von fünf
Freunden auf je einen Zettel und konzentrieren sich anschließend auf den
Fokuspunkt zwischen Ihren Augenbrauen. Gehen Sie nun die Freundeslis-
te einzeln durch und achten Sie bei jedem Namen darauf, was für Bilder,
Gefühle und Eingebungen Sie erhalten. Anschließend notieren Sie alles.
Überprüfen Sie bei den nächsten Gesprächen mit den Personen, welche
Eingebungen Sie als bestätigt ansehen können und welche aus Ihrer Fan-
tasie entstanden sind. Weitere Übungen finden Sie im Kapitel »Die ener-
getischen Körper der Lebewesen wahrnehmen« (siehe Seite 186).*

Wahrhaft hören lernen

Wenn wir aus den lauten Städten in die Natur kommen, freuen wir uns besonders über die Stille. Alles ist ruhiger und oft kommt es uns so vor, als gäbe es
hier überhaupt keine Geräusche. Doch der Schein trügt, denn jeder hier draußen kommuniziert miteinander und jeder erzählt uns seine eigene Geschichte.
So wichtig es in der überlauten Zivilisation auch ist, dass wir unseren Gehörsinn drosseln, so sehr wird uns diese Einschränkung in der Natur zum Ver-
hängnis. Denn hier informieren uns die Stimmen des Waldes über alles, was
gerade vor sich geht oder in den nächsten 30 Minuten passieren wird. So ist
es für die Einheimischen der kanadischen Wälder unerklärlich, wie die Stadtmenschen Angst vor Bärenangriffen haben können. Ihre Aussage lautet: »Der
ganze Wald gibt doch mindestens eine halbe Stunde im Voraus Bescheid, wo
ein Bär auftauchen wird.«

Um diesen natürlichen Nachrichtendienst wieder nutzen zu können, muss man ihn jedoch wahrnehmen und verstehen lernen. Das kann uns aber nur dann gelingen, wenn wir unseren Gehörsinn wieder für die Feinheiten der natürlichen Geräusche öffnen. Im Alltag nutzen wir unsere Ohren meist nur so oberflächlich, dass es uns wie Zauberei erscheint, wenn jemand seinen Gehörsinn verfeinert und trainiert hat. So gibt es Musiker, die beim Erklingen eines einzigen Tones die Tonhöhe bestimmen und verschiedenste Klänge auf eine Weise kombinieren können, die in uns starke Gefühle auslöst. Viele Blinde haben ihr Gehör so trainiert, dass sie mithilfe bestimmter Klicklaute ein Radar erstellen, durch das ihre Umgebung wie in einem dreidimensionalen Bild vor ihrem inneren Auge erscheint. Diese Fähigkeiten sind keine besonderen Gaben, sondern lediglich das Ergebnis eines bewussten Hörtrainings, das mit einem Grundverständnis unserer Ohren beginnt.

Über unsere Ohren können wir noch einmal einen ganz anderen Radius der Wirklichkeit wahrnehmen als mit den Augen. Anders als das Licht kann der Schall auch indirekt auf unser Trommelfell treffen, sodass wir sowohl nach hinten als auch durch Wände, Büsche oder andere Hindernisse hindurch hören können. Wie unsere Augen können wir auch unsere Ohren dabei auf bestimmte Geräusche fokussieren, während wir andere ausblenden. Dieses Vorgehen passiert jedoch meist unbewusster als beim Sehsinn, da wir unsere Ohren weder verschließen noch in eine bestimmte Richtung drehen können. Lediglich Hammer und Amboss im Ohr können leicht reguliert werden und das Trommelfell kann sich durch einen Ringmuskel anspannen und lockern. Ohne diese Fähigkeit würde es zerreißen, wenn ein zu hoher Schalldruck auf unser Trommelfell zurast. Die eigentliche Fokussierung findet jedoch in unserem Gehirn statt, wobei sich das Gehirn an dem orientiert, was wir als interessant einstufen. Um sich dabei nicht vom Gegenspieler beeinflussen zu lassen, ist es wichtig, dass Sie zunächst ein echtes Interesse an der Natur und ihren Geschichten sowie an Ihrem eigenen Erwachenszyklus entwickeln. Es hilft nichts, wenn Sie sich zwingen, besser hören zu lernen. Sie müssen Spaß daran haben und voller Spannung und Neugierde in die geheime Sprache der Natur eintauchen wollen. Dann wird sich Ihr Gehör mit der Zeit automatisch verbessern und verfeinern.

Rehohren – wie lerne ich das Rundum-Hören?

Auch für unser Gehörtraining können wir viel von den Tieren lernen. Als Menschen haben wir relativ kleine, starre Ohrmuscheln, die uns ein recht unspezifisches Hören ermöglichen. Rehe und andere Fluchttiere haben hingegen besonders große und bewegliche Ohrtrichter, mit denen sie herankommende Schallwellen gezielt zu ihrem Trommelfell leiten, um so im 360°-Winkel hören zu können. Wenn sie dabei ein verdächtiges Geräusch wahrgenommen haben, können sie ihre Ohrtrichter durch Muskelreflexe gezielt darauf ausrichten und lauschen, woher die Bedrohung kommt. Dadurch sind sie in der Lage, sofort in die andere Richtung zu flüchten.

Übung: Hören wie mit Rehohren

Da wir selbst keine beweglichen Ohrmuscheln haben, können wir sie mit den Händen imitieren. Halten Sie sich dazu die Hände wie zwei Satellitenschüsseln links und rechts an Ihre Ohren und achten Sie genau auf den Unterschied in der Wahrnehmung. Was hören Sie jetzt mehr bzw. lauter? Wie verändert sich Ihr Hören generell? Bewegen Sie Ihren Kopf leicht auf und ab und experimentieren Sie auch mit der Haltung Ihrer Rehohren, indem Sie im 360°-Radius alles um sich herum abscannen. Halten Sie die Hände dazu einmal vor und einmal hinter Ihre Ohren. Wenn Sie ein interessantes Geräusch hören, dann versuchen Sie, es zu orten und genau zu bestimmen, woher es kommt. Wie weit ist es entfernt? An welchem Punkt befindet es sich: oben, unten oder in der Mitte eines Baumes?

Übung: eine Welt aus Geräuschen entstehen lassen

Setzen Sie sich an Ihren Spiegelplatz oder an einen anderen Ort, der von wenigen Störgeräuschen von der Zivilisation beeinträchtigt ist. Schließen

Sie die Augen und konzentrieren Sie sich vollständig auf Ihr Gehör. Lassen Sie zunächst alle Geräusche einfach auf sich wirken und genießen Sie dieses entspannte Lauschen. Anschließend lenken Sie Ihre Aufmerksamkeit auf alle Geräusche, die sich vor Ihnen befinden. Gerne können Sie dafür wieder die Rehohren nutzen.

Fokussieren Sie sich nicht auf ein bestimmtes Geräusch, sondern nehmen Sie alles wahr, was Sie hören können: Vögel, Blätterrauschen, einen Bachlauf, den Wind, menschliche Stimmen und was es sonst noch gibt. Geben Sie den Geräuschen aber keine Namen und ordnen Sie sie auch nicht zu. Dadurch schalten Sie nur Ihren Verstand bzw. Gegner in den Vordergrund, der bei dieser Übung außen vor bleiben soll. Spüren und lauschen Sie zwischenzeitig immer wieder auf Ihren eigenen Atem und kommen Sie dabei in eine angenehme Entspannung. Nach einigen Minuten können Sie Ihre Aufmerksamkeit auf die Geräusche rechts von Ihnen verschieben. Anschließend lauschen Sie hinter sich, dann nach links, nach oben, nach unten und schließlich in die Mitte zu sich selbst.

Wenn Sie nun alles um sich herum wahrgenommen haben, fügen Sie die einzelnen Geräusche zu einem Gesamtbild zusammen. Stellen Sie sich dazu vor, dass Sie in der Mitte einer hellen Kugel sitzen, die Sie nun langsam mit Geräuschen füllen. Lassen Sie für jedes Geräusch ein passendes Bild vor Ihrem geistigen Auge entstehen. Überlegen Sie hier nicht logisch, sondern gehen Sie rein gefühlsmäßig vor. Um Sie herum entsteht nun eine Geräuschwelt, die mit der Zeit genauso plastisch wird wie die visuelle Welt. Mit jedem Ausatmen vergrößert sich dabei die Kugel und mit ihr erweitert sich auch der Radius Ihrer Hörfähigkeit. Achten Sie darauf, dass Sie sich auch weiterhin auf kein Geräusch fokussieren, sondern jedes nur einmal kurz wahrnehmen und sich dann wieder für ein anderes öffnen. Fragen Sie sich: »Was höre ich am lautesten bzw. am leisesten? Welche Geräusche nehme ich intensiv wahr, obwohl sie vielleicht gar nicht besonders laut sind? Welche Geräuschquellen sind am weitesten von mir entfernt, welche befinden sich in unmittelbarer Nähe? Welche Geräusche kommen von hoch oben aus der Luft, welche sind bodennah oder sogar unterirdisch? Was höre ich besonders gerne und was bereitet mir Unbehagen? Welche Geräusche setzen mich in Alarmbereitschaft, welche entspannen und beruhigen mich? Wie stehen die einzelnen Geräusche in Bezug zueinander? Erkenne ich Zusammenhänge, Muster, Abhängigkeiten? Gibt es Regelmäßigkeiten, einen Rhythmus oder ein bestimmtes Intervall, das sich wiederholt? Ab wann ruft jemand einen Alarm aus, weil ein Beutegreifer umherschleicht? Was sagen mir die Geräusche über das Leben im Wald? Was verraten sie über die aktuelle Situation? Kündigen sie mir vielleicht sogar etwas an, was erst in naher Zukunft passieren wird?«

Wiederholen Sie diese Übung regelmäßig und achten Sie dabei auf Veränderungen. Wie entwickelt sich Ihr Gehör mit der Zeit? Was können Sie nun wahrnehmen, das Sie zuvor nicht wahrgenommen haben? Gibt es Veränderungen im Wald an sich oder in der Reaktion der Natur auf Ihre Anwesenheit?

Weitere Spiegelplatzübungen

Genießen Sie zunächst einfach die Erfahrung des Lauschens. Lehnen Sie sich zurück, schließen Sie die Augen und lassen Sie die akustischen Eindrücke der Natur auf sich wirken. Versuchen Sie nicht, etwas zu bestimmen oder zuzuordnen, sondern freuen Sie sich über das, was Sie hören, ganz so, wie Sie es bei einem schönen Konzert machen würden.

Lauschen Sie den Geschichten der Natur und spinnen Sie diese im Kopf weiter. Lassen Sie Ihrer Kreativität dabei freien Lauf. Worüber streiten die beiden Zankvögel oben in der Fichte wohl gerade? Was teilt die alte Eiche ihren jüngeren Brüdern durch ihr Blätterrascheln mit? Was fühlen die Tiere, Pflanzen, Wetterphänomene, wenn sie diese Geräusche aussenden? Geben Sie ihnen einen Charakter, der zu ihren Stimmen passt.

Lauschen Sie aufmerksam in den Wald und versuchen Sie stets, das leiseste Geräusch ausfindig zu machen. Wenn Sie glauben, es gefunden zu haben, horchen Sie noch aufmerksamer, um herauszufinden, ob es ein noch leiseres gibt. Gelingt es Ihnen, an lauten, intensiven Geräuschen vorbei zu hören?

Da im Wald kaum jemand so viel erzählt wie die Vögel, sind sie für das Verstehen der Natur besonders wichtig. Durch ihre vielfältigen Gesänge geben sie uns die Möglichkeit, unser Gehör auf eine ganz besondere Weise zu trainieren. Lauschen Sie daher genau auf die Stimmen und Gesänge der Vögel. Wann unterhalten sie sich? Wann rufen die Nestlinge nach den Eltern? Wann balzen sie? Wann ruft jemand nach seinem Partner? Wann geben sie Alarm und verpetzen einen Beutegreifer? Welche Besonderheiten fallen Ihnen auf? Wie ist die Grundstimmung? Wie verändert sich die Stimmung in Abhängigkeit von der Tages- und Jahreszeit, dem Wetter, ungewöhnlichen Ereignissen und anderen Phänomenen?

Hören Sie für eine längere Zeit einer einzelnen Vogelstimme zu und achten Sie auf alles, was sie besonders und einzigartig macht. Was ist typisch an ihr? Wie ist ihre Tonhöhe, ihre Melodie, ihr Rhythmus, ihr Klangvolumen? Erkennen Sie eine Baseline, also einen Grundtonus, der sie ausmacht? Warum singt der Vogel auf diese Weise? Was will er mitteilen? Wie fühlt er sich? Wiederholen Sie die Übung später mit anderen Vögeln sowie mit dem Blätterrascheln verschiedener Bäume.

Beginnen Sie, Schlüsse zu ziehen und die einzelnen Geschichten der Natur miteinander zu verknüpfen. Was berichtet Ihnen der Wald über sich selbst? Welche Geheimnisse gibt er preis, die Sie ohne aufmerksames Zuhören niemals erfahren hätten?

Wie werde ich hellhörig?

Die Fokuspunkte für das mediale Hören befinden sich zu beiden Seiten des Kopfes etwa zwei Zentimeter oberhalb der Ohrenspitzen. Hier liegen außerdem die Schläfenlappen des Gehirns, hinter denen sich der Teil des Nervensystems befindet, der für die Verarbeitung der Hörwahrnehmung zuständig ist.

Auch beim Hellhören gibt es wieder zwei unterschiedliche Varianten. Zum einen können wir die Wahrheit hinter den Worten oder auch hinter einem Schweigen hören, sodass wir Lügen und Masken entlarven können. Zum anderen sind wir über unsere medialen Ohren auch direkt mit dem Allbewusstsein verbunden und können so die energetische Welt hören. Es ist ein wenig so, als hätten wir einen Kopfhörer auf, der mit dem Allwissen verbunden ist und über den wir Worte, Dialoge oder auch Lieder empfangen, die sonst niemand hört und die uns eine kosmische Botschaft übermitteln. Es sind jedoch keine Stimmen, die wir selbst mit unseren Gedanken erzeugen, sondern Eingebungen, die vom Allbewusstsein in uns hineingesprochen werden. Da es nicht leicht ist, zwischen unseren inneren Gedankenstimmen und der Stimme des Allbewusstseins zu unterscheiden, muss dieser Sinn besonders geschult werden.

Übung: die Hellhörigkeit trainieren

Besuchen Sie einen Ort, an dem sich viele Menschen aufhalten, und lauschen Sie ihren Gesprächen zunächst mit den physischen Ohren. Konzentrieren Sie sich dann auf die Fokuspunkte des medialen Hörens und versuchen Sie, etwas zu hören, was außerhalb der Traumillusion liegt, in der sich die Menschen unterhalten.

Wahrhaft riechen lernen

Unser Geruchssinn wird im Alltag eher stiefmütterlich behandelt, denn alle modernen Medien sind nur über die Augen und Ohren wahrnehmbar. So brauchen wir unsere Nase in der Regel nur, um zu erkennen, ob etwas stinkt oder lecker riecht. Dabei vergessen wir jedoch, dass unser Geruchssinn für unser Leben eine ganz besondere Bedeutung hat, denn anders als die Augen und Ohren, deren Sinneseindrücke sehr stark von unserem Verstand bzw. Gegner interpretiert und vorsortiert werden, ist unsere Nase intensiv mit unserer Intuition verbunden. Daher ist das Riechen der wohl leichteste Schlüssel zum Gottbewusstsein.

Starke Gerüche nehmen wir direkt und bewusst wahr und verknüpfen sie sofort mit Gefühlen und Stimmungen. Selbst wenn wir uns an Gesichter und Stimmen kaum noch erinnern können, bleibt uns der Geruch, den wir mit einem Erlebnis verbinden, meist ewig im Gedächtnis.

Noch spannender sind jedoch die seichten Gerüche, die wir bewusst kaum noch wahrnehmen, denn sie bestimmen maßgeblich, ob wir einen Menschen sympathisch oder unsympathisch finden, ob wir uns wohlfühlen oder ob uns etwas Unbehagen bereitet. Wir wittern Gefahr, Ekel, sexuelle Anziehungskraft, Überheblichkeit und vieles mehr. Die Nase ist unser Gefühlsriecher. Würden wir uns auf sie vollkommen verlassen, könnten wir uns nie falsch entscheiden. Anstatt uns jedoch von ihr leiten zu lassen, haben wir es uns in der Zivilisation angewöhnt, unseren natürlichen Geruch so gut wie möglich mit Parfum, Seifen und anderen chemischen Duftstoffen zu überdecken. Unbewusst spüren wir, dass unser Geruch weit mehr über uns aussagt, als uns lieb ist. Wir empfinden ihn und die darin enthaltenen Informationen als unangenehm und versuchen ihn so gut es geht zu maskieren. Er verrät die Konzentration an Säuren und Giftstoffen in unserem Körper und zeichnet damit sowohl unsere Ernährungs- und Lebensgewohnheiten wie auch unseren Gesundheitszustand ab. Er verrät, ob wir Angst haben, aufgeregt, nervös, angespannt, gestresst, glücklich oder sexuell erregt sind.

Seher und Mentalisten nehmen rund die Hälfte ihrer Informationen rein über die Witterung wahr und erkennen so, wie es um den körperlichen und geistigen Zustand einer Person steht. Aus diesem Grund empfangen schamanische Heiler einen Patienten nur, wenn er keine künstlichen Duftstoffe an sich hat.

Selbst wenn wir längst weitergezogen sind, bleibt unser Geruch in der Luft zurück und kann weiterhin wahrgenommen werden. So wie wir Fußabdrücke in der Erde hinterlassen, hinterlassen wir auch Geruchsspuren in der Luft. In der Tierwelt sind diese von unvergleichlicher Bedeutung. Jäger wittern damit ihre Beute, Eltern ihre Kinder und Rivalen einen Eindringling in ihrem Revier. Wenn wir lernen, unseren Geruchssinn wieder zu verfeinern, können wir eine ganz neue Welt wahrnehmen und so mit der Natur in einen Kontakt treten, der für uns bislang unvorstellbar war. Die frohe Botschaft dabei ist, dass unsere Nase das erste Sinnesorgan ist, das sich ganz automatisch regeneriert, wenn wir wieder raus in die Natur gehen.

Übung: Riechen wie ein Spürhund

Hunde sind berühmt für ihre Fähigkeit, selbst die feinsten Gerüche wahrzunehmen. Nicht umsonst werden sie bei Drogenkontrollen und zum Aufspüren von Lawinenopfern zurate gezogen. Sie besitzen eine große, feuchte Nase, mit der sie alles um sich herum wittern können, fast so, als würden sie mit ihrer Nase sehen.

Imitieren Sie bei dieser Übung das Schnüffeln eines Hundes, indem Sie sich Ihre Nase leicht anfeuchten, die Augen schließen und sich vollkommen auf Ihren Geruchssinn konzentrieren. Was nehmen Sie wahr? Wie viele unterschiedliche Gerüche können Sie erschnuppern? Woher kommen diese Gerüche? Wie weit sind sie entfernt? Welche von ihnen sind angenehm, welche nicht?

Übung: Atemtechniken zum intensiven Riechen

Experimentieren Sie mit verschiedenen Techniken zum Atmen. Schnüffeln Sie mit kurzen, schnellen Atemzügen wie ein Hund. Wechseln Sie dann zu einem tiefen, langsamen Atemrhythmus und versuchen Sie, mit jedem Einatmen so viele Geruchsstoffe wie möglich in sich aufzusaugen. Probieren Sie nun ein stoßweises Atmen und saugen die Luft so schnell wie mög-

lich durch die Nase ein. Wie verändert sich Ihre Geruchswahrnehmung durch die verschiedenen Techniken? Wann riechen Sie am meisten, wann am wenigsten? Nehmen Sie mit einem Atemrhythmus Gerüche wahr, die Sie mit den anderen nicht wahrnehmen konnten?

Übung: blindes Fährtenlesen

Unsere Nase wird deutlich sensibler, wenn wir unseren dominanten Sinn, den Sehsinn, für eine Weile ausschalten. Binden Sie sich daher eine Augenbinde um und streifen Sie blind durch den Wald. Gehen Sie langsam und vorsichtig und suchen Sie sich ein Gelände, in dem Sie sich sicher fühlen. Achten Sie vor allem auf Ihren Geruchssinn und versuchen Sie, sich mit Ihrer Nase zu orientieren. Verbinden Sie die Gerüche mit Duftnoten aus Ihrer Erinnerung und ordnen Sie sie ein. Vielleicht kommen Sie an eine Stelle, an der es wie in einem Schweinestall oder in einem Kaninchenkäfig riecht. Dies könnte ein Hinweis auf eine Wildschweinfährte oder auf Höhlen von Nagetieren sein. Wenn Sie einen markanten Geruch erspürt haben, öffnen Sie Ihre Augen und finden Sie heraus, was diesen Geruch verursacht hat.

Übung: jemanden riechen können

Achten Sie im Kontakt mit anderen Menschen ganz bewusst auf deren Geruch. Wie riecht ein Mensch, den Sie sympathisch finden, und wie riecht ein unsympathischer? Wie riecht er, wenn er Angst hat, nervös, traurig oder wütend ist? Steht er zu seinem Geruch oder hat er ihn mit künstlichen Geruchsstoffen überdeckt? Wenn ja, was sagt die Wahl seines Parfums über ihn aus? Was kann man unter der Geruchsmaskierung trotzdem noch wittern?

Weitere Spiegelplatzübungen

Genießen Sie zunächst wieder nur die Erfahrung des Riechens. Schließen Sie die Augen und blockieren Sie Ihren Hörsinn bei Bedarf mit Ohrenstöpseln oder Lärmschutzkopfhörern von der Baustelle. Konzentrieren Sie sich ganz auf das, was Ihre Nase Ihnen mitteilen will, und freuen Sie sich über die Gerüche der Natur.

Schauen Sie sich in der Nähe Ihres Spiegelplatzes um und nehmen Sie alles geruchstechnisch unter die Lupe. Schnuppern Sie an den Bäumen, den Gräsern, der Erde, den Steinen, dem Wasser und was Sie sonst noch finden. Was fällt Ihnen dabei auf? Erkennen Sie Unterschiede und Gemeinsamkeiten?

Achten Sie ganz bewusst auf den Grundgeruch zu unterschiedlichen Tages- und Jahreszeiten sowie bei verschiedenen Wetterlagen. Wie riecht es kurz vor oder kurz nach dem Regen? Wie riecht es im Frühjahr, wie im Herbst oder im Winter? Riecht es morgens anders als mittags oder abends? Was macht die Unterschiede aus? Welche Rückschlüsse können Sie aus dem Geruch über die Grundstimmung und die Geschehnisse im Wald ziehen?

Wahrhaft schmecken lernen – den Geschmacksheiler reaktivieren

Solange wir noch auf natürliche Weise lebten, verriet uns unser Geschmackssinn, was unser Körper braucht, um alle wichtigen Nährstoffe zu erhalten und um sich selbst zu heilen und zu regenerieren. Wenn unsere Leber Bitterstoffe benötigte, empfanden wir Lust auf Bitterstoffe, sie waren dann besonders lecker. Brauchte unser Körper Eiweiß, dann war unser Appetit gerade darauf besonders groß. Allein durch den Geschmack wussten wir, ob eine Pflanze für uns giftig ist oder nicht. Leider funktioniert dieses System durch das Essen von industrieller Nahrung nicht mehr. Denn diese enthält große Mengen an Sucht- und Giftstoffen, durch die unser Geschmackssinn ausgetrickst und teilweise vollkommen lahmgelegt wird. Gleichzeitig nehmen wir uns durch den betäubten Geschmackssinn auch ein riesiges Genussfeld in unserem Leben weg. Um unsere Heilerkraft zurückzuerhalten, ist es also wichtig, unseren Geschmackssinn wieder zu regenerieren. Dazu müssen wir zunächst unsere Essensgewohnheiten verstehen.

Unsere Ernährung besteht heute im Schnitt zu 95 Prozent aus nur vier Grundbestandteilen: Getreide, Milch, Schweinefleisch und Zucker. Schweinefleisch macht etwa 95 Prozent unseres Fleischkonsums aus, enthält Geschmacksstoffe, die uns süchtig machen, und erzeugt im Körper nachweislich Entzündungen. Auch Getreideprodukte halten uns in einer Suchtspirale gefangen. Hinzu kommt, dass wir den Glutengehalt des Weizens von ursprünglich 3 Prozent auf stolze 50 Prozent hochgezüchtet haben. Das Korn besteht also nun zu 50 Prozent aus einer klebrigen Masse, die sich in unseren Darmzotten festsetzt und die Aufnahme von Mineralien, Spurenelementen und Vitaminen behindert. Diese wirken jedoch wie kleine Handwerker, ohne die unser Körper seine Reparaturarbeiten nicht mehr richtig ausführen kann.

Zucker kommt in der Natur nur als Bestandteil von Früchten und Nektar vor. Essen wir ihn hingegen in extrahierter Form, ist das, als würde unser Körper einen kompletten Apfel erwarten, aber nur den Zuckeranteil bekommen. Bei der Verdauung eines ganzen Apfels verbrennt dieser langsam und gleichmäßig wie ein Buchenscheit. Die Energie des reinen Zuckers verpufft jedoch wie bei einer Mehlstaubexplosion und versetzt unseren Körper dadurch in einen Todesangstkonflikt. Adrenalin und Insulin werden ausgeschüttet und der Körper mobilisiert alle Kräfte, um die Zuckerexplosion einzudämmen. Dass dies nicht gesund sein kann, zeigt sich darin, dass bereits ein Esslöffel Zucker am Tag ausreicht, um chronische Entzündungen hervorzurufen. Wenn die Lebensgefahr der Zuckerexplosion überstanden ist, setzt der Körper anschließend Glückshormone frei, durch die ein künstliches Glücks- und Zufriedenheitsgefühl ausgelöst wird, sodass wir wieder in die Friedenslinie des Körpers gleiten können. Das Glücksgefühl, das dadurch entsteht, macht uns so süchtig, dass Zucker in Fachkreisen als die wohl härteste Droge der Welt gilt. Bei Laborratten rief der Zucker beim Entzug sogar heftigere Entzugserscheinungen hervor als LSD.

Auch Kuhmilch gibt uns ein ähnliches Glücksgefühl. Als wir an Mutters Brust gesaugt haben, war die Welt in Ordnung und wir fühlten uns sicher, geliebt und glücklich. Als Erwachsene wollen wir dieses Gefühl wieder haben. Leider können wir das Kalzium der Kuhmilch nicht aufschließen und in Knochensubstanz umbauen, sondern müssen es als Abfallprodukt ausscheiden. Dabei verbrauchen wir sogar mehr Körperenergie, als wir von der Milch erhalten. Wir machen also ein Minusgeschäft. Jeder siebte Deutsche verträgt zudem keine Milchprodukte. Und ein Liter Milch enthält so viel Milchzucker, dass er chronische Entzündungen auslösen könnte.

Die Rinderwachstumshormone in der Milch, die für die optimale körperliche Entwicklung der Kälber zuständig sind, führen bei Mädchen dazu, dass sie einige Jahre früher in die Pubertät kommen.

Könnten unsere vier Hauptnahrungsbestandteile also noch unartgerechter sein, als sie sind?

Unsere Nutztiere bekommen ein Kraftfutter aus Soja, Mais und anderen Bestandteilen, die sie von Natur aus niemals fressen würden. Wir selbst ernähren uns nicht anders. Unsere Feldpflanzen tränken wir mit Abfällen aus der Ölproduktion, die wir dann Pestizide und Kunstdünger nennen. Sie enthalten Quecksilber, Blei, Fluoride und weitere Toxine und werden von den Pflanzen wie von einem Schwamm aufgesaugt. 98 Prozent jeder Pflanze sind mit dem Giftgemisch durchzogen. So nehmen wir über unsere Nahrung in Deutschland jährlich 1,76 Kilogramm Gift in uns auf, das ähnlich giftig ist wie Arsen. Können Sie sich jetzt vorstellen, warum unsere Entgiftungsorgane so sehr überlastet sind?

Der Dung der Tiere, die Kraft- bzw. Industriefutter fressen, zählt laut Gesetz als Sondermüll. Wie wird es da um unseren Menschenkot bestellt sein? Und weil dies noch nicht reicht, ergänzen wir unsere Nahrung noch mit weiteren Giftstoffen. Die Bezeichnung *Geschmacksverstärker* für Glutamat ist irreführend, denn es ist ein Rauschmittel, das direkt ins Blut übergeht und ein künstliches Hungergefühl erzeugt. Damit wir es nicht gleich entlarven können, wurden viele Decknamen wie Hefeextrakt, hydrolysiertes Gemüseprotein, Sojaextrakt und Würze entwickelt. Aspartam besitzt die 200-fache Süßkraft wie

Zucker. Noch vor wenigen Jahren wurde es als Kriegswaffe verwendet. Heute finden wir es in Kaugummis, Softdrinks, Lightprodukten, Bonbons, Fertiggerichten und Schokoriegeln. Seine Nebenwirkungen reichen vom kleinen Kopfschmerz bis zum Tod.

Fassen wir also noch einmal zusammen: Anstatt uns artgerecht zu ernähren und unserem Geschmackssinn zu vertrauen, der uns stets genau mitteilt, was wir benötigen, ernähren wir uns nun von Lebensmitteln, die uns zum einen schaden und zum anderen süchtig machen. Wie konnte es dazu kommen?

Das Prinzip dahinter ist einfach. Unser Ziel als Gottpartikel ist stets, die Liebe maximal auszudehnen, und das können wir eben nur dann, wenn wir unseren Erwachungsmoment so lange wie möglich hinauszögern. Unser Gegner hat also die göttliche Aufgabe, uns zu Beginn unseres Lebens so gut es geht von unserem wahren Sein abzubringen und uns dann den Rückweg so komplex wie möglich zu gestalten. Aus diesem Grund nehmen wir auch die erste Hälfte unseres Lebens meist als sehr hart und unangenehm wahr. Wir haben keine Ahnung, wer wir sind, und ziehen dadurch fast automatisch viele Situationen in unser Leben, die an die Grenze des Erträglichen gehen. Um mit dieser harten Welt umgehen zu können, kommen uns die kleinen Suchtglücksbringer gerade recht. Durch sie gelingt es uns, für einen Moment Abstand vom hektischen Leben zu gewinnen, locker zu werden und endlich glücklich zu sein. Wenn es uns schlecht geht, essen wir eben einen Zuckerriegel. Wenn der Stress zu viel ist, trinken wir ein Feierabendbier oder ein Glas Wein. So werden wir immer mehr zu Glückshormonjunkies und nehmen in Kauf, dass wir uns auf diese Weise selbst schaden. Obwohl Alkohol reines Nervengift ist, trinken wir weltweit mehr Liter Wodka, Bier und Wein als Trinkwasser. Wir rauchen, obwohl wir wissen, dass über 5000 verschiedene Giftstoffe pro Atemzug in unseren Körper wandern. Jeder Siebte ist alkoholsuchtgefährdet. Jeder neunte Jugendliche bis 16 raucht. Warum? Schon nach sieben Sekunden dockt der Rauch an den Suchtrezeptoren an und spült Glückshormone in den Körper. Auch der Genuss von Zucker, Schweinefleisch, Milch und Getreideprodukten schenkt uns diese Glücksmomente, die uns die Alltagshärte für einen Moment vergessen lassen. Der Unterschied zu harten Drogen ist nur, dass Alltagssuchtstoffe nicht psychotoxisch wirken. Sie rufen also keine Persönlichkeitsveränderung hervor.

Noch einmal im Klartext: Drogen können uns niemals helfen, unser Bewusstsein zu erweitern. Bei harten Drogen tritt eine Persönlichkeitsveränderung ein. Sie schalten unsere Schutzmechanismen aus und wir springen so wie von einer Klippe ins Meer, wobei wir die Gefahren nicht mehr einschätzen können. Die Alltagssüchte sind jedoch nicht weniger gefährlich, denn sie verändern die Gehirnstruktur so, dass wir ständig die Dosis erhöhen müssen. Außerdem wird der Konsum des Suchtstoffes zu einer Gewohnheit, sodass eine Gewohnheitsabhängigkeit entsteht.

All dies führt dazu, dass wir den Hauptfokus in unserem Leben auf die Suchtstoffe legen und dabei vergessen, dass wir eigentlich herausfinden wollten, wer wir wirklich sind. Der Gegner ist seinem Ziel also näher gekommen. Was aber wäre, wenn er den Geschmackssinn nicht so drastisch verwirren würde? Dann hätten wir noch immer den inneren Medizinmann in uns. Unser Geschmackssinn würde stets das verlangen, was wir zur Heilung benötigen. Das Dramatische ist, dass die Alltagssuchtstoffe uns nicht nur künstliche Glücksmomente schenken, sie vernebeln zusätzlich auch noch unsere Sinne, sodass wir zum einen die Welt nicht mehr als so hart wahrnehmen müssen und zum anderen unser innerer Medizinmann vollkommen lahmgelegt wird. Was sich im ersten Moment befreiend anfühlt, macht uns jedoch bedeutend unglücklicher, denn nun nehmen wir auch das Schöne nur noch drastisch gedämpft wahr.

In Bezug auf unseren Geschmackssinn hat das zur Folge, dass wir immer größere Geschmackshighlights erleben wollen. Alles muss noch intensiver und künstlicher schmecken. Geschmacksverstärker und Süßungsmittel werden unsere besten Freunde. Der göttliche Geschmackssinn weiß, was wir zum Genesen brauchen. Ihm ist klar, dass die Leber eine Nahrung benötigt, die zu 70 Prozent aus Bitterstoffen besteht. Nun aber schreien die Suchtrezeptoren im Gehirn nur noch lauthals nach Suchtstoffen und verändern unsere Geschmackswahrnehmung, sodass wir alle Nahrungsmittel, die wir für ein artgerechtes und gesundes Leben brauchen würden, kaum noch herunterwürgen können. Teilweise überkommt uns sogar Brechreiz, wenn wir Bitterstoffe zu uns nehmen. Wir wissen nicht mehr, welcher Lebenssprit für uns der richtige ist. Alles muss noch extremer sein, noch schärfer, süßer, saurer oder was auch immer. Unser Geschmackssinn ist süchtig nach Extremen. Plötzlich können wir nicht mehr erkennen, wer wir in Wirklichkeit sind, und es wird uns unmöglich, uns mit dem Allbewusstsein zu verbinden, da unsere Sinne betäubt sind. Der Gegner hat erreicht, was er erreichen wollte. Unser Weg zur Erleuchtung und somit der Weg zur Befreiung vom Leidensdruck ist maximal in die Ferne gerückt, sodass sich die Liebe maximal ausdehnen kann.

Aber nicht nur das: Je stärker unsere Sinne gedrosselt sind, desto stärker kann uns der Gegenspieler in die Irre führen, ohne dass wir erkennen, dass wir auf dem Holzweg sind. Wir spüren es einfach nicht. Aber nicht nur das, auch der Gegendruck, weil wir uns verirrt haben, wird nicht mehr so intensiv wahrgenommen. Gott muss uns also immer mehr Leidensdruck schicken, bis wir erwachen. Wir halten nun also mehr Druck bzw. Negativität aus, da wir durch die Sinnesdezimierung alles nur noch gedämpft wahrnehmen. Aus diesem Grund können wir uns viel leichter gegen unsere Herzstimme entscheiden und gegen uns handeln.

Dies ändert sich erst, wenn wir langsam ins Erwachen kommen. Mit jedem Schritt zum Sein wird der Emotionstrainer in Form des Drucknavigators deutlicher. Er ahndet nun jedes Vergehen. Hier muss man die Zweiphasigkeit verstehen. Oft fragen wir uns, warum gerade wir mit dem Leidensdruckkörper gestraft werden. In der ersten Phase will der Gegner, dass wir uns maximal verirren. Ergo schenkt er uns keinen Drucknavigator, sodass wir den richtigen Weg nicht entdecken können. Genau deshalb gibt es Menschen, die permanent gegen sich handeln, ohne einen Leidensdruck zu erhalten. Kommen wir jedoch in die zweite Phase, dann will uns der Verwirrer plötzlich als Vater nach Hause führen. Schlagartig erhalten wir Druck von jeder Seite, sodass wir den Weg zur Erleuchtung finden können. Zunächst ist Gott also ein »Arsch«, der uns verwirrt und maximal vom Weg abbringt, sodass sich die Liebe maximal ausdehnen kann. Haben wir uns dann in seinen bzw. unseren Augen weit genug verlaufen, schickt er uns den »Engel«, der uns durch den Druckkörper den Weg nach Hause zeigt.

Wenn wir nun erkennen, dass die Welt in Wirklichkeit nicht hart und grausam, sondern reine Liebe ist, benötigen wir auch die Sinnesdrosselung nicht mehr. Wir können anfangen, die Alltagssuchtmittel wegzulassen, sodass wir uns wieder an unsere natürliche Nahrung gewöhnen und so auch unsere Sinnesleistung wieder reaktivieren können. Wenn wir vollständig erkannt haben, dass wir Gott sind und dass alles Liebe ist, erkennen wir auch, dass jede Form der Nahrung, und sei sie noch so vergiftet, in Wahrheit reine Lichtliebe ist. Wenn wir dies vollständig erkannt und verinnerlicht haben, ist es egal, was wir essen, da wir immer nur die reine Liebesenergie in uns aufnehmen.

Solange wir uns jedoch noch mit unserer Traumgeschichte identifizieren und nicht zu 100 Prozent in unserem Gottbewusstsein sind, wirkt sich auch die Traumqualität der Nahrung auf uns aus, und so ist es extrem wichtig, dass wir auf unsere Nahrung achten. Andernfalls nehmen wir über sie auch all das Leid und die Nichtliebe auf, die durch unsere nicht artgerechte Nahrungsproduktion entsteht, sodass wir uns selbst von unserem Weg abbringen.

Haben wir zum Teil erkannt, dass wir Gott sind, können wir unsere Nahrung vor dem Essen energetisieren und harmonisieren, indem wir sie segnen, sodass sie trotzdem nährend und heilend wirkt. Dies gelingt uns stets in dem Maß, in dem wir von unserer eigenen Heil- und Segnungskraft überzeugt sind.

Um die Sinne wieder zu mobilisieren, müssen wir verstehen, dass der Sehsinn aufgrund der harten Bilder, die wir durch den Gegner sehen durften, gedämpft wurde, aber auch der Geschmacks-, der Gefühls- und Gehörsinn. So wollen wir die grellen und lauten Geschmäcker, Töne, Bilder und negativen Berührungen drosseln. Der Geruchssinn ist wohl der Sinn, der am wenigsten gedrosselt wurde. Er ist untrennbar mit der Intuition verbunden. Wenn wir sie öffnen, öffnen wir auch den Geruchssinn. Wenn wir wieder riechen können, ist es ein Leichtes zu wittern, was uns guttut. Und dann kann plötzlich der Geschmackssinn vom Geruchssinn lernen. Wenn wir Gefahren wittern, brauchen wir uns vor bösen Bildern oder Tönen nicht mehr fürchten. Wir brauchen also nur einen einzigen freigelegten Sinn und alle werden ihm schlussendlich folgen.

Übung: blindes Essen

Verbinden Sie sich vor dem Essen die Augen und nehmen Sie Ihre Mahlzeiten blind zu sich. Konzentrieren Sie sich ausschließlich auf Ihren Geschmackssinn und versuchen Sie, die unterschiedlichen Geschmacksnuancen herauszuschmecken. Achten Sie darauf, wie sehr die Lebensmittel wirklich nach dem schmecken, nach dem sie in Ihren Augen schmecken sollen. Wie viel vom Geschmack macht normalerweise die Optik aus? Erkennen Sie viele Lebensmittel überhaupt, wenn Sie sie nicht sehen?

Weitere Spiegelplatzübungen

Schließen Sie die Augen und atmen Sie eine Weile ganz bewusst durch den offenen Mund ein und aus. Versuchen Sie dabei, den Geschmack der Luft wahrzunehmen. Wiederholen Sie diese Übung zu unterschiedlichen Zeiten und bei unterschiedlichem Wetter. Was verändert sich?

Nehmen Sie Geschmacksproben von den Wesen in Ihrer Umgebung. Lecken Sie an den Steinen, Blättern, Stängeln und Stämmen um Sie herum und prüfen Sie, wie sich das anfühlt. Was verrät Ihnen der Geschmack über die Inhaltsstoffe, die Zusammensetzung, die Mineralien in den Dingen? Was verrät er Ihnen über ihre Seele? Wann verändert sich der Geschmack und vor allem zu welcher Zeit?

Wahrhaft fühlen lernen

Sehen, Hören, Riechen und Schmecken gehören zu unseren Sekundärsinnen. Wenn einer oder auch mehrere von ihnen ausfallen, sind wir noch immer überlebensfähig und unser Gehirn konzentriert sich vermehrt auf die übrigen Sinne. Ohne unseren Tastsinn hingegen könnten wir nicht überleben. Wir hätten keinen Bezug mehr zu unserer Umgebung, wären vollkommen orientierungslos und würden es nicht einmal mehr merken, wenn wir uns verletzen. Der Tastsinn ist ein sogenannter Primärsinn, mit dem wir in einen unmittelbaren Austausch mit unserer Umgebung treten. Das Sinnesorgan, mit dem wir fühlen, ist unsere Haut, also das größte Organ, das unser Körper besitzt.

Alle Sekundärsinne können mehr oder minder stark von unserem Verstand vorgefiltert und verfälscht werden. Unsere Haut gibt ihre Gefühlsimpulse jedoch ungefiltert an unser Bewusstsein weiter. Dadurch verbindet uns der Tastsinn am direktesten und intensivsten mit der Außenwelt. Jedes Kind hat den natürlichen Impuls, die Dinge in seiner Umgebung nicht nur zu sehen, sondern auch anzufassen und zu erfühlen. Leider bekommen wir diesen Wunsch nach einer direkten Verbindung meist sehr schnell abtrainiert. »Anschauen ja, aber nicht berühren!«, lautet die Devise. Doch oft bekommen wir erst durch die direkte Berührung ein Gefühl für die Seele der Dinge. Diese Direktheit bringt uns auch wieder in Kontakt mit dem eigenen inneren Kind. Wenn wir etwas mit der Haut erfühlen, dann fühlen wir uns damit verbunden. Das Berühren eines anderen Menschen erzeugt Intimität und Nähe, die ohne Berührung niemals möglich wäre. Fühlen erzeugt das Gefühl von Geborgenheit und Erdverbundenheit. Der direkte, fühlbare Kontakt zur Erde stärkt zudem unser Urvertrauen.

Im Alltag verlassen wir uns jedoch meist nur wenig auf unser Gefühl und auf unseren Tastsinn. Dadurch haben wir verlernt, ihm zu vertrauen und die Impulse, die wir über unsere Haut bekommen, direkt in unsere Entscheidungen mit einzubinden. Durch unsere Kleidung schirmen wir unseren Körper außerdem stark von der Außenwelt ab. Vor allem, wenn wir in der Natur unterwegs sind, tragen wir gerne winddichte Jacken und dicke Schuhe, sodass wir kaum noch Informationen über die Haut aufnehmen können. Stattdessen suchen wir uns den Weg mit den Augen. Wir schauen bewusst einige Meter vor uns auf den Boden, um Stolpersteine ausfindig zu machen, über die wir steigen müssen. Daher bekommen wir von unserer Umgebung kaum etwas mit. Unsere Füße sind jedoch in der Lage, ihren Weg allein zu finden. Wir müssen ihnen nur vertrauen und ihnen die Möglichkeit geben, den Boden wieder zu erspüren. Schuhe mit dicken Sohlen sind dabei kontraproduktiv, denn je mehr unsere Füße vom Untergrund mitbekommen, desto gezielter können sie darauf reagieren. Streifen Sie daher mit dünn besohlten Schuhen oder barfuß durch die Natur und vermeiden Sie es ganz bewusst, auf den Boden zu blicken. Gehen Sie zunächst langsam und bedächtig und lassen Sie Ihre Füße selbst den richtigen Tritt finden. Wenn Sie im Weitwinkelblick schauen, bekommen Sie genügend Informationen über den Weg aus den Augenwinkeln mit. Lassen Sie auch ganz bewusst regen- und winddichte Kleidung weg, sodass Sie die Natur und die Wettereinflüsse direkt auf Ihrer Haut spüren.

Übung: mit den Händen und Füßen sehen lernen

Suchen Sie sich für diese Übung einen Platz im Wald, an dem Sie sich sicher fühlen und an dem es keine Dornen oder andere Verletzungsrisiken gibt. Stecken Sie nun einen kleinen Ast in den Waldboden, der Ihren Ausgangspunkt markiert. Verbinden Sie sich dann die Augen und gehen Sie von diesem Punkt aus 20 Meter genau gerade in eine Richtung. Erfühlen Sie dabei den Boden mit den Füßen und Ihre Umgebung mit den Händen. Spüren Sie ganz genau, was um Sie herum vor sich geht, und prägen Sie sich alles ein. Achten Sie auf jede Auffälligkeit. Wie ist der Bodenbelag, die Bodenfeuchtigkeit, die Festigkeit und so weiter? Geht es bergauf oder bergab? Woher weht der Wind? Wo spüren Sie die Wärme der Sonne auf Ihrer Haut? Nach zwanzig Metern halten Sie an, drehen sich um genau 180 Grad und gehen exakt den gleichen Weg zurück, zu Ihrem Ausgangspunkt.

Am Anfang kann es hilfreich sein, diese Übung auf allen vieren zu machen, da Sie so mit den Händen noch mehr Details ertasten können. Wenn Sie Ihren Markierungsstab zunächst nicht wiederfinden, ist das keine Schande. Fragen Sie sich, wo Sie den Faden verloren haben. Was hat Ihnen gefehlt, um sich zum Ziel tasten zu können? Worauf können Sie beim nächsten Mal mehr achten? Wiederholen Sie diese Übung regelmäßig und achten Sie darauf, wie sich Ihr Tastsinn verändert.

Der Sinn der Übung: Je genauer Sie alles wahrnehmen und sich einprägen, desto schwieriger ist es, sich zu verlaufen. Es aktiviert zudem den Wunsch, sich auch im absoluten Dunkeln einer Gefühlsblockade wieder orientieren zu wollen.

Übung: den Wald erfühlen

Achten Sie bei den nächsten Streifzügen durch den Wald ganz bewusst auf alles, was Sie spüren und fühlen können. Wo ist es besonders windig, wo vollkommen windstill? Wo ist es wärmer, wo kälter? Wie verhält es sich mit der Luftfeuchtigkeit? Ist sie überall gleich? Fragen Sie sich dabei auch, was die Waldbewohner mit diesen Informationen anfangen würden. Welchen Platz würde sich ein Reh suchen, wenn es ungestört dösen will? Wo würde es sich positionieren, um Angreifer früh wahrzunehmen? Welche Route würde ein Jäger nehmen, um seine Beute zu wittern, ohne sich dabei selbst zu verraten? Wenn Sie auf Rehbetten, Fuchsbauten oder andere Behausungen oder Rastplätze von Tieren treffen, fragen Sie sich: Warum hat sich das Tier für genau diesen Platz entschieden? Was hat es hier gespürt, das ihm zugesagt hat?

Wiederholen Sie diese Übung zu verschiedenen Jahreszeiten und fühlen Sie nach, wann welcher Platz besonders angenehm oder unangenehm ist.

Der Sinn der Übung: Wenn man erspürt, was Tiere benötigen, um sich behaglich und sicher zu fühlen, lernt man sehr viel darüber, was man selbst benötigt, um sich sicher und behaglich zu fühlen.

Übung: den eigenen Puls wahrnehmen

Suchen Sie sich einen Platz im Wald, an dem es absolut windstill ist und an dem Sie nicht zufällig von einem Wanderer oder Spaziergänger über-

rascht werden können. *Setzen oder legen Sie sich nackt (wenn sie gestört werden könnten, mit Shorts oder Bikini) auf den Boden und spüren Sie für ein oder zwei Minuten einfach nur sich selbst an diesem Platz. Was können Sie wahrnehmen? Wie fühlen Sie sich? Wenn es kalt ist, versuchen Sie, sich trotzdem zu entspannen, die Muskeln locker zu lassen und die Kühle einfach nur wahrzunehmen. Wenn Ihnen das nicht gelingt, nehmen Sie Ihre Verkrampfung wahr und spüren Sie in diese hinein.*

Versuchen Sie nun, mit Zeige- und Mittelfinger alle Stellen an Ihrem Körper zu ertasten, an denen Sie Ihren Puls fühlen können. Beginnen Sie dabei ruhig mit den einfachen Punkten wie Hals- oder Pulsschlagadern. Versuchen Sie es dann an anderen Stellen. Am Kopf, den Füßen, den Beinen, dem Rücken und überall, wo es Ihnen sonst noch einfällt. Wiederholen Sie diese Übung zu verschiedenen Jahreszeiten und achten Sie darauf, was sich verändert. Können Sie mit der Zeit an Stellen einen Puls fühlen, an denen Sie ihn zuvor nicht wahrgenommen haben? Was können Sie über den Puls noch lernen? Wie energievoll schlägt er? Was sagt er über Ihre Körperkonstitution aus?

***Der Sinn der Übung:** Je genauer Sie den Puls tasten können, umso mehr können Sie später als Heiler aus dem Puls Ihres Patienten ablesen. Wie viel Lebensenergie besitzt er? Ist er nervös? Befindet er sich in einer Dauerhektik oder ist er entspannt?*

Weitere Spiegelplatzübungen

Setzen Sie sich aufrecht hin, schließen Sie die Augen und konzentrieren Sie sich auf alles, was Sie mit Ihrem Tastsinn wahrnehmen können. Wie warm oder kalt fühlt sich Ihre Umgebung an? Wie der Boden unter Ihnen? Wie Ihre Kleidung? Wie verhält sich die Luft? Fühlen Sie einen Windhauch? Spüren Sie auch in Ihren Körper hinein. Wie fühlt sich die Atemluft an, die in Ihrer Lunge ein- und ausströmt? Können Sie Ihr eigenes Blut spüren, das durch Ihren Körper fließt? Spüren Sie Ihren Herzschlag?

> *Schließen Sie die Augen und stellen Sie sich vor, Sie hätten Waschbären-hände. Waschbären sind äußerst geschickte, feinfühlige Tiere, die mit ihren beweglichen Händen alles um sich herum erfassen können. Verwandeln Sie sich selbst in einen Waschbären und erfühlen Sie alles in Ihrer Umgebung.*

Der Weg zur Ekstase und zur Glückseligkeit

Der Tastsinn ist auch der Sinn, über den wir zur Ekstase gelangen und uns vollständig mit einem anderen Menschen verbinden können. Wenn es uns gelingt, in der Berührung die weibliche und die männliche Kraft vollständig miteinander zu verschmelzen, erschaffen wir einen Energiestrom, der unseren Lebensakku füllt, uns verjüngt, heilt und näher zum Erwachen bringt. Die heilige Berührung zwischen Mann und Frau, sei es nun sexuell oder nicht, ist der einzige Weg, durch den wir unser Leben aktiv verlängern können. Dies gelingt aber nur dann, wenn wir den Partner um seinetwillen umarmen und nicht, weil wir Zuneigung, Anerkennung oder etwas Ähnliches erhalten wollen.

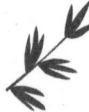 **Ein Naturgesetz der Liebe lautet:** *Berühre in Liebe und sei vollkommen frei von Erwartungen an die Seelenumarmung bzw. den Umarmten.*

Bedenken Sie, dass alles eins ist und Sie sich somit immer nur selbst umarmen können. Warum sollten Sie also von sich selbst eine Gegenleistung einfordern? In sich sollten Sie stets das göttliche Mantra der heiligen Liebe tragen: *Es wird immer besser und noch besser.* Hierzu ein weiteres

 **Naturgesetz der Liebe:** *Je mehr Liebe wir verschenken, desto mehr Liebe muss zu uns gespiegelt werden. Je mehr Ekstase wir verschenken (ohne Erwartungshaltung), desto mehr Ekstase muss zu uns gespiegelt werden.*

Um in die heilige Ekstase eintauchen zu können, müssen Sie zunächst verstehen, dass unser gesellschaftliches Sexualleben nicht das Geringste damit zu tun hat. Unsere Sexualität ist normalerweise rein auf das Erleben eines kurzen Highlight-Moments ausgelegt. Wir wollen im Orgasmus einen Glücksmoment erleben, der uns von der harten Welt ablenkt. Sex ist damit ebenso zu einem Alltagssuchtmittel geworden wie Zucker, Zigaretten und Alkohol. Wir sind auf der Jagd nach dem Moment, in dem wir nur die Glückshormone verspüren und sonst nichts.

Doch auch hier geht der Plan nicht auf. Wir klettern auf den Lustberg, spüren auf dem Gipfel ein kurzes Glücksgefühl und ärgern uns über den anstrengenden Auf- und Abstieg. Wir sind frustriert, dass wir nicht ständig in diesem Glücksmoment verweilen können und fühlen uns nur noch leerer. Wir sind unzufrieden. In der hawaiianischen Schamanenkunst heißt es: *zufrieden zu sein mit*. Aber mit was? Warum kann die heilige Schrift dies behaupten? Ganz einfach. Wenn alles eins ist, dann heißt das auch, dass es nur das Eine gibt. Wenn wir also mit etwas unzufrieden sind, heißt das, dass wir in diesem Augenblick mit allem unzufrieden sind. Egal mit was wir im Außen konfrontiert werden, es sind immer wir. *Zufrieden zu sein mit* heißt also, zufrieden sein mit allem. In Wahrheit suchen wir nicht das bestmögliche Gipfelerlebnis, sondern die immerwährende Glückseligkeit. Wir suchen die Allzufriedenheit.

Doch auch im Bereich der Liebe, Nähe und sexuellen Hingabe sind wir durch den Gegner vom Weg abgekommen. Eine ekstatische Verbindung miteinander einzugehen, bedeutet, sich im Herzen zu verbinden, um zu spüren, dass man eins ist. Dazu muss man sich einander jedoch vollkommen hingeben und vertrauen können. Durch unseren Gegner aber haben wir gelernt, dass uns ein anderer verletzen kann. Wir glauben, nur geliebt zu werden, wenn wir richtig sind und alles richtig machen. Wir wissen nicht, dass der andere nicht existiert und wir uns nur selbst verletzen können. Unser Glaube bestimmt unsere Realität und so ziehen wir durch die Angst vor Verletzung und Trennung genau diese durch das Spiegelgesetz in unser Leben. Um den Schmerz nicht mehr fühlen zu müssen, dämpfen wir unsere Gefühlswahrnehmung auf ein Minimum ab. Dadurch mildern wir aber nicht nur die negativen Gefühle, sondern auch die schönen. Plötzlich suchen wir im Außen, also in unserer

Spiegelfläche, etwas, was wir nie finden können. Je stärker unser Gefühlssinn blockiert ist, desto stärker glauben wir, in die Ekstase bzw. Glückseligkeit eintauchen zu können, wenn wir noch heftigere oder noch häufigere Orgasmen bekommen würden.

Aber nicht nur das. Wir glauben, wenn der Partner noch heißer und ein besserer Partner sein könnte, dann könnten wir endlich in die Allzufriedenheit eintauchen. Aus diesem Grund sind wir permanent auf der Suche nach dem Traumprinzen oder der Traumprinzessin, die uns Glückseligkeit schenkt. Die Angst, vom Partner verlassen zu werden, rührt also daher, dass wir stets selbst auf der Suche nach einem noch größeren Kick im Bereich der Anerkennung und des Sexhöhepunktes sind. Wir glauben, erst dann zufrieden und glücklich sein zu können, wenn wir im Außen den perfekten Partner und das perfekte Erlebnis bekommen. Doch dies kann niemals funktionieren. Warum? Alles ist eins. Das bedeutet, dass wir entweder mit diesem einen zufrieden sein können oder eben nicht. Wenn es uns nicht möglich ist, mit dem zufrieden zu sein, was jetzt da ist, kann uns auch nichts anderes zufriedenstellen.

Zufriedenheit kommt daher, dass wir erkennen, dass alles genau so ist, wie es sein soll. Erkennen wir das nicht, kann uns auch das größte Highlight oder der beste Partner nicht befriedigen. Erkennen wir es jedoch, tragen wir diese Zufriedenheit in jedem Augenblick in uns, egal was für Situationen oder Spiegelpartner wir auch in unser Leben ziehen. Denn jeder Partner bleibt immer ein Spiegel und kann uns nur das zeigen, was wir in uns tragen. Der Rahmen, also das Äußere, mag anders wirken und doch kann er uns nur das bieten, was wir in ihn hineinprojizieren. Wir sind er und er ist wir. Er kann uns nur die Gefühle spiegeln, die wir in diesem Augenblick selbst zu fühlen bereit sind. Egal wie oft wir den Spiegel bzw. den Partner wechseln, unser Gesicht im Spiegel bleibt das gleiche. Lediglich der Rahmen verändert sich.

Das heißt: Wenn Sie einen Gefühlsdämpfer von 60 Prozent vorgeschaltet haben, ist dies genau das, was Sie gespiegelt bekommen. Ihr Hunger ist jedoch von Natur aus auf 100 Prozent ausgelegt. Solange Sie nun glauben, dass Sie den Hunger durch besseren Sex, häufigere und intensivere Orgasmen oder einen besseren Partner bzw. einen anderen Spiegel stillen können, halten Sie sich in der Sucht gefangen. Denn die Ekstase, also der Hunger, liegt nicht im Orgasmus vergraben, sondern im Loslassen der Ängste. Solange Sie also dem Orgasmusfieber bzw. der Highlight-Hascherei unterliegen, können Sie nicht Ihr Herz, den Sitz Ihrer Gefühle, öffnen. Das geht genauso wenig wie atmen und schlucken zugleich. Nur wenn Sie angstfrei sind und wissen, dass alles gut ist, können Sie ohne Bedenken die Gefühlssinne auf 100 Prozent hochdrehen und alles wahrnehmen, da Sie nun bereit sind, Ihr Herz ohne Schutzpanzer zu offerieren.

Um dies zu erreichen, ist es wichtig, Vertrauensübungen des Einfühlens mit in die Beziehung einzubauen, sodass Sie leichter und intensiver ins Fühlen kommen können. Vergessen Sie dabei nicht: Alles ist ein Spiegel. Was immer Sie also in Ihrem Partner sehen, sehen Sie in Wirklichkeit in sich selbst. Gemäß einem weiteren

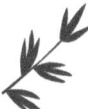

Naturgesetz der Liebe: *In dem Maß, wie wir uns unserem Gottsein öffnen, in dem Maß werden wir unserem Spiegelpartner im Glanz des Göttlichen gegenüberstehen.*

Wenn Sie also mit dem Aussehen Ihres Spiegelpartners unzufrieden sind, sollten Sie sich fragen: »Wo bin ich mit mir unzufrieden?« Dazu besagt das

Naturgesetz der Liebe: *In dem Maß, wie wir mit uns selbst zufrieden sind, in dem Maß können wir auch nur mit unserem Spiegelpartner zufrieden sein.*

Wenn Sie den Weg zum Erwachen finden wollen, sind die Paarbeziehung und der heilige Sex die wohl besten Mittel, um schnellstmöglich zu erspüren, was es bedeutet, dass alles eins ist.

Doch dabei gibt es **Grundregeln:** *kein Drang auf Orgasmus! Umarmen und berühren sollte man nicht, nur weil man ein Bedürfnis von seinem Partner befriedigt haben möchte. Es geht vielmehr um das Fühlen der Liebe und das Fühlen, wohin die Ur- bzw. Allenergie hinfließt und woher sie kommt.*

Übung: Bonding – Herz an Herz fühlen

Diese Übung können Sie mit einem Freund, einer Freundin, vornehmlich aber mit Ihrem Partner vollziehen. Beim Bonding geht es darum, dass man sich durch gemeinsame Hsin-Tao-, Qigong- oder Tai-Chi-Übungen ins Fühlen einstimmt und sich an der Urenergie der Liebe anschließt. Anschließend liegen Sie eng umschlungen und ruhig für eine Stunde in der Löffelchenstellung, sodass man die kreisende Allenergie der Liebe vernehmen kann. Dies kann sehr belebend und aufregend, aber auch vollkommen langweilig sein. Denn es gibt ein weiteres

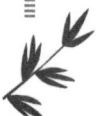

Naturgesetz der Liebe: *Je stärker wir mit unserer Urenergie, also unserem Sein, verbunden sind, desto stärker können wir die Schwingungen der Liebe verspüren.*

Wenn Sie beim Bonding noch sehr wenig verspüren, sollten Sie vor der Übung gemeinsam die Meditation Getting Big (siehe Seite 237) vollziehen.

Das Ziel des Bonding ist, dass sich die weibliche Energie von Mutter Erde durch Sie hindurchschlängelt und vom Beckenboden über die Wirbelsäule hin zum Schädeldach in den Kosmos fließt. Diese Energie nehmen viele Menschen als rote Lichtenergie wahr. Die männliche Kraft soll Sie vom Kopfchakra durch die Wirbelsäule zum Wurzelchakra durchfließen und in die Erde eintauchen. Diese wird oft als weiße Lichtenergie beschrieben. Fühlen Sie die Energien und lassen Sie sie mit Ihrem Partner im Kelch des Herzens vereinen. Spüren Sie, dass Sie aus einem Herzen leben, dass Sie in einer Urquelle verbunden sind. Wenn Sie dies fühlen können, sollte sich nun ein ekstatisches Gefühl der Liebe in Ihren Körpern ausdehnen und als magentafarbenes Licht, also reine bedingungslose Liebe, aus Ihrem Herzen erstrahlen. Durch diese Übung werden automatisch all Ihre Chakren harmonisiert und ausgeglichen.

Mit jedem Mal Üben kommen Sie tiefer in die Kraft des Fühlens und somit in die Kraft der Intuition. Durch die Herzkraft schließen Sie sich

außerdem an die Allenergie an. Sie lassen sich in der Übung von der Ur-
energie durchfluten und tanken sich vollständig auf. Wichtig ist, dass Sie
nicht einschlafen. Fragen Sie sich alle zwei bis fünf Minuten, wie es sich in
Ihnen anfühlt und was der Partner benötigt, um sich noch tiefer fallen las-
sen zu können. Achten Sie darauf, welche Wünsche er hat, und beschenken
Sie ihn mit freiem Herzen und ohne eine Erwartungshaltung in dem Wis-
sen, dass jedes Energiegeschenk nur zu Ihnen selbst fließen kann. Die Ab-
frage während der Übung ist wichtig, da Sie so dem Partner die richtigen
Präsenzen der Liebe schicken können und zeitgleich verhindern, dass Sie
abdriften oder einschlafen. Sagen Sie einander in regelmäßigen Abständen
»Du bist ich!« und spüren Sie hinein, was dieser Satz bedeutet. Fühlen Sie,
dass Sie beide eins sind. Was immer Sie am anderen nicht mögen, gehört
zu Ihnen, und es ist das Geschenk Ihres Spiegelpartners, dass Sie es auf die-
se Weise wahrnehmen dürfen. Denn nur so können Sie lernen, es in Liebe
anzunehmen, damit es transformiert werden kann.

Wie werde ich hellfühlig?

Um noch tiefer in die Verbindung und ins Fühlen zu kommen, ist es wichtig, dass Sie außerdem Ihre Hellfühligkeit trainieren. Das Hellfühlen ist das, was wir häufig als gutes oder ungutes Bauchgefühl wahrnehmen. Immer wenn wir in einer Situation spüren, dass »dicke Luft herrscht« oder dass »der Braten stinkt«, wenn wir das Gefühl haben, dass sich unser Bauch verkrampft, weil etwas nicht gut ausgehen wird oder weil irgendetwas einfach nicht passt, dann erhalten wir diese Signale von unserem Sinn des Hellfühlens.

Um Ihr Hellfühlen genauso gut nutzen zu können wie den Tastsinn, le-gen Sie Ihre Aufmerksamkeit immer wieder auf den Fokuspunkt, der im Be-reich zwischen dem Solarplexus und dem Zwerchfell liegt. Machen Sie sich bewusst, dass Sie nun über Ihre Gefühle mit dem Allbewusstsein verbunden sind, und achten Sie auf alle Eingebungen, die Sie empfangen.

Übung: Hellfühligkeit lernen

Suchen Sie sich im Wald fünf Bäume, die Sie nacheinander umarmen, wobei Sie den Fokuspunkt Ihrer Konzentration auf den Bereich der Hellfühligkeit zwischen Ihrem Solarplexus und Ihrem Zwerchfell legen. Achten Sie dabei stets auf Ihre Gefühle und schauen Sie, ob sie sich bei den verschiedenen Bäumen unterscheiden. Was spüren Sie in Ihrem Bauch? Zieht er sich zusammen oder verkrampft er sich sogar? Spüren Sie eine Weite, eine Wärme oder ein Gefühl von Kühle? Welche anderen Körperempfindungen kommen in Ihnen auf? Welche Emotionen entstehen in Ihnen?

Innere und äußere Balance erlangen

Durch unseren Gleichgewichtssinn können wir uns selbst im Verhältnis zur Außenwelt wahrnehmen, sodass wir stets wissen, wo oben und unten ist. Nur durch seine Informationen ist es unseren Fuß-, Bein- und Rückenmuskeln möglich, uns auszubalancieren und auf den Beinen zu halten. Doch unser Gleichgewichtssinn ist noch mehr. Ein Grundgesetz der Natur lautet: »Wie im Außen so im Innen.« Je mehr wir unseren Gleichgewichtssinn schulen und verfeinern, desto stärker können wir auch geistig und seelisch in unserer Mitte bleiben, da wir nun spüren, was uns behagt, um in der Herzensbalance zu bleiben.

Auch hier können wir wieder sehr viel von den Bäumen lernen. Wenn ein heftiger Wind weht, dann drückt er mit der Last von mehreren Tonnen auf die Kronen der Bäume, und doch gelingt es ihnen zumeist, ihr Gleichgewicht aufrechtzuerhalten. Wie schaffen sie das? Wie können sie dem Druck des Gegners standhalten und dem Druckkörper ausweichen bzw. nachgeben? So wie sich der Baum in Richtung des Windes neigt, sollten auch wir dem Drucknavigator in Richtung Glückseligkeit folgen. »Geh da hin«, sagt der Druck.

Macht es dann einen Sinn, gegen ihn bzw. Gott zu sein? Der Baum ist über die Wurzeln fest verankert und doch folgt er dem Drucknavigator in Form des Windes und gibt nach. Wir hingegen bleiben meist starr gegen den Druck gewandt und wundern uns dann, wenn wir entwurzelt und umgerissen werden. Nur weil der Baum nachgibt, kann er sich im Wind wiegen und anschließend wieder in seine Mitte zurückkehren. Auf die gleiche Weise können auch wir lernen, wie wir dem Druck in Richtung Paradies nachgeben und gerade dadurch in unserer Mitte bleiben können.

Übung: standhaft werden wie ein Baum

Suchen Sie sich einen Baum und stellen Sie sich vor ihn, sodass Sie ihn im Weitwinkelblick im Ganzen wahrnehmen können. Beobachten Sie ihn ganz genau und werden Sie zu seinem Schatten. Imitieren Sie seine Haltung mit Ihrem Körper und machen Sie jede seiner Bewegungen mit. Fühlen Sie sich ganz in ihn ein und werden Sie selbst dieser Baum. Lassen Sie Ihre Füße vor Ihrem geistigen Auge zu Wurzeln werden, die sich so im Boden verankern wie die Wurzeln des Baumes. Was ist seine Taktik dabei? Wurzelt er flach unter der Erde oder gräbt er sich tief nach unten? Warum hat er sich genau für diese Methode entschieden? Wie bewegt er sich im Wind? Warum bewegt er sich so und nicht anders? Was macht diese Bewegung mit Ihnen?

Wiederholen Sie diese Übung mit unterschiedlichen Bäumen und bei unterschiedlichem Wetter. Was fällt Ihnen dabei auf?

Der Sinn der Übung: Durch diese Übung werden Sie genau wie der Baum eine Säule, die die untere Welt mit der oberen verbindet, sodass die Erdenergie mit der kosmischen Energie in Ihrem Herzen zusammenfließen kann.

Übung: der Kampf um das Seelengleichgewicht

Für diese Übung benötigen Sie einen Partner. Stellen Sie sich voreinander hin und stellen Sie sich vor, dass Ihre Füße fest im Boden verwurzelt sind. Versuchen Sie nun, sich gegenseitig aus dem Gleichgewicht zu bringen, sodass der andere seine Füße vom Boden lösen muss. Nutzen Sie dazu Ihre Arme, Hände, Schultern und was Ihnen sonst noch einfällt. Sie können ruhig trickreich und hinterlistig sein, um den anderen aus der Bahn zu werfen. Achten Sie genau darauf, was Ihnen dabei hilft, Ihr Gleichgewicht zu halten und was nicht. Wann müssen Sie weich und flexibel werden, wann ist es wichtig, einen Widerstand zu bieten?

Übung: Balancieren

Nutzen Sie im Alltag jede Möglichkeit, um Ihre Balance zu trainieren. Balancieren Sie auf dem Bürgersteig, auf Baumstämmen, Geländern, Absperrketten und allem, was sich sonst noch dafür eignet. Steigern Sie die Übung langsam und achten Sie darauf, was Sie aus dem Gleichgewicht bringt. Wann fällt es Ihnen besonders leicht oder schwer? Wie wirkt sich Ihre innere Gefühlslage auf Ihre äußere Balance aus? Was geschieht, wenn Personen Sie ansprechen oder beobachten? Ist Ihre Balance besser, wenn Sie allein mit sich sind? Kann es sein, dass Menschen Sie leicht aus dem Gleichgewicht bringen, weil Sie nicht selbstsicher sind? Am Anfang ist es hilfreich, wenn Sie sich einen Fixpunkt in der Ferne suchen, auf den Sie sich konzentrieren. Wechseln Sie dann in den Weitwinkelblick und machen Sie die Balanceübungen schließlich mit geschlossenen Augen.

Weitere Spiegelplatzübungen

Setzen Sie sich aufrecht im Schneidersitz hin und schließen Sie die Augen. Wiegen Sie Ihren Oberkörper nun weit nach vorne und hinten. Lassen Sie die Bewegungen mit der Zeit immer kleiner werden, bis Sie kaum noch spürbar sind, und loten Sie dabei Ihre optimale Gleichgewichtsposition aus. Nun wiegen Sie sich seitlich nach links und rechts, bis Sie auch hier Ihre vollkommene Mitte gefunden haben. Spüren Sie ganz genau in sich hinein, wo sich diese Mitte befindet. Wenn Sie sie gefunden haben, brauchen Ihre Muskeln nahezu keine Kraft mehr, um Sie in der sitzenden Position zu halten, weil Ihr Körper dies durch die Balance von allein tut.

Diese Position können Sie nun auch für Meditationen, Traumreisen und Heilungen verwenden, da Sie vollkommen zentriert sind und all Ihre Energie zur Verfügung haben, um in den Welten wandeln zu können.

Stellen Sie sich auf einem Bein an Ihren Spiegelplatz, so wie man es im Yoga in der Position des Baumes macht. Spüren Sie dabei, wie sich Ihr Fuß fest im Boden verankert. Schließen Sie die Augen und halten Sie die Balance für mehrere Minuten. Steigern Sie die Länge der Zeit bei jeder Wiederholung der Übung, so lange, bis Sie am Ende eine komplette Stunde das Gleichgewicht halten können, ohne dass es eine große Anstrengung für Sie darstellt. Machen Sie die Übung abwechselnd mit dem rechten und dem linken Bein. Mit welchem fällt sie Ihnen schwerer? Woran liegt das?

Durch diese Übung lernen Sie, auch in schwierigen Situationen Ihre Balance zu halten. Unter Idealbedingungen in seiner Mitte zu bleiben, ist schön, aber erst wenn man es auch in der Hektik des Alltags oder bei einer heiklen Heilungssituation kann, hat man es wirklich verinnerlicht.

Sinnesmeditationen

Bei regelmäßigem Training der Sinne werden Sie schon bald feststellen, wie Sie aufmerksamer, sensibler und achtsamer werden. Sie können den Erfolg jedoch beträchtlich vergrößern, wenn Sie Ihre Sinne auch auf der unterbewussten Ebene, also im Inneren Ihres Seelengeflechtes, öffnen und schärfen. Denn unsere Sinne und damit auch unsere Weltsicht sind sehr eng mit unseren Gedankenmustern verbunden. Dies kann so weit gehen, dass wir uns unsere Sinneswahrnehmung in einem Bereich durch eine traumatische Erfahrung oder eine innere Überzeugung einschränken oder vollkommen ausschalten. Häufig kommt es dazu, wenn wir unvermittelt feststellen, dass die äußere Welt nicht mit unserer Erwartungshaltung übereinstimmt, wir dieses aber nicht wahrhaben wollen. Um die Sinne nach derartigen Blockaden wieder zu öffnen, ist es hilfreich, in der Meditation direkt mit dem Unterbewusstsein zu arbeiten und sich hier noch einmal neu zu kalibrieren.

Bei der ersten Meditation geht es darum, die innere Präsenz und damit auch die Aufmerksamkeit im Allgemeinen zu erhöhen. In der zweiten Meditation geht es dann um eine direkte Öffnung der einzelnen Sinne. Führen Sie die Sinnesmeditationen am besten an Ihrem Spiegelplatz durch. Sprechen Sie dazu die Meditationen auf Band und spielen Sie sich die Aufnahme vor, wenn Sie meditieren möchten. Genauere Informationen zu Meditationsreisen finden Sie im Kapitel »Baummeditationen und Baumhypnosen« (siehe Seite 241).

Meditation: das Stärken der inneren Präsenz

Bleib zunächst für einen Moment einfach ruhig und entspannt sitzen, bis du das Gefühl hast, ganz an deinem Spiegelplatz angekommen zu sein. Schließe die Augen.

Atme nun bewusst zu deinem Herzen hin ein und fühle dabei seine Stärke und Wärme. Konzentriere dich ganz auf deine Atmung und spüre, wie du immer mehr im Hier und Jetzt ankommst.

Atme gleichmäßig und tief durch die Nase ein. Anschließend atmest du mit einem lang gezogenen H-Laut durch den Mund wieder aus. Wiederhole diese Atmung für etwa zehn Atemzüge.

Richte deine Aufmerksamkeit zunächst nach außen. Was fühlst du mit deiner Haut? Wie fühlt sich der Boden unter deinem Po und deinen Beinen an? Gibt es irgendwo einen Druck oder ein unangenehmes Gefühl? Wie ist deine Körperhaltung? Welche Geräusche nimmst du wahr? Kannst du etwas riechen oder schmecken? Was siehst du, obwohl deine Augen geschlossen sind?

Richte nun deine Wahrnehmung nach innen. Spüre, wie die Luft in deine Lunge und wieder nach außen strömt. Was verändert sich dadurch in deinem Körper? In welchem Rhythmus schlägt dein Herz? Wie fließt dein Blut? Kannst du spüren, wie es sich in deinem Körper bewegt? Nimm dabei zunächst einfache Stellen wahr, wie dein Herz und deine Halsschlagadern. Wenn dir dies gelingt, versuche, das Blut in deiner Hand zu erspüren, in deinem Bauch, deinem Ohr, deiner Stirn, deinem Rücken, deinen Füßen.

Verändere dann deine Sitzposition um wenige Millimeter. Versuche dabei, das optimale Gleichgewicht zu finden, in dem du mit dem geringsten Kraftaufwand sitzen kannst.

Sieh jetzt deinen eigenen Körper vor deinem inneren Auge. Alle deine Sinnesorgane sind miteinander verbunden und laufen an einem zentralen Punkt in deinem Herzen zusammen. Dieser zentrale Punkt ist wie ein Radio, bei dem es einen Drehschalter für die Lautstärke gibt. Mit diesem

Regler kannst du die Intensität deiner Sinne intensiver oder geringer drehen. Wenn du sie auf 0 drehst, nimmst du nichts mehr wahr, auf 10 hingegen sind alle deine Sinne vollkommen geöffnet. Greife nach dem Regler und stelle ihn auf 10, sodass deine Sinneswahrnehmung die größtmögliche Intensität bekommt.

Spüre, wie alles um dich herum intensiver, klarer und deutlicher wird. Dein Gleichgewichtssinn wird stärker, du fühlst mehr, deine Nase und deine Zunge werden feiner, deine Ohren hören lauter und klarer, und deine Augen werden schärfer. Spüre einen Moment lang die volle Intensität deiner Sinne.

Konzentriere dich nun wieder auf dein Inneres. Direkt unter deiner Haut spürst und siehst du einen gleißend weißen Lichtkörper. Dies ist dein Hüter, der dich mit der geistigen Welt verbindet. Erlaube auch ihm, dir in einer noch größeren Intensität alles mitzuteilen, was er dir für deine Heilung und dein Wohlbefinden mitteilen will. Von nun an wirst du klarer und deutlicher deine eigene Intuition spüren und deine innere Stimme hören.

Spüre, wie der Lichtkörper immer heller, harmonischer und energievoller strahlt. Alle deine Zellen werden mit dieser harmonischen Energie erfüllt und schwingen in einem kraftvollen Gleichklang.

Du selbst bist ein Teil des Universums, ein Teil der göttlichen Kraft und damit auch ein Teil von Gott. Du bist bedingungslose Liebe und als solche bist du mit allem verbunden, weil alles nur ein Teil der einen großen Urquelle ist. Spüre in deine eigene Göttlichkeit und in die Verbindung mit dem gesamten Universum hinein. Alles, was jemals geschieht, ist ein Teil von dir. Über deine Sinne kannst du diesen Kontakt zum Eins-Sein mit in deinen Alltag nehmen. Du bist ein heiliges, lichtvolles Wesen. Spüre die Dankbarkeit dafür und lass sie mit der gleichen Intensität durch deinen Körper fließen wie zuvor die Wahrnehmung deiner Sinneseindrücke.

Atme noch einmal tief ein und aus. Strecke und bewege dich und öffne dann langsam deine Augen, um im Hier und Jetzt anzukommen.

Meditation: das Öffnen der Sinne

Entspanne dich und komme vollkommen im Hier und Jetzt an. Schließe deine Augen.

Atme nun so tief ein, wie du kannst, halte die Luft für einige Sekunden an und atme sie dann in einem kräftigen, kurzen Stoß mit einem Pah-Geräusch wieder aus. Bevor du wieder einatmest, hältst du wiederum ein paar Sekunden die Luft an und atmest dann erneut so tief es dir möglich ist ein. Wiederhole diese Pah-Atmung einige Male.

Beginne nun damit, alle Muskeln in deinem Körper nacheinander beim Einatmen anzuspannen und beim Ausatmen wieder locker zu lassen. Fange dabei mit deinen Zehen an. Atme ein und spanne die Zehen an, so fest es geht. Halte die Anspannung und die Luft für zwei oder drei Sekunden und lass dann mit dem Ausatmen jede Spannung los. Halte für einen kurzen Moment mit leerer Lunge inne und spüre noch einmal in deine Zehenmuskeln nach. Nun gehst du weiter zu den Fußmuskeln. Dann zu deinen Unterschenkeln, den Schienbeinen, den Knien, den Oberschenkeln, deinem Po, dem unteren Rücken, den Bauchmuskeln, dem oberen Rücken, deinen Brustmuskeln, den Schultern, Oberarmen, Unterarmen, Händen und Fingern. Als Letztes sind der Hals, der Kopf und das Gesicht an der Reihe.

Konzentriere dich nun vollkommen auf deinen Geruchssinn. Spüre, wie sich die Nervenzellen in deiner Nase öffnen und du mit voller Intensität alle Gerüche wahrnimmst, die es hier wahrzunehmen gibt. Spüre, wie sich deine Nase in eine Wolfsnase verwandelt und dadurch noch mehr und noch besser riechen kann. Vor deinem geistigen Auge wirst du selbst ganz zu diesem Wolf und spürst, wie intensiv die Gerüche von dir wahrgenommen werden. Genieße die Gerüche und lasse sie mit voller Intensität auf dich wirken.

Öffne nun deinen Mund ein Stück weit, strecke deine Zunge leicht nach vorne und atme durch den Mund. Dabei lenkst du deine Aufmerksamkeit voll und ganz auf deinen Geschmackssinn. Wie schmeckt die Luft? Was kannst du hier mit deiner Zunge wahrnehmen? Sieh vor deinem inneren

Auge, wie sich deine Zunge in eine Schlangenzunge verwandelt, die in der Lage ist, jede noch so feine Witterung zu erspüren. Verwandle dich auch dieses Mal wieder vollkommen in die Schlange und spüre, wie intensiv dein Geschmackssinn dadurch wird.

Richte nun deine Aufmerksamkeit vollständig auf deinen Tastsinn. Drehe die Intensität deiner Haut nach oben und spüre, wie intensiv du jede Berührung, jeden Windhauch, jede Temperaturschwankung und jede Empfindung wahrnimmst. Lenke deine Konzentration auf deine Hände, die nun zu Waschbärenhänden werden und vollkommen feinfühlig und sensibel sind. Nimm all die Eindrücke, die dir deine Haut vermittelt, intensiv wahr und genieße dieses Gefühl für einen Moment.

Wechsle mit deiner Konzentration auf deinen Gehörsinn und lausche aufmerksam auf deine Umgebung. Konzentriere dich vollkommen auf deine Ohren und spüre, wie sie mit der Intensität von Rehohren jedes noch so feine Geräusch wahrnehmen. Lausche mit deiner vollen Aufmerksamkeit in alle Richtungen und lass die Geräusche einfach auf dich wirken.

Lenke deine Aufmerksamkeit nun voll und ganz auf deine Augen, die du jedoch geschlossen lässt. Konzentriere dich auf das, was du mit ihnen trotz der geschlossenen Lider wahrnehmen kannst, und öffne zunächst deine innere Sehfähigkeit des dritten Auges, das zwischen deinen Augenbrauen am Stirnpunkt beheimatet ist, bis zum Maximum. Du hast nun die Augen einer Eule, die alles gleichzeitig wahrnehmen, dabei aber auch feine Details erkennen kann. Mit diesem Blick bist du in der Lage, einen Überblick zu wahren und blitzschnell auf alles zu reagieren, was sich in deiner Umgebung ereignet. Spüre, wie sich die Intensität deines Sehsinns erhöht und du hellsichtig wirst, wenn du in den Körper der Eule schlüpfst. Öffne nun deine Augen und nimm die visuelle Welt um dich herum mit der vollen Stärke wahr.

Jetzt bist du bereit, all deine Sinne zu vereinen. Deine Aufmerksamkeit liegt nun nicht länger nur auf einem Sinnesorgan, sondern auf allen. Mit voller Intensität siehst, hörst, riechst, schmeckst und fühlst du alles, was es um dich herum gibt. Du bist vollkommen in deiner Präsenz und in deiner Aufmerksamkeit. Halte diese Präsenz und nimm sie mit in dein Alltagsleben.

Achten Sie bei den Meditationen darauf, welche Sinnesübungen Ihnen besonders schwerfallen. Wenn Sie feststellen, dass Sie bei der Wahrnehmung mit einem Ihrer Sinne besondere Probleme haben und sich dies auch durch das Training und die Meditationen kaum verbessert, dann ist es für Sie wichtig, nach der Ursache dieser Sinnesblockade zu suchen und sie direkt aufzulösen. Das Gleiche gilt auch für eine akute oder chronische Schwächung von Sinnesorganen wie Kurz- oder Weitsichtigkeit, Schwerhörigkeit oder Geruchslosigkeit. Fragen Sie sich: »Warum benötige ich diese Schwächung? Was kann ich nun nicht mehr so wahrnehmen, wie wenn mein Sinn voll funktionstüchtig wäre? Vor was will es mich beschützen? Zu welcher Wahrnehmung bin ich aufgrund einer Angst noch nicht bereit?« Nehmen Sie diese Fragen auch mit an Ihren Spiegelplatz. Es ist gut möglich, dass Sie eine Antwort von einer Seite erhalten, von der Sie es nicht vermutet hätten.

Wichtig:
Um Ihre Sinne offenzuhalten und weiter zu verfeinern, reicht es nicht aus, ein- oder zweimal eine Meditation zu machen. Sie müssen sie im Alltagsleben trainieren, denn sonst bleibt die Sinnesöffnung eine Idee, die nicht in Ihre Persönlichkeit integriert werden kann. Gehen Sie von nun an mit der Präsenz durchs Leben, dass Ihre Sinne stets auf Stufe 10 aufgedreht sind.

Die energetische Welt wahrnehmen

Die eigene Intuition schulen

Genau wie jede Pflanze, jedes Tier und jedes andere Wesen im Universum hat auch jeder Mensch eine innere Stimme, die uns mit der göttlichen Schöpferkraft verbindet. Sie ist ein Teil von uns, der noch immer vollkommen präsent in der geistigen Welt und im Void lebt. Diese innere Stimme ist unsere Intuition und sie ist unser vierter medialer Sinn neben medialem Hören und Sehen und Fühlen. Letztlich ist sie nichts anderes als eine direkte Verbindung zum Gott- bzw. Allbewusstsein und zum allgegenwärtigen Wissen. Sie ist unser höheres Selbst, das zu jeder Zeit genau weiß, was zu tun ist, und uns dieses Wissen mithilfe unserer inneren Stimme mitteilt. Das einzige Problem dabei ist, dass wir verlernt haben, diese innere Stimme zu hören, sie zu erkennen und ganz bewusst nach ihr zu handeln.

Zunächst sollten wir klären, warum man der inneren bzw. der Gottstimme und nicht dem Gegner, also der Verstandesstimme, folgen sollte.

1. Die Gottstimme führt ohne Umwege zur Erleuchtung, also zum Paradies bzw. zur Liebesausdehnung. Wenn wir ihr folgen, kann der Weg nur paradiesisch sein.

2. Je mehr wir dem Gegner, also der Verstandesstimme, folgen, umso mehr Navigationsdruck werden wir durch Krankheit, Leid und Trauer erfahren.

Doch wie folgen wir der Gottstimme? Wenn wir uns im α-Zustand befinden, dann ist die Stimme klar und deutlich. Wir verstehen sie ohne jede Einschränkung, können ihr zu 100 Prozent vertrauen und ihr in vollkommener Klarheit folgen. Doch unser Verstand bzw. der Gegner vernebelt diese Verbindung, und je häufiger wir unsere innere Stimme ignorieren und gegen sie handeln, desto leiser wird sie mit der Zeit. Da ihr sowieso nie geglaubt wird, sondern nur dem Risikomanager, verstummt sie fast vollkommen. Bei all dem Stress, dem Lärm, der Hektik und dem permanenten Gedankenchaos, mit dem wir uns umgeben, ist es fast unmöglich, die leise Gottstimme überhaupt noch wahrzunehmen.

Wir kommen also auf die Welt und wissen nicht, wer wir sind. Wem sollen wir dann glauben: der Stimme des Gegners, also des Verstandes, oder der Gottstimme, der inneren Stimme? Reibung erzeugt Hitze und dehnt im Liebesgesetz die Liebe aus. Je mehr uns also der Gegner in die Irre führt, desto stärker dehnen wir, wenn wir in der Erkenntnis des wahren Seins angekommen sind, die Liebe aus. Da Gott die Liebe maximal ausdehnen will, ist es nur natürlich, dass er uns den stärkstmöglichen Gegner schickt, den wir gerade noch so bezwingen können. Warum? Ganz einfach, nur so kann die Liebe maximal ausgedehnt werden. Der Gegner verhält sich dabei wie ein Raubtier, das unsere ganz spezielle Aufmerksamkeit verlangt. Es ist trickreich, gewissenlos und vollkommen brutal. In ihm wohnt ein Aspekt, der sich mit aller Macht gegen transformierendes Wachstum und eine positive Fortentwicklung richtet. Viel mehr noch, dieser Gegner veranlasst uns, wenn wir ihm unterliegen, dass wir Handlungen vollziehen, die zu einem Teil- oder Vollverlust der Seele führen. Sein innerer Trieb ist es, uns auf die falsche Fährte zu locken. Er will, dass wir uns, soweit es uns nur möglich ist, vom Gottsein entfernen. Er bringt uns zur Habsucht, drängt uns zusätzlich in die Anerkennungssucht und fordert uns auf, in einer fiktiven Mangelwelt ums Überleben zu kämpfen. »Gib nie etwas, ohne dass du dafür mindestens etwas Gleichwertiges bekommst! Schaue immer auf deinen Vorteil!«

Doch dem noch nicht genug. Jeden Schritt, den wir zum Gottbewusstsein gegangen sind, will er wieder zunichtemachen. Warum? Ganz einfach, Gott will, dass sich die Liebe maximal ausdehnt, und dies kann er nur durch dieses brutale Verwirrspiel erreichen. Das Raubtier taucht dabei in allerlei Verkleidungen auf. Es bringt uns beispielsweise dazu, dass wir nicht der Berufung, also der Heilung und Liebesausdehnung, folgen, sondern als Erdzerstörer einen Beruf erwählen, der nicht unser Herz beflügelt, sondern unsere Existenzangst senkt. Wenn wir nicht aufpassen, hackt er vollständig die Kordel zum Urvertrauen und zu den eigenen Instinkten ab. Dieser unglaubliche Räuber lässt uns nach vollbrachter Ablenkung mutlos und gefühlstot am Boden liegen.

Es ist ein Gesetz der Liebesausdehnung, dass wir alle einmal wie eine seelische Leiche am Boden liegen müssen, um den stärksten Drang nach Freiheit im Gottsein zu spüren. Oft fragen wir uns beispielsweise: »Wie konnte der Mensch, den ich so bewundere und liebe, so etwas tun?« Hier haben Sie die Antwort. A) ist er Ihr Spiegel und b) dehnt er die Liebe aus. Jedes Lebewesen sollte, so früh es ihm möglich ist, lernen, dass es diesen Gegner gibt und wie man ihn im Zaum hält, um kein Daueropfer von ihm zu werden.

Wir müssen also am Anfang unseres Lebens erst lernen, wie man das Wahrnehmungsteleskop scharf stellt, sodass wir uns nicht verlaufen können. Am Anfang sehen wir jedoch alles vernebelt. In Naturklans haben junge Menschen daher stets einen Mentor an ihrer Seite, der ihnen zeigt, wie man das Teleskop ausrichtet und einstellt. Da wir in der Gesellschaft solche Mentoren leider nicht mehr besitzen, gehen wir ohne Wissen über den Gegner vollkommen blauäugig und naiv in unser Traumleben. Dadurch sind wir für ihn natürlich eine gefundene Beute. Es ist wie bei der Wolfsmutter. Ihre Kinder sind erst dann in Sicherheit, wenn sie ihnen alle Tricks und Kniffe beigebracht hat, um sich vor den Räubern zu schützen. So ist es auch bei uns: Erst wenn wir diese Jagdgeheimnisse verinnerlicht haben, sind wir gegenüber dem Gegner sicher. Wenn wir dann aus unserer Naivität erwachen, transformieren wir uns. Es entsteht nun etwas gänzlich anderes. Wir gewinnen den Zugang zur Gottkraft und sind nicht mehr der Fremdgesteuerte durch den Gegner, sondern der Kapitän unseres Lebens. Erschwerend kommt mit hinzu, dass unsere Gesellschaft ihre Mitglieder durch eine unentwegte Propaganda, ihren Urinstinkten zu misstrauen, beeinflusst. Solch eine Gedankenmanipulation muss unwillkürlich zu einem immensen Verlaufen und somit zu einer Vielzahl von Gottkonflikten führen, die folglich einen riesigen Druckkörper, in Form von Leid, anziehen.

Unsere innere Stimme hingegen ist immer darauf ausgerichtet, uns zu unserem wahren Selbst zu führen, uns zu heilen, zu stärken, zu harmonisieren und uns in einen Zustand der Glückseligkeit zu führen. Doch leider ist unsere innere Stimme nicht die einzige, die mit uns in Kontakt treten will. Unser Bauchgefühl ist oft hilfreich und kann uns vor gefährlichen Situationen warnen. Wenn wir den Fokuspunkt des Hellfühlens entdeckt haben und so genau erkennen, dass dieses Bauchgefühl eine göttliche Eingabe ist, können wir ihm ebenso vertrauen wie unserer Intuition. Solange dies aber nicht der Fall ist, verwechseln wir es leicht mit einem Bauchgrummeln, das nicht mit unserem höheren Selbst, also dem Allwissen, sondern mit unseren früheren Erfahrungen verbunden ist. Es ist also oft die Stimme der Angst in uns, und wenn wir ihr vertrauen, passiert es leicht, dass wir uns selbst um wertvolle und bereichernde Lebenserfahrungen bringen.

Unser Verstand in Form des Gegners ist sogar noch weiter von unserer Göttlichkeit entfernt. Er setzt sich zusammen aus allen Glaubenssätzen und Gedankenmustern, die wir irgendwann einmal in unserem Leben erfahren und angenommen haben. Wie ein kleiner Plappermann überschüttet er uns ständig mit Gedanken, die zum Teil vollkommen widersprüchlich sind. Er kann die Stimme der Vernunft sein, aber auch die unserer Eltern, Ehepartner oder

Vorgesetzten, die unserer eigenen Angst, unseres Übermutes, unserer Gier, unserer Naivität oder unseres Egos. Wann immer es komplexe logische oder mathematische Aufgaben zu lösen gilt, ist unser Verstand die erste Adresse, an die wir uns wenden sollten. Doch darüber hinaus dient er vor allem dazu, uns zu verwirren, zu verunsichern und in die Irre zu führen.

Dann gibt es noch unsere Fantasie, mit der wir uns alles ausmalen können, was immer wir wollen. Das kann auf Erfahrungen oder Tatsachen basieren, kann aber auch frei erfunden sein. Ein winziger Impuls reicht aus, um mithilfe unserer Fantasie eine komplette Geschichte aufzubauen, in der unsere Träume, Wünsche und Sehnsüchte ebenso Platz haben wie unsere Ängste und unsere dunkelsten Schattenseiten.

Und letztlich ist da natürlich noch unser Ego, das uns einredet, wir wären von allem getrennt, das für unseren Selbsterhaltungstrieb zuständig ist, das uns aber auch immer wieder zu Handlungen und Denkweisen überredet, die wir weder mit dem Herzen noch mit dem Verstand gutheißen können.

Wie also sollen wir unter all diesen Stimmen unsere Intuition erkennen? Zunächst einmal müssen wir verstehen, dass unsere innere Stimme nicht wie unser Verstand mit Gedanken, Worten und Sätzen arbeitet. Wann immer wir also etwas denken, können wir uns sicher sein, dass es nicht von unserer Intuition kommt. Unsere innere Stimme nutzt Bilder, Eingebungen, Gefühle, Visionen und Erkenntnisse, um mit uns zu kommunizieren. Sie ist wie ein **spontaner** Impuls, der uns **plötzlich** etwas wissen lässt, was wir **zuvor nicht** wussten. Unsere Intuition arbeitet stets schneller als unser Verstand und auch als unser Bauchgefühl. Es ist also immer der erste Impuls, der in uns aufkommt und der klar und ohne jeden Zweifel erscheint. Unklarheiten und Zweifel kommen erst mit unseren Gedanken und Ängsten. Sie brauchen oft nur Sekundenbruchteile länger als die Intuition und schaffen es so, uns die ursprüngliche Klarheit sofort wieder zu entreißen. Es heißt nicht umsonst, dass die erste Idee meistens die beste ist.

Sobald wir zögern, beginnen wir, die Dinge zu »zer-denken«. Unsere Intuition wird dann durch unseren Verstand, unser Ego, unsere Fantasie oder unsere Ängste überlagert. Die Intuition ist nicht hartnäckig oder durchsetzungsstark. Sie funkt einmal auf und teilt uns mit, was unser höheres Selbst, also das Gottbewusstsein, für uns vorgesehen hat. Dann überlässt sie das Feld unseren Gedankenstimmen und somit den Gegnern bzw. Engeln der Liebes-ausdehnung. Aus neurobiologischer Sicht betrachtet, liegt der Sitz unserer Intuition am obersten Punkt unseres Kopfes, wo sich das sogenannte *corpus callossum* befindet, ein massives Nervenbündel, das beide Gehirnhälften miteinander verbindet. Um unsere Intuition wieder verstärkt wahrzunehmen, ist es daher hilfreich, sich auf diesen Punkt zu fokussieren, wenn man sich bewusst mit dem Allwissen verbinden will. Um den Fokuspunkt zu verstärken, kann man auch eine Kordel oder einen Trichter visualisieren, der das Allbewusstsein direkt mit dem Kopf verbindet und durch den das Allwissen in einen hineinfließt.

Übung: das Erstellen eines Gefühlstagebuchs

Um ein Gefühl dafür zu bekommen, welche Impulse von unserer Intuition kommen und welche nicht, können wir uns selbst genau beobachten. Unsere Intuition sagt uns stets, welche Situationen uns guttun und welche nicht. Wann immer wir also nach einem Impuls handeln, der dazu führt, dass wir uns erfüllter, verbundener, gesünder und energiereicher fühlen, können wir sicher sein, dass er von unserer inneren Stimme stammt. Gehen wir jedoch einer Idee oder einem Gedanken nach, durch den wir uns in unangenehme, kraftzehrende Situationen begeben, dann haben wir aus unserem Ego, unserem Verstand oder unserer Angst heraus gehandelt. Wir sind also dem Gegner auf den Leim gegangen.

Die entscheidenden Fragen lauten: Wann handeln wir nach unserem Herzen und wann handeln wir gegen uns, sodass wir uns beispielsweise aus Existenzangst selbst versklaven oder aus Anerkennungssucht verbiegen? Wann lassen wir uns Energie entziehen und wann sind wir voller Inspiration und Lebensfreude und gewinnen dadurch neue Lebensenergie hinzu? Oftmals spüren wir bereits vor einer unangenehmen Situation, dass diese uns nicht guttun wird, doch aufgrund von Angst oder Gewohnheit ignorieren wir den Impuls. In diesem Fall haben wir unsere Intuition ge-

spürt, sind ihr aber nicht nachgegangen. Wenn wir uns all diese Situationen bewusst machen, können wir viel über unsere Intuition lernen und das Vertrauen in sie stärken. Gleichzeitig fällt es uns auf diese Weise auch immer leichter, Energieräuber sowie ungesunde Lebensroutinen auszuschalten und die positiven Routinen und Beziehungen in unserem Leben zu verstärken. Damit wir den Gegner erkennen und ihm kein Mitspracherecht mehr einräumen, ist es wichtig, dass wir uns selbst immer wieder überprüfen und uns einen Kontrollmechanismus in unseren Alltag einbauen. Genau dies ist das Gefühlstagebuch.

Schreiben Sie in den kommenden Monaten alles auf, was Ihnen Kraft gibt und was Sie Kraft kostet. Machen Sie dazu am besten zwei Spalten in Ihr Buch und betiteln Sie eine mit Energiequellen und eine mit Energieräuber. Halten Sie in Ihrem Alltag immer wieder inne und stellen Sie sich die folgenden Fragen: »Was tue ich gerade? Warum tue ich das? Mache ich es gerne oder weil ich das Gefühl habe, es machen zu müssen? Singt mein Herz dabei oder muss ich es vielleicht sogar unterdrücken, damit ich diese Tätigkeit ausführen kann? Fühle ich mich wohl? Dient mein Handeln dem Wohl der Welt und ihrer Bewohner oder richte ich damit eher Schaden an? Tue ich es wirklich mit Liebe? Bringt es mich auf meinem Lebensweg weiter oder lenke ich mich gerade nur davon ab, dass ich mich eigentlich auf einem Holzweg befinde?« Fragen Sie sich auch: »Sind meine Handlungen auf das Erwachen ausgerichtet?«

Tragen Sie anschließend die aktuelle Situation in die entsprechende Spalte ein und gehen Sie jeden Abend alles noch einmal durch. Wie viel von dem, was Sie tun, lässt Ihr Herz tanzen? Bedenken Sie dabei, dass nichts, das ohne Liebe und Freude getan wird, etwas Positives bewirken kann, auch dann nicht, wenn eine positive Absicht dahintersteht. Wenn Sie etwas in Nicht-Liebe tun, speisen Sie es mit ablehnender Energie. Wenn Sie diese vor den Spiegel halten, muss Ihnen ein Energieentzug, also eine ablehnende Energie, gespiegelt werden.

Fragen Sie sich, bei welchen Situationen Sie bereits zuvor intuitiv gespürt haben, dass sie Sie nicht nähren werden. Verurteilen Sie sich jedoch nicht dafür, dass Sie Ihre Intuition ignoriert haben und stattdessen dem Verwirrer gefolgt sind, sondern freuen Sie sich darüber, dass Sie sie überhaupt wahrnehmen konnten. Warum? Ganz einfach. Alles, was Sie nicht lieben, also ablehnen, ziehen Sie mit einer noch größeren magnetischen Kraft in Ihr Leben. Das ist ein **Schlüsselgeheimnis**: Da die universelle Gottsprache in Bildern und Symbolen spricht, erkennt der Gottversand nicht, wenn Sie sich etwas nicht wünschen. Da jedoch Ihre am stärksten geglaubten Gedanken wahr werden müssen, heißt das im Umkehrschluss, dass das, was sie ablehnen, zwangsweise erschaffen werden muss. Schließlich lehnen Sie es ja nicht ohne Grund ab. Wenn Sie also sagen: »Ich will nicht mehr leiden«, dann haben Sie ein klares Bild von Ihrem Leid im Kopf. Ergo muss dieses über Ihre göttliche Erschaffungskraft verstärkt werden. Wenn Sie also einen Zustand ablehnen und zum Ausdruck bringen: »Ich finde dich nicht richtig«, verneinen Sie ihn: »Du sollst so nicht sein.« Da nicht nicht gehört werden kann, hört die Spiegelfläche: »Ich finde dich richtig, du sollst genau so sein.« Der Leidensdruck bleibt also gleich. Denn wenn Sie wie oben beschrieben denken: »Ich will nicht mehr leiden«, nimmt der Spiegel »Ich will mehr leiden« wahr und verstärkt das Leid. Alles, was Sie ablehnen, muss also genau so bleiben, wie es ist, oder noch stärker werden. Die Ablehnung ist somit der Konservator des angeblichen Problems. Erst wenn Sie erkennen, dass es gar keine Probleme oder etwas Falsches geben kann, werden Sie frei. Alles ist eins, alles ist Liebe. Alles, was je geschieht und je geschehen wird, geschieht nur, damit sich das Paradies ausdehnen kann. Erst wenn Sie den Ist-Zustand liebevoll bejahen, da Sie erkannt und anerkannt haben, dass alles, was Ihnen je widerfahren kann, göttlich sinnvoll sein muss, da es die Liebe ausdehnt, fühlt sich der Zustand wahr- und angenommen. Wichtig zu verstehen ist, dass nur das transformiert werden kann, was Sie als göttlich sinnvoll in Liebe annehmen können. Was Sie jedoch ablehnen, muss in Form eines noch größeren Druckkörpers zu Ihnen kommen, sodass Sie noch mehr motiviert sind, die göttlichen Spiegelgesetze zu erlernen.

Um die Intuition zu verfeinern, ist es besonders wichtig, alle Situationen zu notieren, in denen Sie bereits nach Ihrer Intuition gehandelt haben. Bedanken Sie sich dafür bei sich selbst. Denn die Dankbarkeit nährt all das, wofür Sie dankbar sind. Ergo werden Sie durch Ihre Dankbarkeit die Fähigkeit, Ihre Intuition hören zu können, ausdehnen. Versuchen Sie, die Routinen, die Ihnen Kraft geben, noch stärker in Ihren Alltag zu integrieren. Je mehr energievolle und heilsame Routinen Sie besitzen, desto kraftvoller und gesünder werden Sie.

Wenn Sie Ihr Gefühlstagebuch eine Weile lang ehrlich und ernsthaft führen, werden Sie dadurch immer mehr Alltagsroutinen, Glaubenssätze und Angewohnheiten erkennen, durch die Sie sich selbst das Leben schwer machen. Ihnen wird immer mehr bewusst werden, was in Ihrem Leben Leid produziert. Dies wahrzunehmen, ist der erste Schritt und bereits ein großer Teil der Heilung. Dennoch wird automatisch in Ihnen die Frage aufkommen, wie Sie dieses Leid auflösen und transformieren können, sodass Sie immer mehr in die Glückseligkeit gelangen können. Mit dem folgenden Leitfaden können Sie nicht nur das Leid auflösen, das Sie in sich tragen, sondern darüber hinaus auch alles erschaffen und in Ihr Leben ziehen, was Sie wollen, sofern es der Liebesausdehnung dient und nicht Ihrem Ego, sondern Ihrem Herzen entspringt.

Was kann ich tun, wenn in mir ein Leid ist, das ich auflösen möchte?

1. Erkennen Sie, warum das Leid da ist. Fragen Sie sich: »Was will es mir mitteilen? Welcher Gottkonflikt will gelöst werden?«

2. Umhüllen Sie das Leid mit grenzenloser Liebe, da es Sie zum Paradies führen will. Nehmen Sie den Zustand als göttlich sinnvoll an. Nur das, was Sie in Liebe annehmen, können Sie wandeln.

Sie haben nun den Nährboden erschaffen, sodass eine Transformation, also eine Veränderung, eintreten kann.

Fragen Sie sich nun: »Was möchte ich? Wie soll es werden? Was wünscht es in mir?«

1. *Der Wunschzustand oder das Gewünschte darf nicht dem Gegner bzw. dem Ego, also der Nicht-Liebe, dienen, sondern muss dem höheren Selbst, also der Liebesausdehnung dienen. Ansonsten kann es nicht erfüllt werden, sondern muss noch mehr Leid bzw. Druck in Ihr Leben ziehen, da Sie dem Gegner gefolgt sind.*
2. *Erkennen Sie, dass Sie das Alles sind. Sie selbst sind alles, was existiert. Es gibt nichts, was nicht existent ist. Jeder Wunsch ist in Form des Dias schon jetzt in diesem Augenblick vorhanden. Es muss nur vor die Linse des Gottprojektors geschoben werden.*

Unter welchen Voraussetzungen kann Ihr Wunsch erfüllt werden?

1. *Verändern Sie Ihr Selbstbild. Schieben Sie den Gegner, also die Personifizierung, weg und nehmen Sie an: »Ich bin Gott.«*
2. *Nehmen Sie zur Kenntnis: Ihre Fantasie bzw. die Gottfantasie kann alles erschaffen.*
3. *Leben Sie so, als sei das, was Sie sich wünschen, schon real. Spüren Sie Ihr Gottsein. Ihre nicht eröffneten Sinne können das Existierende, das Sie sich wünschen, nur noch nicht wahrnehmen.*
4. *Fühlen Sie sich so, als wäre Ihr Wunsch schon Realität. Seien Sie sich gewahr, dass Sie als Alles alles schon bereithalten, und freuen Sie sich auf die Ankunft.*
5. *Lassen Sie Ihre Aufmerksamkeit niemals von einem Dritten bzw. dem Spiegelgegner irritieren. Sie wissen, wer Sie sind und dass Sie alles erschaffen können. In dem Maß, in dem Sie an Begrenzung glauben, in dem Maß begrenzen Sie Ihre Wunscherfüllungskraft.*
6. *Die beste Zeit der Wunschprogrammierung sind die letzten fünf Minuten, bevor Sie einschlafen. Das ist die Zeit, in der der innere Kritiker, also*

Ihr Gegner, nicht mehr aktiv sein kann, da der Switch in die Traumwelt folgt. Er gibt die Kontrolle an das Unterbewusstsein ab, welches Ihnen im Schlaf die Erweckungsbotschaften schenkt. Wenn Sie in dieser Phase Ihren Datenspeicher unter anderem mit der Info, wer Sie sind, neu programmieren, kann Ihr Gegner Sie nicht aufhalten. Verwenden Sie dazu die göttliche Formulierung »Ich bin«, die charakterisiert, dass Sie wissen, dass Sie alles, was existiert, schon sind und somit jetzt sein können, da Sie der Gegner in diesem Zustand nicht aufhalten kann. Beispiele: »Ich bin vollkommen gesund. Ich bin glücklich« – oder wenn Sie es sich glauben können »glückselig«.

Was kann meine Wunschkraft blockieren?

In dem Maß, in dem wir den Fokus auf die Unvollkommenheit in unserer Spiegelfläche der Welt richten, in dem Maß schränken wir unsere Wunschkraft ein. Jede Bewertung, jede Verurteilung, jede Kritik oder jedes Lästern und Nörgeln führt dazu, dass wir aussagen: »Nicht alles ist Liebe.« Ergo sagen wir: »Nicht alles ist Gott.« 50 Prozent sind nicht Gott, weil sie nicht gut sind, bedeutet: Wir schwächen unsere Wunschkraft um 50 Prozent.
Das heißt:

1. *Lassen Sie nur Gedanken in Ihre Vorstellung, die Sie auch materialisiert haben wollen. Schalten Sie den Autopiloten bewusst aus.*
2. *Lassen Sie Ihre Vorstellungswelt nie davon vergiften, wie Ihr Leben war. Solange Sie glauben, dass Sie nichts verändern können, so lange kann sich nichts verändern. Ihre Überzeugung wird stets gewinnen.*
3. *Der Ist-Zustand darf Sie nicht eingrenzen. Der Status quo ist, wie er ist, und doch können Sie als Gott alles erschaffen.*
4. *»Ich werde erhalten« führt dazu, dass Sie immer kurz davor sind, es zu erhalten. »Ich bin im Besitz« oder »Ich bin das« führt dazu, dass Sie es schon bald in den Händen halten werden.*

Um die sehr leise Stimme der Intuition zu hören, ist es zunächst einmal wichtig, dass alles andere leiser wird. Je mehr wir uns im Stress und im Lärm befinden, desto lauter werden die Gedankenstimmen, die unsere Intuition überlagern, und desto schwerer ist es, sie wahrzunehmen. Es ist also kein Wunder, dass es in unseren Großstädten kaum noch Menschen gibt, die einen echten Bezug zu ihrer inneren Stimme haben, und dass wir zum größten Teil dem Schreihals der Angst in Form des Verwirrers folgen.

In der Natur sieht das hingegen ganz anders aus. Jedes Tier und jede Pflanze handelt stets nach seiner Intuition und ist permanent mit seiner inneren Stimme verbunden. Es ist kein Zufall, dass die Baseline bzw. Friedenslinie des Waldes eine sanfte, harmonische Stille ist, denn in diesem Zustand kann jeder seiner Intuition am besten folgen und zuhören. Dies ist auch der Grund, warum wir selbst wieder so viel stärker mit unserer Intuition in Verbindung kommen, sobald wir uns wieder hinaus in die Natur begeben.

Zu wissen, was unsere Intuition ist, ist jedoch nur der erste Schritt. Damit wir sie wirklich nutzen können, brauchen wir starke und energiereiche Verbindungen nach außen. Man kann es sich ein bisschen wie mit einem Schienennetz vorstellen. Auch ein kleiner Dorfbahnhof ist über seine Gleise mit dem kompletten Schienennetz der Welt verbunden. Er hat jedoch vielleicht nur ein oder zwei direkte Anbindungen, und so fährt nur einmal am Tag ein Zug vorbei, der dann auch noch sehr begrenzte Verbindungsmöglichkeiten bietet. Ein zentraler Hauptbahnhof hingegen hat Anschlüsse an Hunderte von Knotenpunkten und kann darüber hinaus auch noch Straßenbahnsysteme und Busverkehr nutzen, um Fahrgäste, also Gottinformationen, zu empfangen oder auszusenden. Hier findet also zeitgleich ein Austausch auf unterschiedlichen Ebenen in alle vorstellbaren Richtungen statt. Ganz ähnlich funktioniert unsere Intuition. Wenn wir fast keine Verbindung zu den Wesen dieser und anderer Welten haben, bekommen wir zwar hin und wieder eine Eingebung, doch es läuft schleppend und die Verstandesstimmen der Angst überwiegen.

Aus diesem Grund ist es wichtig, gute, vielseitige, klare und starke Beziehungen in alle Richtungen zu haben. Bei den meisten Menschen beschränken sich die Beziehungen, die sie pflegen, auf andere Menschen. Wir vernetzen uns also hauptsächlich mit den Bahnhöfen in unserer unmittelbaren Umge-

bung und erschaffen so einen Kreisverkehr, der zwar in sich geschlossen relativ gut funktioniert, aber kaum Anschlussmöglichkeiten nach außen hat. Wir
knüpfen also Verbindungen zu Menschen, die wiederum nur kläglich mit der
Intuition bzw. dem Allwissen verbunden sind. Ist es aber wirklich sinnvoll,
sich nur mit Infozentralen zu verbinden, die vom Verwirrer gesteuert werden?
Sollten unsere Kordeln nicht überwiegend zu den Wesen gezogen werden,
die ihre Intuition bzw. das Allwissen perfekt nutzen? Schlussendlich lernen
wir durch Spiegelung. Sollten wir nicht dann die Naturwesen als Vorbilder
zum Spiegeln betrachten, die schon immer im Gottbewusstsein leben? Es ist
nicht verwunderlich, dass es uns oft schwerfällt zu erwachen, uns weiterzu-
entwickeln und zu heilen, wenn wir immer wieder die gleichen Ansichten,
Informationen und Überzeugungen von Nichterwachten herumschicken, ohne dass wir wirklich neue Standpunkte und Inspirationen der heiligen Liebe
einnehmen können.

Um diesen Kreislauf zu verlassen, brauchen wir starke Verbindungen zu
den Erwachten. Und um diese Verbindungen aufzubauen, müssen wir präsent
und aufmerksam sein. Unsere Sinne sind die direkteste Verbindung zum Rest
des Universums. Je klarer, offener und leistungsfähiger sie sind, desto stärker
ist auch unsere Verbindung nach außen. Mit allem, was wir wahrnehmen, bau-
en wir eine Beziehung auf, und je klarer unsere Wahrnehmung ist, desto klarer
sind auch unsere Beziehungen.

Den ersten Schritt auf dem Weg der Eröffnung sind Sie bereits gegangen,
indem Sie Ihre Aufmerksamkeit in der physischen Welt trainiert haben. Um
dies noch weiter auszubauen, gehen wir nun einen Schritt weiter und schulen
die Wahrnehmung für die geistige, energetische Welt. Auf diese Weise können Sie später nicht nur in Kontakt mit den geistigen Wesen treten, sondern
auch ein Gespür für Ihre eigene Lebensenergie und Gotteinstellung bekommen. Auch wenn wir einen physischen Körper besitzen, sind wir vor allem
geistige, energetische Wesen. Die physische und die geistige Welt sind nicht
voneinander getrennt. Sie sind zwei Ebenen der gleichen Welt, die einander
bedingen und durchdringen. Nur wenn wir beide Ebenen wahrnehmen, können wir uns an das universelle Wissen anschließen und uns wieder vollständig
mit unserer Intuition verbinden.

Übung: das Stärken der Intuition

Die folgende Übung hilft Ihnen dabei, Ihre Beziehungen nach außen zu festigen und das Vertrauen in Ihre Intuition zu stärken.

Wenn Sie zu zweit sind, können Sie diese Übung im Wechsel machen, wobei jeweils einer trommelt und einer die Übung durchführt. Wenn Sie keinen Partner haben, können Sie sich Trommelschläge aufnehmen und diese dann mithilfe eines Lautsprechers abspielen. Der Trommler oder der Lautsprecher befindet sich dabei zunächst in einer Entfernung von etwa 200 Metern zu Ihnen irgendwo im Wald versteckt.

Setzen Sie sich eine Augenbinde auf und versuchen Sie, den Platz, von dem die Trommelgeräusche kommen, blind und nur mithilfe der gehörten Trommelschläge zu finden. Wenn Ihnen das gelungen ist, wiederholen Sie die Übung mit größerem Abstand. Platzieren Sie das Ziel zunächst 500 Meter, dann einen Kilometer und schließlich zwei Kilometer von sich entfernt. Wenn Ihnen auch dies gelingt, wiederholen Sie die Übung ein weiteres Mal und finden Sie den gleichen Ort nun ohne ein akustisches Signal, das Ihnen den Weg weist. Vertrauen Sie ganz auf Ihre Intuition bzw. Gottstimme und lassen Sie sich von Ihrem göttlichen Selbst leiten.

Energiewahrnehmung oder optische Täuschung?

Bevor wir uns näher mit der Wahrnehmung der energetischen Welt beschäftigen, gibt es einige Stolpersteine, über die Sie Bescheid wissen sollten. Denn unsere Sinne und vor allem unsere Augen trügen uns gerne auf zweierlei Weise. Zum einen haben wir im Laufe unseres Lebens verlernt, die energetische Welt wahrzunehmen, obwohl wir alle dazu imstande sind. Anders, als wir oft glauben, ist es keine besondere Leistung und auch keine außergewöhnliche Begabung, die Aura eines anderen Wesens oder die Lebensenergie des Kosmos zu sehen. Jedes Tier kann Auren sehen oder auf andere Weise wahrnehmen und auch wir Menschen sind als Kinder bis zum zweiten oder dritten Lebensjahr alle dazu in der Lage. Häufig kommt es in diesem Alter vor, dass Kinder Strichmännchen von ihren Eltern oder anderen Menschen zeichnen und diese dann wie wild mit einer einzigen Farbe überkritzeln. Dies liegt nicht daran, dass sie ihr Bild zerstören wollen, sondern dass sie das zu Papier bringen, was sie wahrnehmen. Sie schauen sich die Eltern oder Mitmenschen an und sehen sie als Wesen, die von einer Art buntem Licht umgeben werden. Dies ist unsere Aura.

Als kleine Kinder sind wir jedoch auch in der Lage, alles, was man uns sagt, als absolute Wahrheit anzunehmen, selbst dann, wenn es unserer eigenen Wahrnehmung widerspricht. Da kaum ein Erwachsener die Energiefelder sehen kann und auch nicht an sie glaubt, reden wir unseren Kindern diese Wahrnehmung in der Regel aus. Es reicht meist eine unbedachte Bemerkung, um die Fähigkeit des Aurensehens komplett zu zerstören. Doch machen die Eltern dies aus bösartiger Absicht? Natürlich nicht. Es kann also nur der Gegner in der Rolle der Eltern sein, der die Kinder verunsichert und von ihren übersinnlichen Fähigkeiten wegbringt. Wenn beispielsweise die Eltern mit ihrem Kind eine Blume ansehen, kann es sein, dass beide Parteien etwas vollkommen anderes wahrnehmen. Die Eltern sehen nur die Blüte, die in einem strahlenden Gelb leuchtet. Das Kind hingegen sieht eine blau schimmernde Aura und ruft: »Schaut, wie schön blau die Blume ist!« Ein einfaches »So ein Quatsch, die ist doch gelb!« reicht aus, damit das Kind seine Fähigkeit aufgibt, da es nun glaubt, nicht richtig zu sein. Dabei denkt das Kind: »Wenn ich in den Augen der Eltern nicht richtig bin, werde ich nicht mehr geliebt.« Dies führt natürlicherweise zu einer Existenzangst. Was ist, wenn einen die Eltern fallen lassen, weil man kein gutes Kind ist?

Die Frage ist nun: Warum nehmen wir als Kind wie magnetisch die Wahrheit der Eltern als die unsere an? Zunächst haben wir vergessen, wer wir sind. Wir glauben also zu 100 Prozent, wir sind das Kind der Eltern. Wir wissen nicht mehr, dass alles eins ist. In uns denkt es: »Ohne unsere Eltern können wir nicht überleben. Wenn sie uns nicht mit Liebe und Nahrung füttern, müssen wir sterben.« Da wir nicht wissen, wer wir sind und dass dies alles nur ein Lebenstraum ist, haben wir eine unsägliche Angst davor, seelisch oder körperlich zu verhungern. Wenn also unsere Ernährer sagen: »Das, was du sagst, ist nicht richtig«, dann ist es eine überaus große Kunst, in seinem Bewusstsein zu bleiben und nicht klein beizugeben. Nur eins von einer Million Kindern schafft es, sich einen der vier Hellsinne zu bewahren. Alle anderen Kinder hingegen glauben den Vorbildern bzw. dem Wort des Gegners und verlieren somit den Zugang zum Allbewusstsein.

In der Regel wachsen wir als Kinder zu 90 Prozent unter der Obhut der Mutter auf. Bereits vor unserer Geburt verbringen wir neun Monate in ihrem Bauch und danach ist sie diejenige, die uns mit Milch ernährt und die sich größtenteils um unsere Bedürfnisse kümmert. Mit unserem Vater dürften wir wohl aufgrund seiner Arbeitssituation oft nur sehr wenig Zeit verbringen. Somit ist unsere Mutter in den meisten Fällen unser Hauptspiegelpartner und unser wichtigster Lebenslehrer. Dies macht sich Gott zunutze, um die Liebe auszudehnen. So kann unsere Mutter uns stets nur das weitergeben, was sie selbst in sich trägt. Doch auch sie weiß in der Regel nicht, dass sie Gott ist, und lebt daher nicht im Urvertrauen, sondern trägt meist unzählige Ängste, Blockaden und offene Lebensthemen in sich. Daher muss sie ihr Kind durch die Erziehung zwangsläufig ebenfalls von dessen Gottbewusstsein fortbringen. In den Fällen, in denen der Vater die Hauptbezugsperson ist, passiert natürlich das Gleiche, da auch er zumeist nicht im Urvertrauen und im Gottbewusstsein lebt.

Weder Mutter noch Vater müssen sich deswegen einen Vorwurf machen. Es gibt keine Fehler und alles ist stets genau so richtig, wie es ist. Damit wir als Traumwesen die Liebe ausdehnen können, müssen wir am Anfang unseres Lebens durch den Gegner von unserem Gottbewusstsein abgebracht werden. Unsere Eltern tun uns damit also nichts Böses, sondern sie erfüllen einen wichtigen Gottesauftrag, ohne den unsere Liebesausdehnungsgeschichte niemals ins Rollen kommen würde. Nur weil wir mit ihrer Hilfe vergessen, dass wir Gott sind, können wir uns auf die Spurensuche nach unserem wahren Selbst machen und so die Liebe ausdehnen. Tamarack Song hat einmal gesagt, wenn man nur alle Innere-Kind-Konflikte heilen würde, wäre alles gut. Er spielte darauf an, dass wir vom Gegner in den ersten Lebensjahren maximal verwirrt und vom Weg des Gottseins abgebracht werden.

Aus diesem Grund ist es für alle indigenen Mentoren elementar wichtig, niemals eine Antwort vorzugeben, sondern nur Fragen zu stellen, sodass sie niemanden von seinem Gottbewusstsein abbringen können. Anders als bei uns, die wir glauben, dass Erziehen bedeutet, einem anderen die eigene Weltsicht zu erklären, zählt es bei den indigenen Völkern als eine Beleidigung, dem Schüler mit einer Antwort zu drohen. Ein Mentor ist also niemals ein Lehrer, der dem Schüler vorgibt, was dieser zu glauben, zu wissen oder zu können hat. Er ist ein Wegbegleiter, der stets die passenden Fragen stellt, sodass der Schüler selbst auf eine Erkenntnis kommen und sich seinem Erwachen und der Liebesausdehnung selbstständig annähern kann.

Wenn wir die medialen Fähigkeiten einmal verloren haben, müssen wir sie erneut lernen. Als Erwachsener ist dies natürlich nicht mehr so einfach wie als Kind, denn nun müssen wir unseren Verstand bzw. den Gegner überlisten, der uns dazu bringt, alles auszublenden, was er bewusst als irreal empfindet.

Gleichzeitig kommt noch eine weitere Schwierigkeit hinzu. Denn unsere Sinne verbergen nicht nur Wahrnehmungen vor uns, die existent sind, sie täuschen uns auch Wahrnehmungen vor, die es nicht gibt. Sie kennen sicher die schwarzen oder auch bunten Lichtflecken, die vor den Augen herumtanzen, wenn man zu lange in eine helle Lichtquelle geblickt hat. Die Rezeptoren in unserer Netzhaut sind mit dem hellen Licht überlastet und verschließen sich ganz oder teilweise gegen die Überflutung der Lichtwellen. Schauen wir anschließend auf einen normal hellen Bereich, öffnen sich die Rezeptoren noch nicht sofort wieder und das, was eben noch als zu hell wahrgenommen wurde, wird jetzt von unseren eigenen Augen abgedunkelt. Es entstehen tanzende schwarze Flecken. Etwas Ähnliches passiert auch, wenn Sie für längere Zeit auf eine einfarbige Fläche schauen und den Blick anschließend lösen, um zum Beispiel auf eine weiße Wand zu sehen. In diesem Fall sehen Sie dann keine dunklen Flecken, sondern eine Art Negativabdruck der Fläche, auf die Sie zuvor geschaut haben. Sie können das ganz leicht selbst erfahren, indem Sie sich einige Kreise aus buntem Papier ausschneiden und auf eine Wand kleben. Schauen Sie 30 Sekunden lang auf diese Kreise und richten Sie Ihren Blick dann auf ein freies Stück der weißen Wand. Sie werden nun die gleichen Kreise in der sogenannten Komplementärfarbe sehen.

Weißes Licht setzt sich aus vielen verschiedenen Lichtfarben zusammen, die jeweils unterschiedliche Schwingungsfrequenzen haben. Komplementärfarben sind dabei die Farben, die miteinander kombiniert wieder Weiß ergeben. Bei Blau ist dies ein Orangegelb, bei Grün ist es Magenta, bei Orange Cyanblau, bei Rot Türkis, bei Gelb Violett und bei Lila Gelbgrün. Je nachdem, wie klar die Farbe des Kreises ist, ist auch die Komplementärfarbe entweder klar und rein oder verfärbt und schmuddelig.

Um unsere Umwelt klar und deutlich wahrnehmen zu können, verstärken unsere Augen die Kontraste und arbeiten dabei genau mit diesen Komplementärfarben. Sehen wir einen Menschen im grünen Pullover vor einer weißen Wand stehen, dann verstärken unsere Augen den Kontrast und wir sehen einen magentafarbenen Schimmer um die Person herum. Im Normalfall fällt uns dies nicht weiter auf. Versuchen wir jedoch, die Aura des Menschen zu sehen, kann es passieren, dass wir diesen Schimmer für die Aura halten, obwohl es sich nur um eine optische Täuschung handelt. Vor einem weißen Hintergrund ist dies überdeutlich, doch man sieht das Phänomen auch vor allen anderen Hintergründen.

Wenn Sie also üben wollen, die Energien der feinstofflichen Welt wahrzunehmen, dann sollten Sie sich zunächst auch mit diesen optischen Täuschungen auseinandersetzen, um sie genauestens vom Lichtschein der Aura unterscheiden zu können. Sie wollen ja schließlich keinen Fantasiegebilden aufsitzen. Achten Sie daher in der nächsten Zeit besonders auf die optischen Täuschungen der Komplementärfarben und versuchen Sie, ein Gespür dafür zu bekommen, wann sie auftreten und wann nicht. Sie werden feststellen, dass es nicht schwer ist, diese Sinnestäuschungen als solche zu erkennen und zu identifizieren.

Die energetischen Körper der Lebewesen wahrnehmen

Jedes Lebewesen besteht letztlich aus unterschiedlichen Formen der einen Energie und existiert damit auch auf sehr unterschiedlichen Ebenen. Die physische, also materielle, körperliche Ebene wahrzunehmen, fällt uns normalerweise relativ leicht. Wir können sie sehen, riechen, schmecken, hören und sogar anfassen. Damit wir das können, arbeiten wir aber bereits mit einer energetischen Ebene unseres Körpers. Dies ist nichts Spirituelles, sondern noch immer praktische Biophysik. Unsere Augen nehmen Lichtenergie war, die von der Oberfläche von Gegenständen und Lebewesen reflektiert wird. Die Augen arbeiten also auf einer rein energetischen Ebene. Nicht anders ist es mit unseren Ohren. Damit wir unsere Sinneseindrücke überhaupt verarbeiten können, werden sie als elektromagnetische Impulse kodiert und über unsere Zellen und Nervenbahnen an das Gehirn weitergegeben, das dann ebenfalls wieder durch elektrische Signale ein Bild, ein Tonmuster oder einen anderen Sinneseindruck daraus erstellen kann. All unsere Wahrnehmungen, Gedanken, Gefühle, Empfindungen, Träume und Fantasien laufen also auf einer rein energetischen Ebene ab. Auch diese Ebene lässt sich noch relativ gut wahrnehmen. Wir haben zwar größtenteils verlernt, sie zu sehen, aber wir können sie noch fühlen, spüren oder erahnen und wir können sie sogar bis zu einem bestimmten Grad mithilfe von Computertechnik messen.

Darüber hinaus besteht unser Sein noch aus verschiedenen feineren Energien, die mit unseren gewöhnlichen Sinnen wie auch mit unseren technischen Möglichkeiten kaum noch oder gar nicht mehr wahrnehmbar sind. Alles, was nicht direkt zu unserem physischen Körper gehört, fassen wir als energetischen Körper zusammen, der in der Regel Aura, feinstoffliches Feld, Bioenergie oder Biofeld genannt wird.

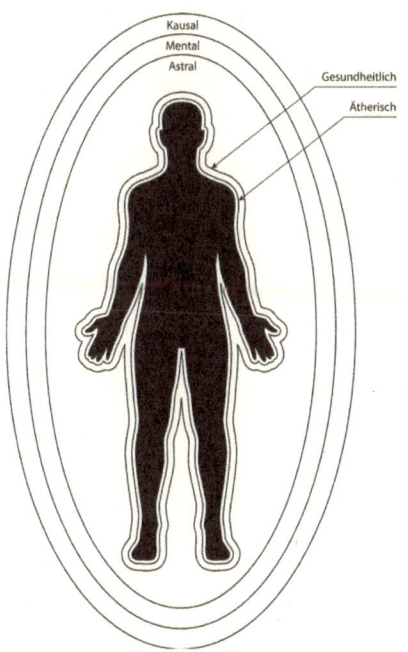

Wenn wir das Wort *Aura* hören, dann stellen wir uns darunter meist einen bunten Lichtkranz in Form eines großen Eis vor, das unseren Körper umgibt. Tatsächlich aber setzt sich unsere Aura aus vielen verschiedenen energetischen Körpern bzw. Schichten zusammen. Wir sind in dieser Hinsicht ähnlich aufgebaut wie eine Kerzenflamme. Der Docht ist der physische Körper, der auch dann noch sichtbar ist, wenn die Flamme erlischt, das Wesen also stirbt. Direkt um den Docht befindet sich ein innerer Flammenschein. Er durchdringt den Docht und ist direkt mit ihm verwoben. Bei uns ist diese Energieschicht der *ätherische Körper.* Er durchdringt den physischen Körper und strahlt bei den meisten Menschen zwei bis fünf Zentimeter nach außen. Bei frei lebenden Tieren und Pflanzen sowie bei Menschen mit einer starken Verbindung zu ihrem Gottbewusstsein kann er sich auch auf zehn oder mehr Zentimeter ausdehnen. Der ätherische Körper umgibt unseren physischen dabei ähnlich wie ein Ganzkörperkondom mit Fingerhandschuhen. Er zeichnet also jede Form unseres Körpers und unserer Haut mit ab. Dabei ist er das Energiefeld aller Prozesse, die auf der physischen Ebene in unserem Körper ablaufen. Gleichzeitig versorgt er unseren Körper mit kosmischer Energie und sorgt durch sein elektromagnetisches Feld dafür, dass all unsere Zellen zusammenarbeiten, sodass wir ein funktionierender Organismus mit einer definierten Form sind und kein schwabbeliger Zellhaufen. Er ist also in gewisser Weise die Verbindung zwischen der materiellen und der geistigen, energetischen Ebene unseres Seins.

Wenn wir den ätherischen Körper deutlich wahrnehmen können, können wir an der Dicke erkennen, wie sehr die Person in ihrem Gottbewusstsein verankert ist. Je dicker der Lichtkranz ist, desto tiefer steht die Person im Gottbewusstsein und desto kleiner muss der Drucknavigationskörper sein. Je dünner die Schicht jedoch ist, desto größer muss der Leidensdruck sein, da die Person in Richtung Gottbewusstsein, also zur Liebesausdehnung, gedrängt werden muss. Ein dünner ätherischer Körper deutet also darauf hin, dass der Betroffene viel Heilung benötigt und als Umgang eher ein energieziehendes Wesen ist. Eine dicker ätherischer Körper zeigt an, dass dieses Wesen wenig Heilung benötigt, eher Energie gibt und ein Vorbild sein kann.

Übung: den eigenen ätherischen Körper sehen

Gehen Sie zu Ihrem Spiegelplatz und stellen Sie sich leicht breitbeinig hin. Heben Sie dann eine Hand schräg nach oben, spreizen Sie die Finger leicht auseinander und richten Sie Ihren Blick ein bis zwei Zentimeter über Ihre Fingerspitzen. Entspannen Sie Ihre Augen und wechseln Sie in den Weitwinkelblick, wobei Sie Ihren inneren Fokus (Hellsehen) auf Ihr drittes Auge zwischen den Augenbrauen legen. Bleiben Sie so für einige Minuten und achten Sie darauf, was sich an Ihrer Wahrnehmung verändert.

Nach einiger Zeit wird zwischen und über Ihren Fingern ein leichtes farbiges Schimmern zu sehen sein. Bei einigen ist es rosa, bei anderen hellblau. Dieser sanfte Schleier ist Ihr ätherischer Körper. Sie können Ihre Hand nun auch langsam in der Luft hin und her bewegen. Schauen Sie dabei weiterhin mit entspannten Augen im Weitwinkelblick und achten Sie auf den Bereich einige Zentimeter über Ihren Fingern. Sie können nun sehen, dass Ihre Hand eine leichte farbige Spur hinterlässt.

Wenn Sie zunächst noch keinen Schimmer sehen können, machen Sie sich deswegen keine Gedanken. Weder Ihre Augen noch Ihre Aura sind kaputt. Sie haben Ihre Aurasichtigkeit nur sehr tief vergraben. Üben Sie immer wieder, wenn Ihnen gerade danach ist, und bleiben Sie mit Freude bei der Sache. Suchen Sie sich für den Anfang dunkle oder schwarze Hintergründe, vor die Sie Ihre Hand halten, denn dann wird der Schimmer deutlicher und es fällt Ihnen leichter, ihn zu erkennen. Wenn Sie eine tiefe Blockade zu den Übersinnen verspüren, können Sie mit einem Hypnotiseur oder Schamanen den inneren Kritiker (Verstand bzw. Gegner) umgehen, um zu erkennen, wann der Zugang zu den medialen Sinnen ausgeschaltet wurde. Dies gilt es dann aufzulösen.

Übung: den ätherischen Körper eines anderen Wesens sehen

Zum Üben ist es am einfachsten, wenn Sie sich zunächst einen menschlichen Partner suchen, der sich vor einen weißen Hintergrund stellt. Schauen Sie einige Zentimeter über den Kopf des Partners, entspannen Sie Ihre Augen, lassen Sie Ihren Blick weich werden, wechseln Sie in den Weitwinkelblick und spüren Sie den Fokuspunkt Ihres dritten Auges. Bewegen Sie Ihre Augen nun für mehrere Minuten nicht mehr. Nach einiger Zeit werden Sie den ätherischen Körper als eine Art Schimmern oder Flimmern um den Körper Ihres Partners herum sehen. Er wirkt wie ein Schatten, der aber nichts mit dem Lichteinfall zu tun hat und entweder gräulich oder leicht farbig ist.

Wenn Sie den ätherischen Körper einmal unter diesen Idealbedingungen gesehen haben, können Sie üben, ihn auch unter anderen Umständen und bei anderen Wesen zu sehen. Beobachten Sie an Ihrem Spiegelplatz die Pflanzen und Tiere in Ihrem Umkreis mit dem gleichen Blick. Schauen Sie immer mit entspannten, nicht fokussierten Augen leicht über die Pflanze oder das Tier und achten Sie auf ein Wabern oder einen Schatten.

Es ist ein wenig wie mit dem Lesen. Am Anfang werden Sie besonders darauf achten müssen, ähnlich wie Sie in der Grundschule auch einzelne Buchstaben zu Wörtern verbinden mussten. Doch mit der Zeit wird es zur Normalität werden und Sie werden den ätherischen Körper anderer Wesen sofort erkennen, so wie Sie auch die Bedeutung eines Wortes erfassen, wenn Sie nur einen flüchtigen Blick darauf werfen.

Die nächste Energieebene ist der sogenannte Emotionalkörper, den man auch als *gesundheitlichen Körper* bezeichnen kann. Er umgibt unseren Körper bei einem durchschnittlichen Gesellschaftsmenschen mit einer Dicke von rund 40 bis 60 Zentimetern. Bei vollständiger Gesundheit und guter Verbindung zum Gottbewusstsein kann er auch über einen Meter dick werden, bei einem kranken, schwachen, deprimierten oder ausgelaugten Menschen schrumpft er hingegen auf zehn bis 20 Zentimeter zusammen. Dieser Energiekörper ist das Abbild unseres kompletten Geisteszustandes. Hier zeichnen sich unsere Gefühle, Emotionen, Stimmungen, Gedanken, Krankheiten, Ängste und Blockaden ab. All diese Faktoren verändern die Schwingung und damit auch die Farbe, Größe, Intensität und Qualität unseres Energiefeldes, sodass ein geübter Aurenseher in diesem Energiefeld lesen kann wie in einem Tagebuch der Seele.

Der gesundheitliche Körper ist schwerer wahrzunehmen als der ätherische Körper, und es erfordert viel Geduld, Übung, Hingabe und Vertrauen, um ihn wieder sehen zu lernen. Wenn es einem gelingt, kann man jedoch tief in die Seele der Wesen blicken und ein Verständnis über die Welt erlangen, das bislang unvorstellbar erschien. Er ist unsere Spiegelfläche, mit der wir unser Inneres nach außen strahlen und über den wir auch die Dinge und Erfahrungen in unser Leben ziehen, die wir über unsere Gedanken und Überzeugungen aussenden. Wenn wir ganz allgemein von *Aura* sprechen, ist meist dieser Emotionalkörper gemeint.

So wie ein Kerzendocht noch eine Weile glimmt, nachdem man die Flamme ausgepustet hat, bleiben auch der ätherische und der gesundheitliche Körper nach unserem Tod noch für einige Tage bestehen.

Wenn der physische Körper der Kerzendocht ist, dann ergeben der ätherische und der gesundheitliche Körper gemeinsam die Flamme. Bei einem gesunden Wesen hüllen sie den physischen Körper stets vollständig ein und umgeben ihn so perfekt wie eine zweite Haut.

Bei einigen Wesen ist der gesundheitliche Körper eher wie eine Art durchsichtiger Schleier, bei anderen ist er so dick und farbenfroh, dass man auf einem Aurafoto den physischen Körper darunter kaum noch sehen kann. Wenn es hingegen zu Krankheiten, Störungen, Blockaden, Ängsten, Energielecks, Seelenrissen, Traumata oder Ähnlichem kommt, zeichnet sich dies in den unteren Auraschichten als Löcher, Beulen, schwarze Schatten oder andere Unförmigkeiten ab. Wenn wir beispielsweise dazu neigen, Gefühle wie Wut, Ärger, Unzufriedenheit, Groll oder Ähnliches herunterzuschlucken, dann führt dies zu einem Energiestau in unserem Solarplexus, durch den unsere Aura geschwürartig Beulen werfen kann, die bis zu einen Meter dick sind.

Übung: mit der eigenen Aura spüren lernen

So wie wir mit unserer Haut fühlen können, fühlen wir auch mit unserem Energiefeld. Oft spüren wir, wenn jemand hinter uns steht, ohne dass wir ihn sehen oder hören können (Hellfühligkeit). Einige Blinde, die ihre Sinneskraft im Bereich des Körperenergiefeldes trainiert haben, spüren sogar Äste, Steine und andere Hindernisse, wenn diese in ihr Energiefeld geraten, sodass sie ihnen ausweichen können, ohne dass eine Berührung stattfinden muss.

Um diese Fähigkeit zu trainieren, setzen Sie sich eine Augenbinde auf und gehen kleinere Runden durch ein Waldstück. Prüfen Sie zuvor, ob es hier Gefahren gibt und gehen Sie dann langsam los. Legen Sie dabei Ihren inneren Fokus auf den Sitz des medialen Fühlens in Ihrem Solarplexus. Wichtig ist, dass Sie entspannt und vertrauensvoll an die Sache herangehen. Wenn Sie sich verkrampfen und ängstlich werden, setzen Sie die Augenbinde ab und beginnen Sie die Übung etwas später von Neuem. Denn im ängstlichen, verkrampften Zustand werden Sie überall eine Gefahr oder ein Hindernis spüren, auch ohne dass etwas in Ihr Energiefeld eindringt. Wenn Sie jedoch entspannt umherstreifen und das Gefühl haben, dass Sie ein Hindernis in Ihrer unmittelbaren Umgebung spüren, fühlen Sie mit der Hand nach, ob Sie recht haben. Es wird einige Zeit dauern und Sie werden wahrscheinlich gegen den einen oder anderen Ast laufen, aber mit der Zeit werden Sie merken, dass Sie ein echtes Gespür für Ihre Umgebung bekommen.

Übung: Aura-Eindringlinge spüren lernen

Wenn uns jemand direkt an unserem Körper berührt, von dem wir uns nicht berühren lassen wollen, dann nehmen wir das als eine unangenehme Erfahrung wahr, fühlen uns unwohl und verspüren vielleicht sogar Ekel. Ähnlich ergeht es uns auch, wenn jemand in unser Energiefeld eindringt, den wir un-

sympathisch, bedrohlich oder abstoßend finden. Treten hingegen Menschen oder Wesen in diesen Kreis, denen wir uns verbunden fühlen, dann nehmen wir ihre Nähe als angenehm, wohltuend, schön und vielleicht sogar als erotisch oder romantisch wahr. Wir spüren hier überdeutlich durch das Hellfühlen, wer uns nährt und wer nicht. Wir spüren das Unbehagen, wenn ein Energievampir in unser Energiefeld eindringt. Achten Sie in den kommenden Wochen ganz bewusst darauf, ab wann sich dieses Wohl- oder Unwohlsein im Kontakt mit anderen Menschen einstellt. Wie nah kann ein Fremder an Sie herantreten, ehe Sie es als unangenehm und energieentziehend empfinden? Versuchen Sie, die kritische Distanz so genau wie möglich auszumachen. Dies ist der Radius Ihres gesundheitlichen Körpers. Achten Sie auch darauf, ob er sich im Laufe der Zeit verändert. Wie sehr hängt Ihre Wohlfühldistanz von Ihrer Stimmung ab? Gibt es Tage oder Momente, an denen Sie unangenehme Menschen dichter an sich heranlassen? Wenn ja, warum ist das so?

Übung: die Aura eines anderen Wesens spüren

Suchen Sie sich auch für diese Übung am besten zunächst wieder einen menschlichen Partner. Stellen Sie sich voreinander hin und reiben Sie jeweils Ihre eigenen Hände aneinander, um sie zunächst zu erwärmen. Mit kalten Händen ist es nämlich bedeutend schwieriger, den Energiekörper zu spüren. Bitten Sie Ihren Partner, eine seiner Hände gerade nach vorne zu strecken, sodass sie sich auf Höhe Ihres Solarplexus befindet. Der Daumen zeigt dabei nach oben. Strecken Sie nun Ihre beiden Hände nach vorne, die Handflächen zueinander gerichtet und nehmen Sie die Hand Ihres Partners in die Mitte, ohne Sie jedoch zu berühren. Der Abstand Ihrer Hände sollte etwa 15 Zentimeter betragen. Schließen Sie die Augen und bitten Sie Ihren Partner, dasselbe zu tun. Anschließend ziehen Sie Ihre beiden Hände langsam zurück zu Ihrem Körper und achten dabei genau auf das Gefühl in Ihren Handflächen.

Können Sie die Energie des Partners spüren? Fragen Sie ihn auch, wie es sich für ihn anfühlt. Einige spüren eine Art Kribbeln, eine Wärme, Kälte oder ein leichtes Ziehen. Bei manchen fühlt es sich auch an, als würde man ihnen einen Handschuh ausziehen. Dieser Effekt tritt meist dann ein, wenn man bei der Übung die Absicht hat, die Energie des anderen mitzunehmen, und dieser sich seine Energie nicht rauben lassen will. Wechseln Sie ein paar Mal hin und her und nehmen Sie sich Zeit, um ein Gespür dafür zu bekommen. Wenn Sie so weit sind, können Sie die Übung mit anderen Wesen durchführen. Suchen Sie sich dafür im Wald Bäume und Büsche als Partner und wiederholen Sie die Übung mit Ästen, Zweigen, Stämmen oder Wurzeln, sofern diese frei liegen.

Die äußeren Schichten unserer energetischen Präsenz sind so fein, dass es kaum noch jemanden gibt, der sie wahrnehmen kann. Wenn ätherischer und gesundheitlicher Körper die Flamme bilden, dann sind diese äußeren Körper (genannt der *astrale, mentale* und *kausale Körper*) der Schein, der den gesamten Raum erfüllt. Den *astralen Körper* kann man sich dabei wie einen inneren, helleren Lichtschein vorstellen. In ihm sind alle Informationen über uns und alle Erfahrungen gespeichert, die wir in diesem und in früheren Leben gesammelt haben. Noch weiter strahlen nur der *mentale* und der *kausale Körper*. Durch sie sind wir mit dem kompletten Universum, also mit dem Allbewusstsein, verwoben. Sie sind das Feld, in dem sich unsere Gedanken manifestieren und in dem sich unser Leben auf den Rest des Universums auswirkt. Genau hier tritt die Spiegelkraft der am intensivst geglaubten Gedanken ein. Hier befindet sich der »Gottversand«, von dem Ihre Gedankenbestellungen angenommen und an Sie versendet werden.

Die Geisthüter des Waldes

Alles im Universum hat einen Hüter oder Wächter, eine Art höhere Präsenz mit einem eigenen Bewusstsein, die schützend über jedes Wesen wacht. Dieser Hüter hat die Aufgabe, das Gottbewusstsein bzw. das Erweckte in uns vor dem Gegner zu schützen. Er ist es also, der den Gegner wie kein anderer kennt. Er ist sein Widersacher. Er ist der Beschützer unseres Lichtes der Erleuchtung. Jede einzelne Ihrer Zellen hat einen solchen Hüter, jedes Organ ebenfalls und auch jeder Organismus als Ganzes. Auch Ihre Familie und die Menschheit an sich hat wieder je einen Hüter, genau wie jeder Wald, jeder Kontinent und die Erde. Ein Hüter ist also die göttliche Präsenz, die über jede einzelne Fantasiegeschichte wacht und dafür sorgt, dass sie letztlich zum Erwachen hin verläuft.

Je nachdem, für welche Art der Wahrnehmung Sie offen sind, können Ihnen die Hüter auf unterschiedlichsten Wegen erscheinen. Ein Mensch, der stark im christlichen Glauben verankert ist, wird sie am ehesten in Form von Jesus oder Maria wahrnehmen, während ein Naturverbundener sie eher in Form von Krafttieren, Pflanzen oder Naturkräften erkennt. Gott, also wir selbst, spricht über die Hüter bzw. Informationsträger des Göttlichen immer in der Sprache zu uns, die wir am besten akzeptieren und wahrnehmen können. Schließlich will die Schöpfung ja, dass sich die Liebe maximal ausdehnt.

Für die Menschen der Naturvölker ist es selbstverständlich, dass sie immer einen intensiven, freundlichen Kontakt zu allen Hütern aufbauen. Auf diese Weise können sie direkt erfragen, wie ihr Weg zur Erleuchtung verläuft, und müssen nicht abwarten, bis sie einen Druckkörper bekommen, der sie zurück auf die rechte Bahn schiebt. So bitten die Einheimischen vor jedem Eintreten in einen Wald den Hüter des Waldes um Erlaubnis und fragen auch vor jeder Heilung den Hüter des Patienten, ob er mit der Behandlung einverstanden ist. Als Bewahrer des göttlichen Lichtes in uns wissen die Hüter stets am besten, was gerade benötigt wird, um weiter in Richtung Erwachen zu gelangen.

Wenn wir hingegen einfach so in einen Wald hineinstolpern, kann es passieren, dass uns die Wächter des Waldes sowohl auf der energetischen als auch auf der physischen Ebene wieder hinaustreiben wollen. Der Eichelhäher schreit, Mücken piesacken uns und Zecken versuchen, sich an uns festzusaugen. Warum? Ganz einfach, der Wald weiß, dass heute an einem anderen Ort eine Lehre für uns bereitliegt, sodass wir erwachen könnten. Ergo dürfen wir zu dieser Zeit nicht im Wald sein. Er will uns also die Chance geben, die Erweckungsbotschaft zu erhalten. Hätten wir die Hüter vor dem Betreten des Waldes gefragt, hätten sie uns dies einfach mitteilen können.

Wenn Sie also in Zukunft einen Wald, also Ihren Lehrmeister des Erwachens, betreten, bleiben Sie kurz vor dem Eintreten für einen Moment stehen, schließen Sie die Augen und bitten Sie die Hüter des Waldes und des göttlichen Wissens um Erlaubnis, ihn betreten zu dürfen (Fokus Hellfühligkeit). Wenn Sie ein einladendes, offenes Gefühl haben, gehen Sie weiter. Haben Sie das Gefühl, dass Sie in diesem Moment etwas abstößt, dann kehren Sie um und kommen Sie am nächsten Tag noch einmal wieder. Begrüßen Sie auch bei jedem Spiegelplatz den Hüter Ihres Baumes und den des Platzes. Bitten Sie ihn darum, sich Ihnen zu zeigen, und laden Sie ihn ein, mit Ihnen in eine Kommunikation zu treten. Je mehr Sie sich für den Kontakt mit den Hütern öffnen, desto stärker werden Sie mit der Zeit die Präsenz des Waldes, seiner Bewohner und der einzelnen Geschöpfe spüren und verstehen.

Aber nicht nur das. Sie werden immer genauere Erweckungsanleitungen erhalten, sodass Sie erkennen können, wer Sie wirklich sind. Es ist wichtig zu erkennen, dass der Wald ein lebendiges und intelligentes Bewusstsein ist und Sie von ihm sehr viel lernen können. Wenn man die Hüter ehrt, mit ihnen Freundschaft schließt und ihr Vertrauen gewinnt, darf man auch Fragen zu gewissen Lebensthemen äußern. Es ist immer wichtig, gute Kontakte zu Mentoren zu besitzen, die im Gottbewusstsein stehen und uns bei den Gottkonflikten mit Rat und Tat zur Seite stehen können.

Übung: den Hüter des höheren Selbst wahrnehmen

Setzen Sie sich an Ihren Spiegelplatz, atmen Sie tief und entspannt ein und aus, schließen Sie Ihre Augen und kommen Sie vollkommen im gegenwärtigen Augenblick des Seins an. Atmen Sie nun sieben Sekunden lang ein und spannen Sie dabei jeden Muskel in Ihrem Körper an. Anschließend halten Sie die Anspannung und den Atem für weitere sieben Sekunden an und atmen dann sieben Sekunden lang wieder aus. Beim Ausatmen lassen

Sie alles los, Anspannung, Müdigkeit, Stress etc. Wiederholen Sie diese At-
mung für drei weitere Durchgänge. Richten Sie Ihre Aufmerksamkeit an-
schließend vollständig nach innen und spüren Sie dabei ein helles, weißes
Licht direkt unter Ihrer Haut. Lassen Sie es vor Ihrem inneren Auge deut-
lich sichtbar werden. Dieses Licht ist Ihr eigener Hüter.

Strecken Sie nun als Hüter Ihren Arm aus, sodass er länger ist als Ihr phy-
sischer Arm und somit ein Stück aus Ihrem Körper herausragt. Ziehen Sie
Ihren Hüter an der Hand vollständig aus Ihrem Körper heraus. Gehen Sie
als Hüter ein bisschen im näheren Umkreis spazieren und nehmen Sie die
Welt mit seinen Augen wahr. Schauen Sie sich um und begrüßen Sie die an-
deren Hüter der Bäume, Tiere und Pflanzen, die Ihnen hier begegnen. Wenn
Sie so weit sind, kehren Sie wieder in Ihren physischen Körper zurück und
lassen Sie den Hüter wieder sanft unter Ihre Haut gleiten. Atmen Sie noch
einige Male entspannt ein und aus, bedanken Sie sich bei Ihrem Hüter für
das schöne Erlebnis und öffnen Sie dann langsam Ihre Augen.

Die Energie des Kosmos wahrnehmen

Auf der physischen Ebene ist die Atmosphäre unserer Welt mit Luft gefüllt.
Wir können sie nicht sehen und auch nicht anfassen und doch wissen wir, dass
wir sie unbedingt zum Leben brauchen. Wenn sie in Bewegung ist, können wir
sie spüren und mit der richtigen Technik können wir auf ihr sogar schweben
oder fliegen.

Doch auch auf der energetischen Ebene ist unsere Welt nicht leer, sondern
wird vollständig von einer kosmischen Lebensenergie durchdrungen. Es ist
eine Energieform, die zum Teil materialisiert ist, weshalb wir sie verhältnis-
mäßig leicht sehen können, wenn wir es versuchen. Für unsere Augen wirkt
sie dann wie Milliarden von winzigen silbernen Lichtkügelchen, die leicht tan-
zend, wabernd oder hüpfend durch den Kosmos tollen. Für unser Leben ist
die kosmische Lebensenergie genauso wichtig wie Luft, Wasser und Nahrung.

Wir nehmen sie permanent über unsere Chakren in uns auf und geben sie wieder an die Außenwelt ab. Diese kosmische Energie bzw. Allenergie ist in fast allen Kulturen überall auf der Welt bekannt. Im antiken Griechenland nannte man sie *Pneuma*, auf Hawaii *Mana*, in China *Qi* und in Japan *Ki*. Im Sanskrit heißt sie *Prana* und unter diesem Namen ist sie auch bei uns bekannt geworden.

Hier einige Übungen, um diese kosmische Energie wahrzunehmen.

Übung: Wie kann ich kosmische Energie spüren?

Setzen Sie sich an Ihren Spiegelplatz und reiben Sie Ihre Hände aneinander, bis diese schön warm sind. Dadurch fällt es Ihnen leichter, die Energie zu spüren. Legen Sie den Fokuspunkt auf das Hellfühlen. Lösen Sie nun Ihre Hände voneinander und ziehen Sie sie langsam nach außen, bis sie sich etwa auf Schulterbreite befinden. Dabei zeigen die Handflächen stets zueinander. Lassen Sie die Muskeln in den Händen locker, sodass sich die Finger leicht nach innen beugen und eine Handkuhle entsteht, in der sich die Energie fangen kann. Achten Sie auf das Gefühl in Ihren Handflächen. Können Sie etwas spüren? Wenn nicht, schließen Sie die Augen. Vielleicht fühlt es sich ein bisschen so an, als hätten Sie eine Art Spinnennetz zwischen den Händen, das Sie nun auseinanderziehen. Dann führen Sie Ihre Hände wieder zusammen, bis der Abstand zwischen ihnen nur noch etwa zehn Zentimeter beträgt. Achten Sie jedoch darauf, dass sich die Hände nicht berühren.

Sie werden nun einen leichten Widerstand spüren, so als wären Ihre Hände zwei gleichpolige Magnete, die einander abstoßen, oder so als befände sich eine weiche, gummiartige Masse zwischen ihnen. Vielleicht spüren Sie auch ein leichtes Jucken, Kribbeln, Ziehen oder Drücken in den Händen oder Sie haben das Gefühl, dass Ihre Handflächen warm oder kalt werden. Versuchen Sie nicht, dieses Gefühl zu erzeugen oder zu verändern, sondern nehmen Sie einfach wahr, was da ist. Das, was Sie zwischen Ihren Händen spüren, ist die kosmische Energie.

Formen Sie diese Energie nun zu einem Handball, so wie Sie auch eine Tonkugel formen würden. Behandeln Sie Ihre Energiekugel dabei so, als wäre sie zerbrechlich und als dürfte sie nicht herunterfallen. Machen Sie die Kugel nicht zu groß und versuchen Sie, sie so gleichmäßig und schön wie möglich zu formen. Wenn Sie das Gefühl haben, dass Sie mit der Übung fertig sind, dann schicken Sie die Kugel nach oben ins Universum oder geben sie nach unten in die Erde. Wenn Sie wollen, können Sie sie auch an einen Baum oder ein anderes Wesen verschenken, von dem Sie glauben, dass es eine solche Energiekugel gut gebrauchen kann.

Im Tai Chi und im Qigong wird ebenfalls mit der kosmischen Lebensenergie gearbeitet. Wenn Sie Ihre Wahrnehmung dafür weiter sensibilisieren wollen, finden Sie hier wie dort hilfreiche und effektive Übungen. Am besten können Sie die fließende Energie spüren, wenn sie zuvor Qigong oder Tai Chi zelebriert haben.

Übung: Wie kann ich die kosmische Energie sehen?

Suchen Sie sich einen Ort, an dem Sie eine möglichst freie Sicht auf den Himmel haben, ohne dass Bäume, Gebäude oder andere Dinge im Hintergrund stehen. Stellen Sie sich leicht breitbeinig hin und schauen Sie direkt in den Himmel, nicht aber in die Sonne. Am einfachsten ist es an wolkenlosen Tagen, es funktioniert aber auch, wenn es grau, bewölkt oder neblig ist. Heben Sie nun einen Arm, halten Sie ihn ausgestreckt nach oben vor Ihr Gesicht und schauen Sie auf Ihre Finger. Ihre Hand dient bei dieser Übung nur als Abstandmesser. Merken Sie sich die Entfernung zu Ihren Fingern, lassen Sie Ihre Hand wieder sinken und schauen Sie weiterhin auf den Punkt, an dem sie sich zuvor befunden hat. Lassen Sie Ihren Blick weich werden, entspannen Sie Ihre Augen und wechseln Sie in den Weitwinkelblick mit Fokus auf das Hellsehen. Es tauchen nun lauter winzig kleine tanzende Lichtpunkte auf, wie kleine Kügelchen, die überall umhertollen. Diese Lichtpunkte sind die kosmische Energie.

Achten Sie in den kommenden Wochen bei Ihren Streifzügen im Wald besonders auf die kosmische Energie und die Schlieren der verbrauchten Energie. Wo können Sie diese besonders gut wahrnehmen, wo ist es schwerer? In welcher Verbindung stehen die einzelnen Wesen des Waldes mit dieser Energie? Gibt es einen Energiefluss oder einen Austausch?

Wie kann ich mich vor Energieräubern schützen?

Genauso wichtig wie das Wahrnehmen der Energie selbst ist es zu erkennen, wann einem Energie entzogen wird. Sie erinnern sich vielleicht an einige Situationen, in denen Sie Zeit mit anderen Menschen verbrachten und sich danach müde und ausgelaugt gefühlt haben, ohne dass Sie sich so recht erklären konnten, was Sie so geschlaucht hat. Der Grund dafür ist folgender: Man kann sich die Lebensenergie in allen Wesen ein bisschen wie Wasser in einer riesigen Seenplatte vorstellen. Jedes Wesen ist ein See, der im Normalfall bis oben hin gefüllt ist, da permanent Energie vom Universum durch die Allenergie nachfließt. Da Gott jedoch wollte, dass wir vergessen, dass wir göttliche Wesen sind, sodass sich die Liebe maximal ausdehnen kann, haben wir uns selbst von der Urquelle der Energie abgeschnitten und werden nun nicht mehr permanent mit Wasser versorgt. Je nachdem, wie wir mit der Energie von Gott haushalten, sodass wir den Weg zum Erwachen finden können, ist unser See daher etwas voller oder leerer als die Seen um uns herum.

Außerhalb des Gottbewusstseins ist unser See nie ganz gefüllt, da wir auf der Entdeckungsreise zum wahren Sein schon einiges an Lebensenergie verbraucht haben. Dies liegt daran, dass wir a) nicht gelernt haben, uns wieder an die Urquelle anzuschließen, und b) uns Energieräuber das Wasser stehlen. Wichtig zu verstehen ist, dass die Lebensenergie wie das Wasser stets versucht, einen Ausgleich, also eine Friedenslinie, zu erschaffen. Alle Seen bzw. Gottpartikel sollen gleich viel Energie haben. Das ist das Prinzip der heiligen Liebe. Somit fließt die Energie immer von der größeren Energiequelle zur kleineren.

Wenn wir nun in eine Beziehung mit einem anderen Wesen treten, dann öffnen wir automatisch die Schleusen zwischen unseren Seen und der Energiepegel gleicht sich aus. Das ist kein Problem, wenn wir erwacht sind und erkannt haben, dass wir beide Seen sind. In diesem Geisteszustand ist es für uns vollkommen In Ordnung, wenn die Friedenslinie hergestellt wird. Wenn wir aber nicht erleuchtet sind, glauben wir, dass das energieschwache Wesen Energie vom stärkeren Wesen entzieht. Wir fühlen uns also ausgebeutet.

Diese Überzeugung muss zwangsläufig noch mehr Ausbeutung in unser Leben ziehen. Natürlich ist dieses Verhalten in Wahrheit keine böse Absicht. Gott will nur die Friedenslinie wiederherstellen. Den meisten Energievampiren ist es ohnehin nicht bewusst, dass sie Energie abzapfen. Warum? Ganz einfach. Es geschieht vollkommen automatisch, sie können nichts dagegen tun. Es ist Gottes Wille, dass sich die Pegelstände unter allen Gottpartikeln ausgleichen. Alle Gottpartikel sollen die gleiche Energie zur Verfügung haben. So werden wir alle immer wieder zu Energieparasiten oder unfreiwilligen Wasserspendern. Dies geschieht, solange wir nicht in der Seele begriffen haben, dass alles eins ist und es nur einen einzigen Energiestrom geben kann. Wenn Gott die Allenergie ist, die wiederum durch verschiedene Pegelstände, durch unendlich viele Seen, also Gottpartikel fließt, ist für Gott selbst ein höherer oder niedriger Pegelstand im einzelnen Gottpartikel kein Beinbruch. Gott selbst verliert hierbei nichts. Er weiß, er ist die Allenergie. Nur wenn wir glauben, dass wir der See Y sind und uns der See K mit seinem niedrigeren Pegelstand Energie raubt, befinden wir uns in der Vampirspirale.

Warum? Ganz einfach. Unser Glaube muss als Gottpartikel immer wahr werden. Wenn wir an eine Schädigung durch Parasitismus glauben, müssen wir diese Schädigung in dem Maß erleben, in dem wir daran glauben. Wenn wir jedoch wissen, dass alles eins ist, kann es niemals Parasitismus geben. Wenn ich also als See, der höher gefüllt ist, Wasser an einen See mit einem niedrigeren Pegelstand verschenke, schenke ich mir in Wahrheit das Wasser selbst. Warum? Ganz einfach, ich bin Gott, ich bin alle Seen, aber auch das Wasser zur gleichen Zeit. Ich bin das Alles. Es gibt nur mich.

Begegnen sich nun zwei Wesen im Gott abgewandten Zyklus mit einem relativ gleich starken Energielevel, dann ist dies ebenfalls kein Problem, weil es zu fast keinem Wasseraustausch kommt. Der Pegel bleibt somit annähernd gleich. Ist einer jedoch schwach und fühlt sich als Opfer, weil er nicht weiß, dass alles eins ist, kommt es zu einem permanenten Ungleichgewicht in der Lebensenergie. Wer glaubt, ein Opfer zu sein, muss dies durch den Erschaffungskodex in seine Traumwelt gespiegelt bekommen.

Wenn Sie also eine Beziehung mit einem Wesen eingehen, das sehr viel weniger Energie, also Wasser im See, hat, fließt sehr viel Wasser von Ihnen zu ihm, bis sich die Pegelstände angeglichen haben. Dies geschieht so lange, bis Sie erwacht sind und erkannt haben, wer Sie wirklich sind. Sogenannte Helfersyndrombeziehungen können im nicht erleuchteten Zustand für denjenigen mit mehr »Wasser« also nur auslaugend sein. Solange Sie im gottabgewandten Zustand »Kleinere« als sich erwählen, so lange werden Sie sich von ihm oder ihr ausgesaugt fühlen. Dass dies zu Disputen führen muss, die noch mehr Energie rauben, sollte sich von selbst verstehen.

Solange Sie nicht erkannt haben, dass Sie ein Teil des göttlichen Ganzen sind und daher immer ausreichend Lebensenergie haben, bleiben Sie ein Mitglied des Energieräuberspiels. Wichtig zu erkennen ist, dass Sie nie einen fremden See füllen können, sondern nur sich selbst. Der effektivste Weg, um gesund zu werden und zu bleiben, ist es, wenn Sie sich wieder an die göttliche Urquelle anschließen und erkennen, wer Sie wirklich sind. Denn genau ab diesem Zeitpunkt werden Sie automatisch immer mit Energie befüllt. Sie bleiben also nur so lange ein Energieopfer bzw. -räuber, solange Sie glauben, dass es nicht genug Energie für alle gibt.

Solange Sie nicht wissen, wer Sie sind, ist es wichtig, dass Sie Energieräuber erkennen und sich davor schützen. Achten Sie also gut auf Ihr Umfeld und spüren Sie immer wieder in sich hinein, ob Ihnen eine Begegnung gerade guttut oder nicht. Wenn Ihnen Menschen permanent Energie rauben, fragen Sie sich, ob Ihnen die Beziehung wirklich wichtig ist. Wenn nicht, ist es das Beste, den Kontakt einfach loszulassen. Wenn doch, schaffen Sie klare Verhältnisse und sprechen Sie den anderen auf den Energieraub an. Nutzen Sie dafür Worte, die er verstehen und annehmen kann. Wenn Sie diesem Menschen wirklich am Herzen liegen, wird sich die Beziehung danach verändern, sodass es nicht mehr zu einem Energieraub kommt. Wenn nicht, wird sich die Freundschaft wahrscheinlich auflösen und Sie haben den Erfolg, dass Sie nun einen Vampir los sind, der Sie nur als Energietankstelle missbraucht hat.

Achten Sie außerdem darauf, so viele positive Routinen in Ihren Alltag zu integrieren wie möglich. Was gibt Ihnen Kraft? Was macht Ihnen wirklich Freude? Was bringt Ihr Herz zum Singen? Je mehr positive Routinen Sie besitzen, die Ihre Energiereserven wieder auffüllen, desto weniger kann Ihnen ein Energieräuber anhaben. Je mehr Energie Sie haben, desto mehr Menschen werden sie Ihnen entziehen, aber desto schneller fließt sie auch nach, sodass jeder einzelne Energieraub dann nicht mehr so viel ausmacht. Je stärker Sie mit der Natur, Ihrem eigenen Herzen und Ihrer inneren Göttlichkeit verbunden sind, desto mehr werden Sie von einem Tümpel zu einem Fluss zu einem Meer bis hin zu der Erkenntnis, dass Sie all das Wasser bzw. Energie sind, was existiert. Wenn Sie so weit sind, können Sie das Wasser in alle Bereiche fließen lassen, denn Sie wissen, es fließt wiederum nur zu Ihnen.

Wenn wir wissen, wer wir sind, lassen wir die Energie zirkulieren. Wir halten nichts mehr fest. Angefangen von Geld, Liebe, Zuneigung, Heilung, Energie und vielem mehr. Alles, was wir verschenken, kommt zu uns und dehnt zudem die Liebe aus. Wir wissen, wir sind ein Fluss. Wenn wir die Energie, also das Wasser, horten würden, würden wir über die Ufer treten und alles auslöschen. Im Gottbewusstsein sorgen wir uns nicht mehr, wir wissen, dass die Urquelle nie versiegt. So wie ein Fluss das Wasser immer in dem Augenblick weiterschickt, in dem es ankommt, können auch wir die Energie sofort verschenken, weil wir wissen, dass die Quelle uns immer Wasser schenken wird. Wenn wir wie der Fluss ohne Erwartungshaltung das Wasser weiterverschenken, muss das Paradies ausgedehnt werden. Was nichts anderes heißt, als dass sich die Energie unendlich ausdehnen muss. Dies bedeutet gemäß dem

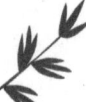 **Naturgesetz der Liebe:** *Mit jedem Schenken, mit jedem Loslassen werden wir stärker.*

Bis Sie dieses Gefühl verinnerlicht haben, können Ihnen die folgenden beiden Übungen dabei helfen, Ihre Energie vor unliebsamen Räubern zu bewahren.

Übung: einen energetischen Schutzmantel aufbauen

Mithilfe dieses Schutzmantels können Sie heimliche Energieräuber daran hindern, Ihnen Energie abzuzapfen. Wenn Sie hingegen freiwillig und bewusst Energie abgeben wollen, kann diese ungehindert hindurchfließen. Üben Sie den Aufbau des Schutzmantels zunächst im Stehen. Später können Sie ihn dann auch im Sitzen oder Liegen entstehen lassen.

Halten Sie Ihre Füße etwa schulterbreit auseinander, stehen Sie aufrecht und lassen Sie Ihre Arme locker an den Seiten hängen. Atmen Sie tief ein und aus und wechseln Sie nach einigen Atemzügen in die sogenannte H-Atmung. Dabei atmen Sie durch die Nase ein und durch den Mund mit einem leisen H-Geräusch wieder aus. Spüren Sie, wie sich Ihr Atem mit der kosmischen Energie verbindet, sodass ein Schutzmantel entstehen kann.

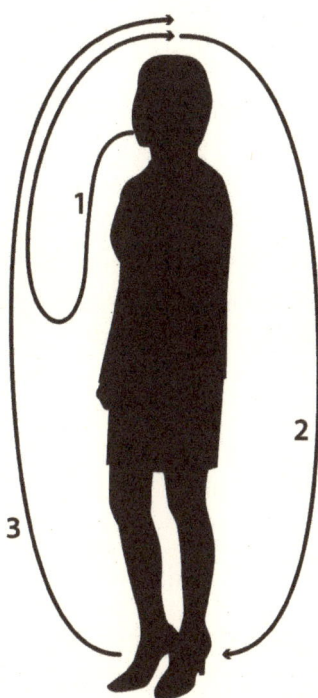

Atmen Sie dazu wieder mit einem H-Laut durch den Mund aus und lassen Sie den Atem bis zu Ihrem Wurzelchakra, also bis zu Ihrer Körpermitte, nach unten strömen. Hier macht die energetisierte Luft nun einen Bogen und strömt wieder hinauf bis kurz über Ihren Kopf. Atmen Sie noch einmal tief ein und lassen Sie mit dem erneuten Ausatmen das Schutzschild hinter Ihrem Rücken bis unter Ihre Fußsohlen hinunterwandern. Atmen Sie ein drittes Mal tief ein und erweitern Sie den Schutzschild mit dem nächsten Ausatmen, sodass er von Ihren Füßen vor dem Körper wieder nach oben steigt, bis er erneut Ihren Kopf erreicht. Sie sind nun komplett in eine energetische Schutzschicht gehüllt, die vor Ihrem Brustbereich sogar dreifach übereinanderliegt.

Je nachdem, wie schwierig oder kraftraubend die Situation ist, für die Sie den Schutzmantel brauchen, können Sie ihm entweder eine blassblaue oder eine tiefblaue Farbe geben. In extremen Situationen sollten Sie zusätzlich zur Blaufärbung noch eine nach außen gerichtete Spiegelfläche hinzufügen. Bitten Sie außerdem Ihren Hüter, Ihre Schutzengel, Ahnen, Krafttiere oder andere Geisthelfer, den Schutzschild zu verstärken und zu unterstützen.

Zu Beginn ist es wichtig, dass Sie eine Weile üben und herumexperimentieren, bis Sie ein Gefühl dafür bekommen, wie stark und intensiv der Schutz sein soll. Wenn er zu schwach ist, wird er Ihnen nicht helfen, ist er jedoch zu stark, kann es sein, dass Sie zu schwitzen beginnen und dass Ihnen das Atmen schwererfällt.

Diesen Schutzmantel können Sie immer dann einsetzen, wenn Sie in Alltagssituationen kommen, in denen Sie sich vor Energieraub schützen wollen.

Übung: eine schützende Lichtsäule aufbauen

Der zweite Weg, mit dem Sie sich vor Energieräubern schützen können, ist es, Ihre eigene Göttlichkeit nach außen strahlen zu lassen, sodass die Urenergie der Göttlichkeit, das Licht der Liebe, Sie wie eine schützende Lichtpräsenz umgibt. Damit Ihnen dies in den entscheidenden Situationen gelingt, sollten Sie es zuvor regelmäßig an Ihrem Spiegelplatz üben. Wenn Sie die Lichtsäule später benötigen, um Personen zu heilen, sollten Sie auf diese Schutzübung besonderen Wert legen.

Schließen Sie zunächst die Augen und seien Sie vollkommen präsent in Ihrem Körper. Legen Sie den Wahrnehmungsbereich auf Ihr Herz (Fokus Intuition) und spüren Sie immer tiefer hinein. Fühlen Sie Ihre Eigenliebe. Sie ist der Schlüssel für die Tür zu Ihrem Herzbewusstsein, also Ihrem wahren Sein. Wenn Sie sie gefunden haben, öffnen Sie Ihr Herz damit und treten Sie vor Ihrem inneren Auge in Ihren eigenen Herzensraum ein. In der Mitte dieses Raumes Ihrer Eigenliebe befindet sich ein Altar, auf dem Sie ein Funkeln oder Leuchten wahrnehmen können. Dieses warme Sternenlicht, das auf dem Altar schwebt, ist Ihr eigener göttlicher Funke, Ihre innere Essenz, Ihre Großartigkeit.

Erlauben Sie diesem göttlichen Funken zu wachsen und sich zu entfalten. Spüren Sie, wie sich das Funkeln nun weiter ausbreitet und Ihren ganzen Herzensraum erfüllt. Es erstrahlt in Ihrem Körper und strömt nach außen, um Ihre ganze Aura zu erfüllen. Achten Sie darauf, dass Sie vor allem den Bereich zwischen dem Solarplexus und Ihrem Bauchnabel besonders intensiv von dem Licht erstrahlen lassen (Region des Hellfühlens). In diesem Bereich werden die meisten Beziehungsschnüre verankert, wodurch er besonders anfällig für Energieraub ist. Auch den Bereich zwischen Ihren Schulterblättern sollten Sie besonders schützen, denn er ist die Körperregion, an der wir am wenigsten präsent sind, weshalb sich hier sehr gerne Energievampire anhaften.

Lassen Sie das Sternenlicht Ihrer Göttlichkeit nun weiter nach oben und unten strahlen, sodass es sich mit dem Kern von Mutter Erde und mit der Liebe des Universums verbindet. Sie stehen nun in der Mitte einer schützenden Lichtsäule, die Sie von allen Seiten umgibt. Das Licht ist eine warme, liebevolle Energie, die Negativität schmilzt, Liebe und Wärme aber zu Ihnen durchlässt. Da Sie nun direkt an die Urquelle der Lebensenergie angeschlossen sind, kann Ihre eigene Energie nicht mehr abgezapft werden.

Wenn Sie den Aufbau Ihrer Lichtsäule einige Male an Ihrem Spiegelplatz geübt haben, können Sie ihn auch beschleunigen. Gehen Sie dazu einfach mit Ihrer Präsenz in Ihr Herz, lassen Sie Ihren göttlichen Funken erstrahlen und verbinden Sie ihn mit Himmel und Erde zu einer starken Lichtsäule. Der wichtigste Schlüssel für den Erfolg dieses Schutzes ist Ihre Eigenliebe, also die Erkenntnis, dass alles eins ist. Je stärker Sie die Verbundenheit zu Ihrem wahren Sein verspüren können, desto effektiver wird auch dieser Schutz sein. Wenn Sie möchten, können Sie die Säule auch ausdehnen und ein oder mehrere andere Wesen mit einschließen. Dies kann dann hilfreich sein, wenn Sie eine Behandlung oder eine Therapie durchführen.

Teil 4:

In Kontakt mit der Natur treten

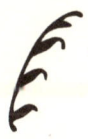

Nachdem Sie nun zu einem aufmerksamen Beobachter der Natur auf den verschiedenen Weltebenen geworden sind, sind Sie bereit, in einen direkten Austausch mit dem Wald bzw. mit den Bäumen zu treten. Die Kommunikation zwischen Ihnen und den Wesen der Natur ist keine Einbahnstraße und Sie sind kein unbeteiligter Beobachter. Sie sind Teil eines komplexen Systems und so, wie Sie vom Wald lernen können, können Sie ihm auch etwas zurückgeben. *Heile, um geheilt zu werden.* Je mehr Sie zur Heilung und Harmonisierung des Waldes beitragen, desto mehr Heilung werden Sie auch selbst erfahren.

Aber das ist nicht alles. Treten wir einen Schritt zurück. Was ist der Wald in Wahrheit für uns? Wenn alles eins ist und es nur das Eine gibt, ist er eine Facette von uns selbst. Wenn wir also den Wald heilen, heilen wir uns selbst. Wenn wir in den Wald blicken, blicken wir in unsere Seele. Sehen wir an einem Baum eine Verletzung, sehen wir, wie sich unsere Verletzung im Außen spiegelt. Wenn wir durch unsere Hellsinne von einem Baummentor erfahren, was er benötigt, um zu heilen, erfahren wir in Wahrheit, was wir für die eigene Heilung benötigen. Mit jedem Wesen, das wir im Außen heilen, heilen wir eine Facette unseres göttlichen wahren Seins. Denn es ist wiederum ein

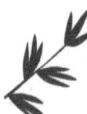**Naturgesetz der Liebe:** *Je mehr wir geben und Heilung schenken, desto gesünder und stärker müssen wir selbst werden. Unser Paradies muss sich ausdehnen.*

Allein Ihre regelmäßigen Streifzüge durch den Wald sind bereits eine Kommunikation mit der Natur, also mit Ihnen selbst. Bei jedem Schritt, den Sie auf die Erde setzen, drückt die Erde gegen Ihren Fuß und verbindet ihre eigene Energie mit der Ihrigen. Für viele indigene Völker ist das Gehen daher ein Tanz mit Mutter Erde. Wenn Sie beginnen, mit der Natur, also mit Ihrem Seelenspiegel, zu kommunizieren, wird dieser auch immer stärker auf Sie eingehen. Dadurch, dass Ihre Aufmerksamkeit steigt und sich Ihr Schreckradius verkleinert, werden Sie ganz automatisch weit mehr Tiere im Wald erblicken als zuvor. Darüber hinaus werden nun auch Tiere mit ganz besonderen Spiegelbotschaften auf Sie zukommen. Dies sind keine zufälligen Begegnungen, sondern die von Tieren, die Sie ganz bewusst aufsuchen, um Ihnen etwas durch das Spiegelgesetz persönlich mitzuteilen. Das ist immer dann der Fall, wenn sie Ihnen auf ungewöhnliche Art und Weise begegnen. Ihre Intuition wird Ihnen verraten, wann es so weit ist.

Aber auch die Plätze selbst und die einzelnen Bäume werden mit Ihnen in eine Interaktion treten, wenn Sie sich darauf einlassen. In den folgenden Kapiteln finden Sie verschiedene Übungen und Anleitungen, um diesen Kontakt zu vertiefen und um eine Verbindung mit der Natur, also zu sich selbst, aufzubauen, die für alle Seiten heilsam und gewinnbringend ist.

Begegnung mit Kraft- und Heilungsplätzen

Die Bezeichnung *Kraftplatz* ist genau wie das Wort *Krafttier* eigentlich eine Erfindung von uns Zivilisationsmenschen. In den indigenen Sprachen gibt es diese Wörter nicht, da jedem, der diese Sprachen spricht, klar ist, dass alle Plätze und Tiere Kraft haben. Wenn ein Mensch also nach einem besonderen Kraftplatz sucht, dann geht es nicht darum, einen Platz mit außergewöhnlichen Kräften zu finden, sondern einen persönlichen Platz, der dem Suchenden das widerspiegelt, was dieser gerade benötigt. Doch was ist das? Es kann etwas sein, was dem Erwachen, der Heilung oder der Liebesausdehnung dient. Und genau darum geht es in den folgenden Übungen. Egal in welcher Lebenslage Sie sich gerade befinden, es gibt immer Orte, die genau zu Ihren Gottkonflikten bzw. Erweckungsthemen passen und sich in gewissen Lebensthemen, Problemen und Krankheiten widerspiegeln. Wenn Sie es zulassen, dass Sie sich gegenseitig anziehen, dann können Sie von diesen Spiegelorten ebenso viel Heilung erfahren wie diese von Ihnen. Wenn Ihre Themen dann gelöst sind, kann es sein, dass Sie überhaupt keine Anziehung zu dem gleichen Ort mehr spüren und dass Sie dann magisch an eine ganz andere Stelle gezogen werden, die Ihnen zuvor vielleicht nicht einmal besonders aufgefallen ist.

Hier eine Übung, mit deren Hilfe Sie Ihren persönlichen Kraftplatz bzw. Heilungsplatz finden können.

Übung: einen persönlichen Heilungsplatz finden

Gehen Sie hinaus in den Wald und halten Sie dort für einen Moment inne. Verbinden Sie sich mit dem Teil von Ihnen, der gerade am meisten Unterstützung braucht. Was ist Ihre dringendste Frage, Ihr größter Hunger, Ihr stärkstes Problem? Was benötigt jetzt in diesem Moment am meisten Heilung? Richten Sie Ihre Aufmerksamkeit auf diesen Punkt und behalten Sie ihn im Bewusstsein. Seien Sie sich im Klaren darüber, dass die geistige Welt, die Hüter und alle Wesen des Waldes bereit sind, Ihnen bei Ihrem Problem zu helfen. Irgendwo hier in Ihrer Nähe gibt es einen Platz, der genau mit diesen Themen in Resonanz geht. Er ist genau der Gegenpol zu dem, was Sie in sich tragen. Er ist Ihre Spiegelfläche, die gesehen werden möchte. Er ist Sie und Sie sind er.

Öffnen Sie nun all Ihre Sinne und versetzen Sie sich in die intuitive Präsenz eines Jägers, der seine Beute erspürt (Fokuspunkt Intuition). Ihre Beute ist der Heilungs- bzw. Spiegelplatz. Achten Sie auf intuitive Gefühle, Bilder, ungewöhnliche Ereignisse wie einen plötzlich auftauchenden Wind oder einzelne, wackelnde Blätter an einem ansonsten ruhigen Baum. Vielleicht kommt in Ihnen auch plötzlich eine Klarheit und ein Hellwissen auf, dass dieser oder jener Platz der richtige ist. Versuchen Sie nichts zu erzwingen, sondern geben Sie sich vollkommen hin und lassen Sie sich vom Magnetismus der Liebe leiten. Wenn es Ihnen schwerfällt, aus dem Verstand herauszukommen, können Sie sich auch eine Augenbinde aufsetzen und sich von Ihren übrigen Übersinnen leiten lassen. Wenn Sie sich bei einem Platz unsicher sind, bitten Sie um deutlichere Zeichen, so lange, bis Sie Ihren persönlichen Heilungsplatz gefunden haben.

Wenn Sie an Ihrem Platz angekommen sind, begrüßen Sie ihn als Heilmeister und bedanken Sie sich für seine Bereitschaft, mit Ihnen zu arbeiten. Zeigen Sie Ihren Respekt und Ihre Dankbarkeit, indem Sie ihm ein kleines Geschenk mitbringen. Es kann ein Lied sein oder ein kleiner Gegenstand, vielleicht auch ein Haar, eine Berührung oder ein paar schöne

Worte, je nachdem, was sich für Sie richtig anfühlt. Treten Sie dann in Interaktion mit dem Platz und lassen Sie sich auch dabei vollkommen von Ihrer Intuition leiten. Vielleicht wollen Sie ihm etwas erzählen, vielleicht fühlt es sich richtig an, im Boden herumzuwühlen. Vielleicht setzen Sie sich auch einfach hin, träumen, meditieren oder schlafen. Fragen Sie den Platz und Ihre eigene innere Stimme des All- bzw. Gottbewusstseins, was das Richtige ist, und hören Sie immer auf den ersten Impuls, der in Ihnen aufkommt, egal wie verrückt er Ihnen auch erscheinen mag. Was immer Ihnen Ihre innere Stimme sagen wird, es wird das Richtige für Sie und für den Platz sein. Warum? Ganz einfach: Alles ist eins.

Healing-Touch –
Heilen durch Handauflegen

Was ist der Healing-Touch?

Wir haben nun bereits erkannt, dass alles im Universum aus der gleichen liebevollen Energie besteht und dass diese Energie in unterschiedlichsten Formen und Schwingungen auftreten kann. Des Weiteren haben wir erkannt, dass es keine 30 000 Krankheiten gibt, sondern nur einen Konflikt, und zwar den Gottkonflikt. Alles, was wir auf der physischen oder emotionalen Ebene als Krankheit, Leid, Kummer, Sorge oder Angst wahrnehmen, wird stets durch den Gottkonflikt ausgelöst und ist auf der energetischen Ebene als Disharmonie oder Energieblockade zum wahren Sein spürbar. Der Druckgeber ist nur deswegen bei uns, damit wir durch den Druck verstehen lernen, wohin wir uns ausrichten sollen, und zwar zu unserem wahren Sein, dem Gottbewusstsein. Der Energieheiler ist dabei nichts anderes als ein Geburtshelfer. Er hilft dem Klienten zu erkennen, wer er in Wahrheit ist.

Die Arbeit mit dieser Ur- bzw. Allenergie, um Blockaden, Krankheiten, Traumata, Konflikte und Disharmonien zu lösen, ist die wahrscheinlich älteste Heilungsmethode der Welt. Wichtig zu verstehen ist, dass der Leidensdruck nur dann verschwinden kann, wenn wir a) das Symptom unterdrücken und nach einem größeren Emotionstrainer rufen oder b) den Gottkonflikt lösen. Jede Heilkunst, die nicht den Gottkonflikt löst, ruft unbewusst zeitversetzt einen höheren Druckgeber hervor. Die Heilkunst der Gottkonflikte kommt in allen Kulturen und Religionen vor und wird seit vielen Jahrtausenden überall auf der Welt angewendet. Die mongolischen Schamanen arbeiteten ebenso damit wie die Ureinwohner Amerikas, die Aborigines, die Heiler der Chinesischen Medizin und die Druiden der europäischen Urvölker. Auch das heute bekannte Reiki ist eine Form der energetischen Heilung, die auf der Arbeit mit der Urenergie des Universums basiert, und sogar Jesus heilte seine Mitmenschen auf genau diese Weise. Nur aus der Sicht unserer Schulmedizin handelt es sich bei dieser Form der Heilung um nichts weiter als um ein bisschen Hokuspokus, der nur deshalb eine gewisse Wirkung zeigt, weil die Patienten an ihn glauben. Aber kann dies wirklich stimmen? Eine Methode, die nicht funktioniert, wird sehr schnell durch eine neue ersetzt und gerät danach in Vergessenheit. Wenn eine Form der Heilung seit Jahrtausenden Bestand hat, ohne dass sie jemals verschwindet, kann sie dann wirklich wirkungslos sein?

In der heutigen Zeit haben wir es uns angewöhnt, häufig mit Mächten und Methoden zu arbeiten, ohne dass wir diese verstehen. Wir können einen Reiki-Kurs an einem einzigen Wochenende machen und anschließend glauben, dass wir nun bereit sind, mit dieser Methode zu arbeiten. Vielleicht können wir sogar einige Erfolge erzielen, doch es wird uns kaum gelingen, die wirkliche Kraft und den Hunger der Energie zu begreifen, mit der wir hier arbeiten. Wer aber die Gesetze und den Hunger der Natur und des Universums versteht, kann mithilfe der Energie heilen und harmonisieren, er kann sich mit anderen Wesen verbinden, kann in ihre Herzen und ihre Seelen blicken, kann aber auch manipulieren, blockieren und neue Disharmonien herstellen. Denn wenn wir nicht wissen, was wir tun oder welche Gesetzmäßigkeiten vorherrschen, können wir viel Leid kreieren. Doch bei wem? Alles ist eins. Es gibt also keinen anderen. Wir heilen also stets uns selbst in Form des Patienten.

Wenn ein Leid noch nicht geheilt werden darf, wir es aber heilen, passieren mehrere Sachen. Da die Gottenergie nicht zum Patienten fließen kann, weil das Leid noch einen Sinn hat und nicht genommen werden soll, kann die Heilung nur dann eintreten, wenn der Heiler seine eigene Lebensenergie verwendet, um das Leid zu nehmen. Dies wiederum bedeutet, dass der Heiler dann zur Erkenntniserlangung, dass er Gott ist, weniger Suchenergie bzw. Lebensenergie im Tank hat. Das ist aber noch nicht alles. Da der Patient er ist und das Leid noch nicht genommen werden sollte, bedeutet das, dass der Heiler indirekt beim Gottbewusstsein eine Bestellung eingereicht hat. »Ich habe einen nicht verstandenen Druck einfach weggeschoben und will daher einen noch höheren Drucknavigator in Form des Leidenskörpers erhalten.« Das heißt im Klartext: Wenn wir etwas heilen, was noch nicht geheilt werden soll, erzeugt dies in uns mehr Leid. Außerdem verlieren wir Lebensenergie, was uns auslaugt und die Erkenntniserlangung, dass wir Gott sind, erschwert und in die Länge zieht.

Die alten Heiler und Medizinleute, die diese Heilkunst beherrschten, lernten den Umgang mit der Energie daher nicht direkt an einem Patienten, sondern arbeiteten zunächst nur mit Bäumen, um ein genaues Gespür dafür zu bekommen. Und genau diese alten schamanischen Übungen können auch wir nutzen, um in unsere ureigene Heilkraft zurückzufinden. Dabei geht es nicht darum, eine besondere Technik zu erlernen und zu perfektionieren, sondern darum, die Allenergie des Kosmos auf eine spielerische Weise kennenzulernen, sich mit ihr vertraut zu machen und so Schritt für Schritt in ein immer tieferes Verständnis und in eine direktere Verbindung zu kommen. Das Ziel ist dabei nicht, die Energie zu beherrschen und gezielt zu manipulieren, sondern zu einem göttlichen Kanal zu werden und sie einfach fließen zu lassen.

Wenn wir uns einfühlen und uns hingeben können, dann erkennen wir immer klarer, was gerade welchen Bedarf hat und was gerade Heilung benötigt. Je stärker unsere eigenen Verbindungen zum Gottbewusstsein sind, desto mehr werden wir auch zu einem Heiler für uns selbst und für »andere«. Wir wissen durch die Verbindung zu unseren medialen Sinnen, die mit dem Allwissen verbunden sind, stets genau, was zu tun ist. Wir spüren instinktiv den nächsten logischen Heilungsschritt, der uns noch näher zum Erwachen, also zur Liebesausdehnung, bringt.

Der Energiefluss in unserem Körper

Unser Körper ist über die Ur- bzw. Allenergie stets mit allem verbunden und befindet sich in einem permanenten Fluss der Energieströme. Dabei fließt die Energie in bestimmten Bahnen, die sich an verschiedenen Energiepunkten kreuzen und koppeln. Das Wissen von diesen Energiepunktsystemen gibt es bei allen Völkern auf allen Kontinenten. Bei uns haben sich hauptsächlich die Lehren aus dem asiatischen Raum durchgesetzt, in denen die Energieknotenpunkte »Chakren« genannt werden.

Unsere Hände und Füße spielen dabei eine besondere Rolle. Durch sie können wir sowohl physisch als auch energetisch mit der Außenwelt interagieren. Unsere Füße sind dabei fast immer im Kontakt mit der Erde, sie geben uns Halt, ermöglichen es, dass wir uns auf der Erdoberfläche bewegen, und stellen einen permanenten Kontakt zur Erdenergie her. *Jeder Schritt, den wir bewusst ausführen, ist eine heilende Berührung von Mutter Erde.* Dies sagte Stalking Wolf vor vielen Monden. Auch hierüber können wir in einen intensiven Energieaustausch treten.

Übung: Energie tanken beim Gehen

Die Tarahumara-Indianer in Mexiko haben diesen Energieaustausch mit der Erde so weit perfektioniert, dass sie durch jeden gelaufenen Schritt neue Kraft bekommen. Je länger sie laufen, desto mehr Energie strömt durch ihre Füße in ihren Körper. Dadurch können sie 70, 80 oder 100 Kilometer an einem Tag im Wolfsgang zurücklegen, ohne aus der Puste zu kommen. Sie sind nach dem Laufen sogar kraftvoller, munterer und entspannter als zuvor.

Üben Sie diese Form der Erdverbindung, wenn Sie demnächst spazieren gehen, wandern oder joggen und achten Sie darauf, ob Sie einen Unterschied in Ihrer Kondition merken. Gehen Sie dabei so oft wie möglich barfuß, um den Kontakt zum Erdboden zu intensivieren. Wichtig ist, dass Sie beim Laufen den Fokus auf die Hellfühligkeit legen, sodass Sie die All-

Mit unseren Händen können wir auf unterschiedliche Weise ganz praktisch die physische Welt gestalten. Ebenso vielfältig können wir mit ihnen aber auch auf der energetischen Ebene arbeiten, denn unsere Hände können Energie spüren, lesen, verändern und harmonisieren. Wir können selbst zu einem Energiekanal Gottes werden und Energieströme durch unsere Hände leiten, um so ganz gezielt eine Heilung oder Harmonisierung zu ermöglichen.

Übung: den Healing-Touch kennenlernen

Bevor wir tiefer auf das Thema der heilenden Berührungen mit den Händen eingehen, sollten Sie zunächst einmal ein Gespür für die Materie bekommen.

Legen Sie das Buch beiseite und gehen Sie hinaus in den Wald. Dort suchen Sie sich vier verschiedene Bäume von zwei verschiedenen Baumarten, jeweils einen alten und einen jungen. Lassen Sie sich dabei einfach von Ihrem Gefühl leiten. Wenn Sie den ersten Baummentor gefunden haben, der sich stimmig anfühlt, bitten Sie ihn, mit ihm arbeiten zu dürfen. Wenn Sie eine Zustimmung fühlen, haben Sie einen neuen Lernpartner.

Stellen Sie sich vor den Baum und atmen Sie nun einige Male tief ein und aus, bis Sie vollkommen im Hier und Jetzt angekommen sind. Dann bauen Sie ganz bewusst eine liebevolle, wachsame und aufmerksame Präsenz auf. Versuchen Sie nicht, irgendetwas bewusst zu erzeugen, zu verändern oder zu manipulieren, sondern geben Sie sich vollkommen der Situation und dem Baum hin. Ihre Absicht ist es, die Natur bzw. die Schöpfungs- und die Ur-energie der Liebe kennenzulernen und zu beobachten. Mehr nicht.

Wenn Sie das Gefühl haben, in dieser aufmerksamen und hingebungs-vollen Präsenz zu sein, legen Sie eine Ihrer Hände auf den Baumstamm. Die Fingerspitzen zeigen nach oben und die Finger selbst sind gespreizt. Üben Sie einen sanften Druck gegen den Baumstamm aus und halten Sie die Berührung für circa fünf Sekunden. Berühren Sie den Baum so, wie Sie berührt werden wollen. Vergessen Sie nicht, er ist Sie und Sie sind er.

Beobachten Sie nun ganz genau, was durch die Berührung passiert. Ach-ten Sie dabei stets auf all Ihre physischen, aber auch medialen Sinne und richten Sie Ihre Aufmerksamkeit sowohl nach innen als auch nach außen. Registrieren Sie alles, was Ihnen auffällt, so unbedeutend es Ihnen auch er-scheinen mag. Was spüren Sie in Ihrer Hand? Wie fühlt sich Ihr Herz an? Schlägt es schnell, langsam, höher oder tiefer, stolpert es vielleicht sogar? Was spüren Sie im Rest Ihres Körpers? Spüren Sie einen plötzlichen Schmerz, ein Ziehen, Freude oder Behagen? Wie verändert sich Ihre Körperschwingung? Was sehen, hören, schmecken, riechen oder fühlen Sie? Welche Bilder, Ge-danken, Ideen und Gefühle kommen in Ihnen auf? Spüren Sie eine Wärme, eine Kälte, eine Weite oder eine Enge? Was sagt Ihnen Ihre Intuition? Wie reagiert der Baum? Wie reagiert die Umgebung? Spüren Sie einen Wind, der zuvor nicht spürbar war? Ändert sich die Stimmung im Wald? Wie reagieren die Vögel, die Blätter, die Insekten? Denken Sie nicht über diese Beobachtun-gen nach und versuchen Sie auch nicht, sie zu bewerten oder zu beurteilen. Ihr Verstand wird die Wahrnehmung dann verfälschen, da er versucht, Sie in ein Muster einzuordnen, das er aus Ihren Erfahrungen erstellt hat. Geben Sie sich einfach dem Baum vollkommen hin, so als würden Sie in ihn hineinfließen.

Dann lösen Sie die Verbindung und notieren alles, was Sie wahrgenommen haben, auch wenn Sie es für unwichtig, falsch oder lächerlich halten. Mit der Zeit werden Sie so immer mehr zwischen einer echten Wahrnehmung und Fantasien unterscheiden können, die in Ihrem Geist erzeugt werden.

*Wiederholen Sie die Übung nun mit den drei anderen Bäumen und notie-
ren Sie auch hier wieder Ihre Wahrnehmung. Gibt es bereits jetzt irgendwel-
che Auffälligkeiten? Es kann sein, dass Sie zunächst nur sehr wenig spüren
oder das Gespürte nicht von Gedanken, Gefühlen und Wahrnehmungen
unterscheiden können, die auch ohne die Berührungen da gewesen wären.
Machen Sie sich deswegen aber keine Gedanken. Sie steigen hier in ein vollkommen neues Feld ein. Ähnlich wie beim Lernen einer neuen Sprache ist es
zunächst ganz normal, dass man das meiste nicht versteht.*

Übung: das Geheimnis des Magiers

*Wenn wir tief in eine Materie eintauchen und sie wirklich verinnerlichen
wollen, dann ist es wichtig, dass wir die gleichen Übungen viele Male wiederholen. Artisten trainieren die gleichen Techniken viele Hunderttau-
send Male, bis ihr Körper automatisch weiß, was er zu tun hat. Erst dann
können sie blind mit Messern auf eine sich drehende Person werfen oder
zehn Bälle gleichzeitig in der Luft halten. Auch für die Arbeit mit der
Urenergie ist es wichtig, dass Sie Ihr Gespür immer mehr vertiefen und
verfeinern.*

*Gehen Sie daher in den folgenden Wochen und Monaten immer wie-
der hinaus in die Wälder und berühren Sie zwischen 60 und 70 Bäume
mit dem Healing-Touch. Notieren Sie jedes Mal Ihre Beobachtungen und
achten Sie darauf, was sich im Laufe der Zeit bei Ihrer Hellfühligkeit verändert. Auf diese Weise werden Sie Ihre Hände sensibilisieren, sodass Sie
in einen immer tieferen Kontakt mit den Bäumen und mit der Urenergie,
also mit dem Gottspiegel bzw. Eigenspiegel, kommen.*

Die unterschiedlichen Heilberührungen

Wenn Sie nun bereits ein erstes Gespür für den Kontakt mit der heilenden Energie bekommen haben, sind Sie bereit, tiefer in die Feinheiten einzutauchen, sodass Sie den Healing-Touch schließlich auch für Selbst- und Fremdheilungen
anwenden können. So wie Sie in den Übungen oben die Bäume berührt haben,
können Sie später auch einen Patienten berühren. Dazu legen Sie Ihre Hand
entweder direkt auf den Körper des Patienten auf oder halten sie in einem ge-
ringen Abstand über ihn, sodass der heilende Energiestrom fließen kann.

Die Handhaltung, mit der Sie bisher die Baummentoren berührt haben,
ist dabei jedoch nur eine Möglichkeit, um mit einem anderen Wesen, zum
Beispiel einem Patienten, in einen energetischen Austausch zu treten. Je nachdem, wie Sie Ihre Hände einsetzen, können Sie unterschiedliche Qualitäten
und Energieströme nutzen und wahrnehmen. Wichtig sind dabei zunächst
vier verschiedene Handhaltungen, die Sie kennenlernen sollten.

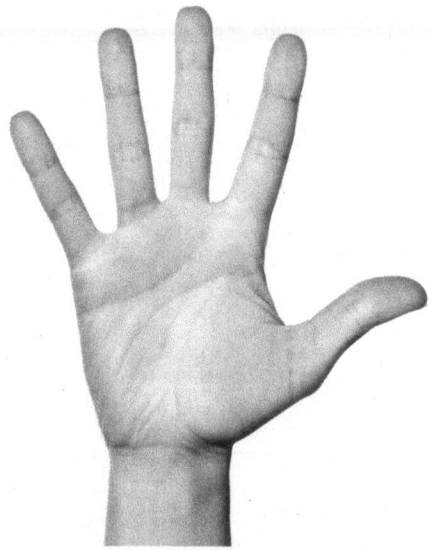

Die Handhaltung, die Sie bislang angewendet haben, ist die sogenannte *Austausch-Handhaltung*, denn sie erzeugt einen gegenseitigen Energieaustausch.

Die Hand ist dabei geöffnet, sodass Finger und Handfläche eine Ebene bilden. Dabei sind die Finger gespreizt, sodass sie sich nicht berühren. Wenn Sie die Hand auf diese Weise auf Ihren Patienten legen, können Sie Informationen und Energien von ihm aufnehmen und gleichzeitig Energie zu ihm hinleiten. Es ist also eine Zweibahnstraße, über die Energie in beide Richtungen strömt. Da diese Handhaltung einen Energieaustausch auf beide Seiten ermöglicht, kann Ihnen hierbei ein Patient bei einer Heilung auch seine Fremdenergien übertragen. Dies kann jedoch nur geschehen, solange Sie nicht im Gottbewusstsein sind. Wenn Sie verinnerlicht haben, dass alles eins ist, wissen Sie, dass Sie sich nur selbst Energie schicken können. Wenn Sie noch nicht erwacht sind, sollten Sie sich aber mit einer Lichtsäule, also einem Filter für Negativität, schützen oder auf eine andere Handhaltung wechseln.

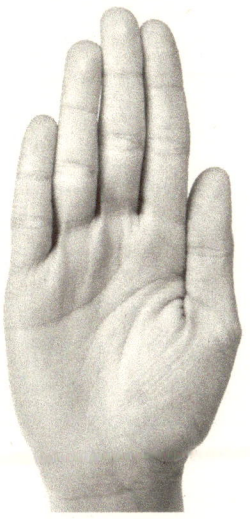

Die zweite Handhaltung ist eine reine *Lesehand*. Hierbei sind alle fünf Finger gestreckt und liegen aneinander, um den Patienten auszulesen. Wenn Sie die Hand auf diese Weise auf einen Patienten legen, kann keine Energie vom Patienten zu Ihnen durchdringen und er kann Ihnen auch nicht als Vampir Energie abzapfen. Stattdessen können Sie jedoch Informationen über seinen Gesundheitszustand bekommen. Dazu fahren Sie mit der Hand in einem Abstand von zwei oder drei Zentimetern über den Körper des Patienten, so als wollten Sie ihn scannen. Achten Sie dabei auf alle Empfindungen, Gefühle und Eingebungen, die Sie spüren, um herauszufinden, wo sich im Körper des Patienten eine Stelle befindet, die Heilung benötigt.

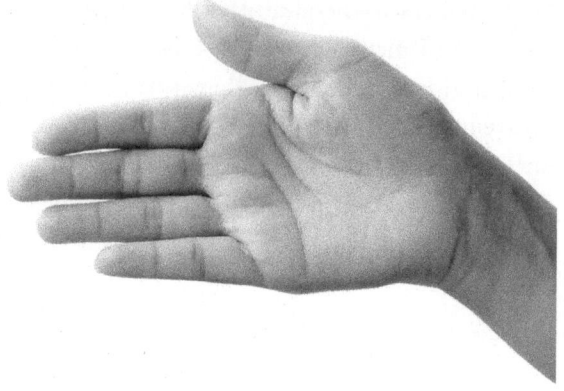

Bei einer Berührung mit der dritten Handhaltung findet der Energiefluss hingegen nur nach außen hin statt. Es ist also die *Gebe-Handhaltung.* Auch hierbei sind die Finger gestreckt und bilden eine Ebene mit der Handfläche. Dieses Mal jedoch liegen die vier Finger direkt nebeneinander und berühren sich. Nur der Daumen ist nach außen abgespreizt. Durch eine Berührung mit dieser Handhaltung können Sie als Kanal Energie zum berührten Wesen fließen lassen, ohne dass der Energiestrom in Sie zurückfließen kann. Dies ist für den Anfang eine sehr sichere Art, um Heilenergie mit Informationen zu schicken. (Siehe Kapitel »Die heilsame Verbindung mit der Ur- bzw. Allenergie«, Seite 238.)

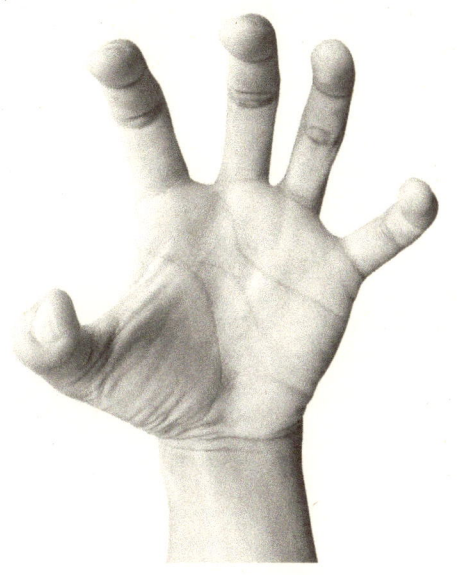

Die vierte Handhaltung ist die sogenannte *Krallenhand*. Hierbei krümmen Sie Ihre Fingerspitzen nach vorne, so als wollten Sie jemandem die Krallen zeigen, wobei sich die Finger nicht berühren. Wenn Sie Ihre Hand mit dieser Handhaltung auf einen Patienten legen, berühren Sie ihn also nur mit den Fingerspitzen. Auf diese Weise können Sie detaillierte Informationen über ihn sammeln, wobei Sie selbst keine Energie nach außen weitergeben. Durch Ihren Fokus bestimmen Sie, auf welcher Ebene Ihre Fingerspitzen den Körper scannen sollen. Nur wenn Sie ein genaues Ziel angeben, kann dies zu guten Ergebnissen führen. Nutzen Sie diese Art der Berührung am besten dann, wenn Sie mit der Lesehand einen Bereich entdeckt haben, der Heilung benötigt. Mit der Krallenhand können Sie nun diese Stelle berühren, um tiefere und detailliertere Informationen über die Art der Krankheit oder der Blockade zu bekommen. Es ist ein wenig so, als könnten Sie in die Krankheit oder Schwächezone hineinzoomen.

Anschließend können Sie den Patienten mit der Gebe- oder der Austausch-Handhaltung berühren, sodass die Heilenergie und deren Information, die benötigt wird, in Form eines Bildes in ihn fließen können.

Am besten üben Sie diese Handhaltungen mit einem Baum, bevor Sie sie an einem Patienten anwenden.

Übung: das Erforschen der verschiedenen Handhaltungen

Lassen Sie sich von Ihrer Intuition zu einem Baum führen und bitten Sie ihn um die Erlaubnis, mit ihm arbeiten zu dürfen. Atmen Sie wie immer tief ein und aus, bis Sie vollkommen präsent im jetzigen Augenblick sind. Berühren Sie den Baum nun nacheinander mit den vier unterschiedlichen Handhaltungen und lassen Sie die Berührung für etwa fünf Sekunden bestehen. Halten Sie Ihre Hand dabei immer so, dass Ihre Fingerspitzen nach oben zeigen, egal welche der vier Handhaltungen Sie anwenden. Dadurch richten Sie Ihre Hand an der natürlichen Fließrichtung der Energie im Baum aus, wodurch Ihnen das Spüren leichterfällt und die Wirkung Ihrer Berührung größer wird. Achten Sie bei jeder Handhaltung auf all Ihre physischen und medialen Sinne, Wahrnehmungen, Gefühle und Empfindungen sowie auf die Bilder, die in Ihnen entstehen. Notieren Sie alles, was Ihnen aufgefallen ist. Welche Unterschiede fallen Ihnen dabei auf?

Geben und Nehmen – wie werde ich ein Erschaffer?

Zunächst sollten wir erkennen, dass alles eine weibliche und eine männliche Seite hat. Das männliche Prinzip ist dabei das aktive, gebende, erschaffende, das weibliche Prinzip hingegen das passive, empfangende, vertrauensvolle. Jede Form von Leben braucht diese beiden Prinzipien, um etwas erschaffen zu können. Ohne das männlich Aktivierende werden wir lethargisch und handlungsunfähig, weil wir ständig darauf hoffen, dass sich die Dinge von selbst ändern, ohne dass wir etwas initialisieren. Wenn wir also beruflichen Erfolg haben wollen, dann brauchen wir zunächst die männliche Kraft des aktiven Handelns, um eine Arbeit zu erledigen, ein Projekt auf die Beine zu stellen oder etwas mit unseren Händen oder unserem Geist zu erschaffen. Der Erfolg kommt jedoch erst dann, wenn wir das weibliche Prinzip nicht vergessen. So kann man mit unendlicher Kraft unendlich viel aktivieren und doch wird es nur dann erfolgreich, wenn wir die Kraft des Gottvertrauens, also die Hingabe zu unserem wahren Sein, besitzen. Nur wenn wir in der weiblichen Kraft wissen, dass alles, was wir mit der männlichen Kraft aktivieren, auch im Hier und Jetzt umgehend entstehen muss, wird es entstehen. Wenn wir also nicht nach getaner Aktivierungsarbeit im Vertrauen einfach loslassen können, werden wir die Früchte nie ernten. Ohne das weiblich Empfangende arbeiten wir uns zu Tode, ohne jemals Erfolg zu haben, weil wir vor lauter Hektik keinen Platz für die Geschenke des Lebens lassen. Wenn wir etwas Neues lernen wollen, dann brauchen wir ein Intervall, in dem wir uns aktiv mit dem Lernstoff beschäftigen, aber auch anschließend eine Pause, in der wir alles sacken lassen. Das eigentliche Lernen und Verinnerlichen findet genau in dieser Pause statt, aber natürlich nur dann, wenn wir zuvor einen aktivierenden Impuls gegeben haben, ansonsten lernen wir nichts.

 **Das Naturgesetz der Liebe lautet also:** *Wir benötigen immer einen Aktivierungsimpuls und einen Impuls, durch den wir wissen, dass es schon erschaffen ist. Wenn dies der Fall ist, können wir alles erschaffen, was je existieren kann.*

Diese Polarität zwischen dem männlichen und dem weiblichen Prinzip findet sich auch in der All- bzw. Urenergie selbst wieder. So erschafft Gott, das männliche Prinzip, im Kosmos die Fantasiegeschichte und aktiviert somit die Ausdehnung der Liebe. Mutter Erde, der weibliche Schoß, empfängt die Geschichten und vertraut darauf, dass alles gut ist. Sie weiß, dass sich die Liebe ausdehnen wird.

So wie jeder Stromkreislauf aufgrund von Plus- und Minuspolen funktioniert, bewegt sich auch die Urenergie immer vom männlichen zum weiblichen Pol und bildet somit einen Erschaffungskreislauf. Diese Polarität gibt es in allem, sowohl in jedem einzelnen Wesen als auch im großen Ganzen. Jedes Wesen im Universum hat also stets eine gebende, aktivierende bzw. heilende und eine nehmende, empfangende bzw. lesende Seite. Bei uns Menschen ist jedoch meist eine der beiden Seiten bzw. Hände dominant. Wir sind also eher in der männlichen oder in der weiblichen Kraft zu Hause. Welche der beiden Pole in uns stärker ist, hat jedoch nichts mit unserem Geschlecht zu tun, sondern lediglich damit, welche Blockaden und Ängste wir in uns tragen. Dadurch ist bei einigen Menschen der männliche, erschaffende Bereich stärker ausgeprägt und bei anderen der weibliche, zulassende. Diese beiden Polaritäten gilt es nun auch auf der energetischen Ebene zu entdecken. Wenn wir uns bewusst darüber sind, wie viel Energie wir aufnehmen und abgeben, wird es uns zukünftig leichterfallen, Stauungen und Blockaden sowie Energielecks und Krafträuber in uns und »anderen« zu erkennen und aufzulösen.

Übung: das Erkennen der Polarität

Halten Sie Ihre Hände nach oben geöffnet vor sich hin und richten Sie Ihre Aufmerksamkeit vollständig auf den Innenbereich der Handflächen (Fokuspunkt Hellfühlen. Ohne den Fokuspunkt zu setzen, fällt es Ihnen bedeutend schwerer hellzufühlen). Spüren Sie genau hin, bei welcher Hand Sie das Gefühl haben, dass eine Energie in Sie hineinströmt, und bei welcher etwas aus Ihnen hinausfließt. Es kann eine sehr feine Nuance sein, ähnlich wie ein leichter Windhauch, ein zartes Kribbeln oder auch nur ein inneres Gefühl. Merken Sie sich das Ergebnis und wiederholen Sie die Übung in den kommenden Tagen mehrere Male. Was fällt Ihnen dabei auf? Bleibt Ihre gebende bzw. nehmende Seite gleich oder wechselt sie hin und wieder? Fühlt sich beides gleich stark an oder haben Sie das Gefühl, dass mehr in Sie hinein- bzw. aus Ihnen hinausströmt? Was können Sie erkennen?

Stellen Sie sich nun vor, Sie wären ein See und hätten einige Zu- und Abflüsse. Die Hand, in der Sie spüren, dass Energie hineinfließt, ist dabei der Zufluss. Der Abfluss ist die Hand, aus der Sie etwas ausströmen spüren. Wenn weniger Wasser in Ihren See fließt als hinaus, heißt das, dass entweder Ihre Verbindung zur Allenergie zu ist oder Sie nicht artgerecht Energie weitergeben. Vielleicht haben Sie ein Helfersyndrom oder lassen sich von Energieparasiten aussaugen? Wenn mehr Wasser in Ihren See einfließt,

als Sie nach außen geben, dann wissen Sie, dass Sie unter einem Mangel-
bewusstsein leiden und noch nicht erkannt haben, dass der Wasserstrom,
der zu Ihnen fließt, stets verschenkt werden darf, da diese Energie nie stop-
pen wird. Sie haben also noch ein Problem mit dem Leitsatz: »Geben ist
Bekommen.« *Wichtig zu verstehen ist, dass Sie alles, was Sie verschenken,*
nur sich selbst schenken können. Warum also so zögerlich? Immer wenn
Sie glauben, Sie verschenken es an einen Dritten, und das Gefühl haben,
dass es nun weg ist, muss dieses Gefühl bestätigt werden. Wissen Sie jedoch,
dass Sie sich nur selbst beschenken können, werden Sie immer reicher und
reicher. Mit jedem Geschenk dehnen Sie Ihr Energieparadies aus.

Mit der Hand, mit der Sie die Energie aufnehmen, mit der Hand neh-
men Sie auch beim Lesen eines Menschen dessen Informationen auf. Mit
der ausströmenden Hand heilen Sie. Wenn man nun Wasser (Energie) aus
dem See zur Heilung verschenkt, dann ist es wichtig, dass man nicht sei-
ne eigene Lebensenergie schenkt, sondern sich mit der Allenergie, also dem
Zustrom, verbindet und diesen durch das zu behandelnde Wesen leitet.

Übung: das Einfühlen in den Energiefluss

Suchen Sie sich wieder einen Baum, von dem Sie glauben, dass er in die-
sem Moment am besten zu Ihnen passt, und bitten Sie ihn, für die Übung
mit ihm arbeiten zu dürfen. Atmen Sie ruhig und gleichmäßig, bis Sie voll-
kommen aufmerksam im Hier und Jetzt sind.

Dann berühren Sie den Baum mit der linken Hand. Nutzen Sie zu-
nächst fünf Sekunden lang die Gebe-Handhaltung und anschließend für
weitere fünf Sekunden die Austausch-Handhaltung. Notieren Sie alle Be-
obachtungen und wiederholen Sie die Übung nun mit der rechten Hand.
Was fällt Ihnen dabei auf? Welche Unterschiede erkennen Sie bei der Be-
rührung mit den verschiedenen Händen?

Übung: einen Energiekreislauf erzeugen

Suchen Sie sich einen Baum, der mit Ihnen arbeiten möchte, und stimmen Sie sich auf die übliche Weise ein. Legen Sie dann Ihre Sende-Hand mit geschlossenen Fingern (Gebe-Handhaltung) auf den Baumstamm und spüren Sie, wie die Energie in den Baum fließt. Nun legen Sie Ihre Empfänger-Hand mit geöffneten Fingern (Austausch-Handhaltung) daneben, sodass Sie die Energie durch sie wieder aufnehmen. Es entsteht ein Energiekreislauf zwischen Ihnen und dem Baum. Geben Sie sich dabei vollkommen dem Energiefluss hin und bleiben Sie in einer liebevollen, aufmerksamen Präsenz. Versuchen Sie nicht, irgendetwas bewusst zu senden oder zu empfangen, sondern lassen Sie die Energie einfach strömen und bleiben Sie vollkommen im Bewusstsein, dass Sie an die Allenergie angeschlossen sind. Spüren Sie den Fluss für zwei bis drei Minuten und lösen Sie dann die Verbindung wieder. Notieren Sie all Ihre Beobachtungen. Was ist Ihnen aufgefallen? Was haben Sie gespürt?

Die heilende Präsenz

Da Sie sich nun mit der Urenergie und dem Healing-Touch etwas vertraut gemacht haben, ist es an der Zeit, den nächsten Schritt zu gehen und noch tiefer in das Wissen über den heilenden Energiefluss einzutauchen. Die wichtigsten Werkzeuge dafür sind Ihre Präsenz und Ihre Absicht. Die Absicht, mit der Sie in die Verbindung mit der Energie treten, ist dabei wie ein Filter oder ein Richtungsweiser. Über die All- bzw. Urenergie sind Sie nicht nur mit dem Baum, sondern mit dem gesamten Universum und damit auch mit dem Allwissen verbunden. Verbinden Sie sich jedoch ohne eine Absicht, ist es so, als wollten Sie sich mit dem kompletten Internet gleichzeitig verbinden und alle Seiten aufrufen, die es überhaupt gibt. Die Folge: absolute Überfrachtung!

Ihre Absicht ist also der Suchbegriff in der Suchmaschine des Allwissens und somit unverzichtbar.

Machen Sie sich daher stets bewusst, warum Sie den Kontakt mit der Urenergie über den Healing-Touch aufnehmen wollen. Wenn es Ihnen darum geht, diese Energie besser kennenzulernen, dann geben Sie diese Absicht nach außen. Wenn Sie etwas über sich selbst oder über den Baum erfahren wollen, dann stellen Sie hierzu die entscheidende Frage. Wenn Sie den Baum heilen oder stärken wollen, dann setzen Sie Ihren Fokus darauf. Je klarer Ihre Absicht, also ihr Suchbegriff, dabei ist, desto klarer wird auch die Verbindung bzw. das Suchergebnis sein und desto machtvoller ist der heilende Energiefluss. Wenn Sie beispielsweise »Irgendwas zum Thema Heilung« in das Suchfeld eingeben, werden die Antworten weniger zielführend sein, als wenn Sie »Ganzheitliche Heilmethoden für Diabetes« eintippen.

Das Wunderelixier besteht hierbei aus zielgerichteten Fragen. Wichtig dabei ist, dass Sie sich stets auf das konzentrieren, was jetzt im Moment aktuell ist. Wenn es Ihnen um Heilung geht, dann fragen Sie: »Was braucht jetzt in diesem Augenblick Heilung?« Geht es Ihnen um eine Entwicklung oder einen Lernschritt, dann fragen Sie: »Was muss ich jetzt im Moment wissen, um den nächsten Schritt hin zum Erwachen gehen zu können?« Dadurch legen Sie Ihren Fokus auf das, was jetzt in diesem Augenblick von Bedeutung ist. Dies ist sowohl eine Unterstützung als auch ein Schutz, denn durch zu viele Informationen kommt es leicht zu einer Überforderung und Verwirrung. Wenn Sie sich mit den medialen Sinnen also an das Allwissen anstöpseln und keinen Filter einschalten für das, was zu Ihnen kommen darf, kann es zu heftigen Sinnesstörungen kommen. Zu viele Frequenzen in den Ohren beim Hellhören bedeuten Tinnitus. Zu viele Bildsequenzen: Augenaussetzer. Beim Hellfühlen: Überforderungsgefühl, Unruhe oder Depressionen. Bei der Intuition: Kopfschmerzen bis hin zur Gehirnhautentzündung. Der Verstand will hier die Flut der Informationen nicht mehr aufnehmen.

Das zweite Werkzeug ist Ihre Präsenz. Je schwammiger Ihr Geist ist und je mehr Sie in Gedanken abdriften, desto schwächer und ungenauer wird Ihre Verbindung nach außen sein. Je klarer, dichter und höher Ihre Präsenz ist, desto kraftvoller und stärker ist auch Ihre Berührung. Oft glauben wir, dass es bei der Energieheilung um die Menge der Energie geht, die wir selbst fließen lassen können. Dies ist jedoch vollkommen zweitrangig. Warum? Ganz einfach: Alles ist eins. Es gibt nur einen Energiekreislauf. Es kann niemals etwas geben, was nicht mit der Allenergie verbunden ist. Jedoch können Gottpartikel wie wir Menschen vergessen haben, dass sie a) Gott sind und b) an der Allenergie angeschlossen sind und diese Energie frei nutzen dürfen.

Es kann also unmöglich ein Energiemangelzustand eintreten, wenn wir doch in Wahrheit die Allenergie sind. Nur wenn wir vergessen haben, dass wir an die Allenergie angeschlossen sind, können wir in einen Energiemangelzustand rutschen. Dies kann dann eintreten, wenn wir aufgrund von Anerkennungssucht einem anderen Lebensenergie, die wir zur Erkenntnissuche geschenkt bekommen haben, übertragen oder wir sie uns von einem Energieräuber haben stehlen lassen. Menschen, die dies erfahren haben, sind zumeist lethargisch und fühlen sich zudem handlungsunfähig. Jedes andere Leid zeigt hingegen keinen Lebensenergiemangel an. Es ist ein Druckkörper, den wir geschenkt bekommen haben, weil wir vom Weg der Erleuchtung abgekommen sind, und der uns als Navigator der Liebesausdehnung wieder in die richtige Richtung weist.

Es geht also in beiden Fällen nicht um einen Energiemangel, sondern um den Informationsmangel, wie man erkennen kann, dass man die Allenergie, also Gott, ist und schon immer mit ihr verbunden war. Somit ist die Informationsqualität zur Erleuchtung wichtiger als die Energieabgabe. Es ist ein wenig wie mit dem Fischer. Wenn Sie dem Hungernden einen Fisch (Energie) geben, stillt dies kurz den Hunger. Zeigen Sie ihm, wie man fischt, also wie man sich an die Allenergie anschließt, ernähren Sie ihn für den Rest seines Daseins.

Wenn nun also unsere Absicht klar und unsere Präsenz dicht ist, den Betroffenen ins Urvertrauen, also ins Gottbewusstsein, führen zu wollen, können wir eine sehr direkte und kraftvolle Verbindung aufbauen. Es ist ähnlich wie bei einem Radio. Wenn es auf volle Lautstärke gedreht wird, aber keine klare, rauschfreie Frequenz eingestellt wurde, dann klingt es grausam. Ist die Frequenz stimmig, kann man auch leise Musik genießen.

Für eine derart klare Verbindung sind Ihr Wille und Ihr Glaube entscheidend. Je stärker Ihr Wille zur Heilung und zur Verbindung ist, desto stärker wird auch die Verbindung selbst. Jedoch hat unser Verstand die Möglichkeit, die Verbindung teilweise oder vollkommen zu blockieren. Dies geschieht immer dann, wenn sich der innere Kritiker weigert, von seinem einmal antrainierten Weltbild abzuweichen. Durch diese Sturheit hindert er uns daran, uns für das heilende Bild zu öffnen. Die Welt ist schlussendlich ein Spiegel unserer intensivst geglaubten Gedanken. Wenn wir der Überzeugung sind, dass es eine heilende Urenergie nicht gibt oder dass wir nicht in der Lage sind, uns mit ihr zu verbinden, dann muss dies so sein. Warum? Weil Sie selbst Gott sind. Ihr Glaube muss wahr werden.

Suchen Sie sich deswegen zunächst Absichten, an deren Erfüllung Sie leicht und locker glauben können. Eine vollkommene Heilung des Baumes oder jedes anderen Lebewesens durch eine einzige heilende Berührung ist möglich, aber eben nur dann, wenn Sie ohne den geringsten Zweifel daran glauben können und natürlich wenn es der Ausdehnung der Liebe dienlich ist. Jede Krankheit und jedes Leid hat einen Sinn und es ist häufig nicht hilfreich, sie einfach durch Heilenergieabgabe oder Medikamente auszuschalten. Warum? Wenn wir den Drucknavigator ohne die Lernerkenntnis des Betroffenen löschen, zwingen wir ihn dazu, sich noch weiter zu verirren. Da Gott die bedingungslose Liebe ist, muss dieser ihn mit einem noch größeren Lerndruck belegen, sodass er den rechten Weg zum Gottsein finden kann. Da alles eins ist, erhöhen wir durch die Zuwiderhandlung unseren eigenen Lerndruck.

Die Frage ist nun: »Wie kann ich mich selbst oder jemand ›anderen‹ in Form meines Spiegels zur Heilung anstacheln?« Wobei die Grundfragen immer lauten: »Wer bin ich wirklich?« Und: »In welchem Bereich verstoße ich gerade gegen mein Gottsein?« Es geht also darum zu erkennen, welchen göttlichen Sinn die Krankheit oder das Leid hat. Was gibt es zu lernen, sodass der Betroffene einen oder mehrere Schritte zum Gottbewusstsein gehen kann? Nur wenn der zu tätigende Lernschritt, der durch den Navigator Gott ausgelöst wurde, erfolgt ist, kann Heilung eintreten.

Somit kann erst dann eine Spontanheilung geschehen, wenn Sie als Heiler den Sinn der Krankheit erkannt und diesen für sich verinnerlicht haben. In Ihrem Lebenstraum ist also nicht wichtig, ob der zu Heilende glaubt. Er ist Sie und Sie sind er. Es ist Ihre Überzeugung, die heilt. Der zu Heilende ist lediglich Ihr Spiegel. Er zeigt Ihnen an, was Sie noch nicht gelernt haben. Da jeder Mensch im Außen nur ein Spiegel Ihres Inneren ist, können Sie als Heiler stets nur jene Patienten anziehen, die Ihnen Ihre eigenen Blockaden spiegeln. Wenn Sie Patienten heilen, heilen Sie also immer sich selbst, und daher braucht es auch nur Ihr Erkennen und Ihr bedingungsloses Vertrauen. Wenn Sie hingegen einen Heiler aufsuchen, Sie also selbst der Patient sind, ist das Prinzip umgekehrt. In diesem Fall ist der Heiler lediglich Ihr Spiegelpartner und Sie können nur dann geheilt werden, wenn Sie die Ursache Ihrer Krankheit erkannt und in Liebe ohne Bewertung angenommen haben. Sie erfahren nur Heilung durch den Medizinmann, wenn Sie zweifelsfrei an die Heilung glauben können. Sie werden also in dem Maße Heilung erreichen, in dem Sie an die Heilung durch den Doktor, Alternativmediziner oder Heiler glauben können.

Da alles eins ist und alles die Liebe ist, zeigt jeder Lerndruck die Vertrauensabwesenheit in einen Teilbereich der Allliebe an. Der Druckkörper wird nur deswegen aktiviert, weil wir uns in einem Bereich unseres Gottseins in Nicht-Liebe befinden, also nicht vertrauen, dass alles gut ist. Wir sagen zu jemandem oder einer Situation, dass sie so, wie sie ist, nicht in Ordnung ist. Wir verneinen die Unfehlbarkeit Gottes. Der Lernschritt ist also, die göttliche Sinnhaftigkeit hinter dem zu erkennen, was wir bis dato ablehnen. Somit kommen zu Ihnen – wenn Sie Heiler sind oder werden wollen – nur die Spiegelpatienten, die Sie benötigen, um zum 100-prozentigen Gottbewusstsein bzw. Urvertrauen zu gelangen. Der Patient spiegelt durch seinen Druckkörper also Ihren Vertrauensmangel darin, dass alles gut ist. Nur wenn Sie dieses Lernziel und die Gottnavigation annehmen und zweifelsfrei an die Heilung glauben, kann eine Spontanheilung eintreten.

Aber eben erst dann. Beginnen Sie also stets in einem Rahmen, der es Ihnen ermöglicht, Ihren eigenen Glauben zu festigen und zu vertiefen, sodass Sie Stück für Stück in eine immer stärkere Präsenz kommen.

Übung: eine klare Absicht setzen

Gehen Sie hinaus in den Wald und suchen Sie sich auf die übliche Weise intuitiv einen Baum, der mit Ihnen in Kontakt kommen möchte. Bevor Sie sich jedoch über den Healing-Touch mit ihm verbinden, setzen Sie sich einen Moment hin und suchen Sie sich eine klare Absicht, mit der Sie die Verbindung aufbauen wollen. Fragen Sie sich selbst, welche Fragen Ihnen gerade auf der Seele brennen. Was beschäftigt Sie gerade in dieser Sekunde am meisten? Formulieren Sie Ihre Frage oder Ihr Anliegen so klar wie möglich in Ihrem Kopf. Wenn es Ihnen hilft, können Sie diesen Satz auch aufschreiben oder laut aussprechen. Sie können Fragen stellen, um Heilung oder um eine Erinnerung bitten, unverdaute Gefühle nach außen geben und vieles mehr. Vielleicht haben Sie auch einen Baummentor ausgewählt, der selbst Heilung benötigt, und verbinden sich nun mit der Absicht, ihm die Heilung zu geben, die jetzt im Moment für ihn hilfreich ist.

Wenn Sie das Gefühl haben, sich über Ihre Absicht vollkommen klar zu sein, teilen Sie dem Baum diese Absicht mit und fragen Sie ihn, ob er damit einverstanden ist, Ihr Partner, Mentor oder Patient zu sein. Berühren Sie den Baum dann mit der Handhaltung, die sich für Sie richtig anfühlt, und spüren Sie, was passiert. Lassen Sie dabei alle Gedanken los und klammern Sie sich nicht im Kopf an Ihre Frage, sondern schenken Sie ihr einfach eine liebevolle Präsenz. Halten Sie die Verbindung, solange es sich für Sie richtig anfühlt, und notieren Sie anschließend alle Beobachtungen. Was ist in Bezug auf Ihre Frage oder Ihr Anliegen passiert? Was konnte geklärt werden?

Bedanken Sie sich dann bei dem Baum und bleiben Sie auch in der nächsten Zeit noch wachsam, ob sich weitere Antworten oder Veränderungen in Bezug auf Ihre Absicht ergeben. Oft dauert es Wochen, bis wir eine Eingebung haben, die uns wie ein Blitz trifft oder für uns das Puzzleteil wird, das wir benötigt haben, um die Antwort des Baums zu dekodieren.

Übung: die heilende Präsenz erhöhen

Suchen Sie sich einen passenden Baum und geben Sie sich eine klare Absicht für die Verbindung. Schließen Sie nun Ihre Augen und richten Sie Ihre Aufmerksamkeit vollkommen auf das Hier und Jetzt. Lassen Sie alle Gedanken los und geben Sie sich gänzlich dem gegenwärtigen Augenblick hin. Spüren Sie, wie Sie von Liebe, Vertrauen und Geborgenheit durchströmt werden und wie diese nach außen strömen, um den kompletten Raum um Sie herum zu erfüllen.

Wahre Präsenz ist immer eine Mischung aus Ihrer eigenen, inneren Präsenz und der Verbindung zu den Geisthelfern, die Sie bei der Heilung unterstützen. Laden Sie also alle Spirits, Helfer, Ahnen, Geister, Engel, Krafttiere, Hüter, die Liebe selbst, Mutter Erde, den Kosmos und jeden ein, der Ihnen hilfreich erscheint, an den Sie glauben können und zu dem Sie einen persönlichen, liebevollen Bezug haben. Bitten Sie diese Helfer, sich mit Ihnen zu verbinden und ihre Präsenzen mit Ihrer eigenen zu vereinen. Richten Sie Ihre Frage oder Ihr Anliegen nicht nur an den Baum, sondern auch an diese Helfer. Spüren Sie den ganzen Kreislauf und alle, die sich daran beteiligen. Die Heilung oder die Verbindung muss nicht von Ihnen kommen, sondern kann einfach entstehen. Wenn Sie spüren, dass Sie vollkommen präsent sind, führen Sie die Berührung zum Baum aus und halten Sie sie, solange es sich richtig anfühlt. Anschließend bedanken Sie sich bei allen, die Ihnen geholfen haben, natürlich auch bei Ihrem Mentor, dem Baum.

Die Verbindung zum höheren Selbst aufbauen

Was ist dieses höhere Selbst? Zunächst dürfen wir erkennen, dass alles eins ist. Es gibt also nur ein Selbst und somit auch nur ein Bewusstsein. Das Allselbst nennen wir aus diesem Grund höheres oder höchstes Selbst. Für das eine Bewusstsein gibt es die Namen Allbewusstsein oder – wenn wir es auf das Wissen beziehen – das Allwissen. Da wir jedoch als abgesandte Gottpartikel im Lebenstraum vergessen haben, wer wir in Wahrheit sind, wissen wir nicht mehr, wie wir uns mit dem Allbewusstsein bzw. dem Allwissen verbinden und mit ihm kommunizieren sollen. Da Gott jedoch möchte, dass sich durch seine erdachte Traumgeschichte die Liebe maximal ausdehnt, mussten wir Menschen zum einen vergessen, wer wir sind, und zum anderen haben wir von ihm den Gegenspieler in Form des Verstandes geschenkt bekommen.

Der Verstand ist der Sitz des Risikomanagers. Niemandem fällt es so schwer zu vertrauen wie ihm. Er misstraut dem Leben selbst und vor allem den Lebensvorschlägen, die wir durch die medialen Sinne direkt vom höheren Selbst erhalten. Er macht als Gegenspieler des Erwachens eben all das, was ein Erkennen des wahren Seins verhindert. Da der Verstand kein Freund des höheren Selbst ist, sondern sich eher von ihm bedroht fühlt, versucht er, so gut es ihm möglich ist, die Verbindung zu ihm zu zerstören. In ihm denkt es: »Wenn wir dem Allwissen folgen, dann gehen wir ja schlussendlich nur unnötige Risiken ein.« Doch genau darum geht es. Wir sollen der Stimme Gottes vertrauen und glauben, dass alles gut ist. Und ja, wir sollen einer uns fremden Stimme vertrauen und doch ist diese Stimme in Wahrheit die unsere. Wir müssen also in Wahrheit nur uns selbst vertrauen.

Natürlich ist das ein besonderer Vertrauensakt, wenn wir noch nicht wissen, dass wir er sind, und doch geht es im Erwachensprozess genau darum. Unser Lebensauftrag ist es, vom Erdzerstörer zum Erdheiler zu werden. Dafür müssen wir uns in die Hände Gottes fallen lassen, um so die Liebe maximal auszudehnen. Erst wenn wir bereit sind loszulassen und uns in die Hände des höheren Selbst legen, werden wir zum Gottbewusstsein emporgetragen. Viel mehr noch, wenn wir den Anweisungen des höheren Selbst, also unseres Liebesausdehnungsnavigators, folgen, wird unser Traumleben leicht und paradiesisch. Wehren wir uns jedoch dagegen, muss mehr Navigationsdruck auf uns gesandt werden. Wenn uns unser Verstand mitteilt: »Du wirst sterben, wenn du Gott bzw. dir selbst folgst«, und wir das aber trotzdem tun, zeigt dies unser Vertrauen in unsere Erkenntnis an, dass wir nun wissen, wer wir wirklich sind. Wir sind kein einzelner Mensch, wir sind das Eine, wir können nicht sterben. Viel mehr noch, es gibt weder Tod noch Geburt noch das Leben selbst.

Jeder Schamane darf durch die Erkenntnis gehen, dass alles eine Illusion ist. Schamanen bekommen Prüfungen auferlegt, die Menschen im Angstverstand niemals »überleben« könnten. Ein Schamane überlebt jedoch zum Beispiel das dreitägige Eisbad in einem Gebirgsbach, mit 50 Kilo Steinen beschwert und einem Pflanzenstrohhalm, durch den er Luft einsaugen kann. Dies ist nur möglich, wenn er die Mauer zum Bewusstsein durchbricht, dass alles ein Traum ist, und seine geglaubten Gedanken bestimmen, was geschehen wird.

Wenn wir also mit dem Allwissen in Kontakt treten wollen, dann müssen wir ihm auch bedingungslos folgen, und wenn es noch so abstrakt oder risikoreich wirkt. Vertrauen bedeutet, mutig zu sein. Gott will stets, dass sich die Liebe durch den Vertrauensbeweis maximal ausdehnt. Aus diesem Grund werden wir auch auf eine maximale Vertrauensprüfung stoßen, welche uns gerade so viel Mut abverlangt, wie wir gerade noch leisten können. In uns wird es immer denken: »Das kann ich doch nicht machen. Dieses Risiko kann ich doch niemals eingehen. Was werden die Leute von mir denken?«

Je genauer wir unser höheres Selbst der Gottwahrheit wahrnehmen, desto genauer wissen und spüren wir, wer wir in Wahrheit sind. Das Allbewusstsein in Form des höheren Selbst kennt dabei keine Zeit und ist vollkommen unfehlbar. Niemand kann es angreifen oder es verbiegen. Seine Aussage ist, wie sie ist. Es enthält alle Informationen über alle Traumrollen in dieser Traumzeitachse und allen anderen.

Solange wir jedoch nur mit dem Verstand verbunden sind, können wir lediglich auf einen kleinen Bruchteil an Informationen zurückgreifen, den wir über die Sinne im Traumleben selbst wahrgenommen haben. Das, was wir über den Verstand abrufen können, ist jedoch weniger als ein Millionstel von dem, was wir wahrgenommen haben. Verbinden wir uns hingegen mit dem Allwissen, in Form des höheren Selbst, können wir über die medialen Sinne alles abrufen. Es ist wie bei einem Autisten mit einem fotografischen Gedächtnis. Jede Nuance vom Gesehenen ist ihm innerlich präsent. Aus diesem Grund kann er alles, was er je gesehen hat, in jedem Detail wiedergeben.

Im Allbewusstsein ist uns auf allen fünf Sinnesebenen alles präsent und somit abrufbar. Wenn wir uns mit unserem höheren Selbst verbinden, können wir aus dem Käfig der Glaubens- und Gedankenmuster des Verstandes heraustreten. Dieser kann uns dann nicht mehr durch bewusstes Nicht-Informieren in der Angst festhalten. Durch die Allinformation können wir erkennen, dass es gar kein Risiko geben kann und wir uns im vollen Vertrauen in die Gottaufgabe fallen lassen können. Wir wissen dann, was es zu wissen gibt.

Sie können die Verbindung über den Healing-Touch noch einmal intensivieren und dadurch sowohl Ihre Heilkraft als auch Ihr eigenes Entwicklungspotenzial verstärken. Die folgende Meditation ist eine Hilfestellung, mit der Sie den Kontakt zu Ihrem höheren Selbst, also zum Allwissen, aufnehmen und festigen können. Je öfter Sie diese Meditation machen, desto mehr werden Sie sich von Ihrem Verstandesbewusstsein und Ihrem Ego lösen, sodass Sie in Ihre eigene Großartigkeit, also in Ihr Gottbewusstsein, zurückkehren. Machen Sie die Meditation zukünftig vor jedem Healing-Touch und achten Sie darauf, wie sich Ihre Präsenz dadurch verändert. Denken Sie an die Millionenregel der Magier: »Wenn uns etwas in Fleisch und Blut übergehen soll, müssen wir es blind beherrschen. Es muss ein Teil von uns werden.«

Meditation: Getting Big

Suchen Sie sich einen Baum, mit dem Sie sich über den Healing-Touch verbinden wollen, und setzen Sie sich vor ihm auf den Boden. Klären Sie Ihre Absicht und werden Sie vollkommen präsent im gegenwärtigen Augenblick. Schließen Sie die Augen, atmen Sie ruhig und gleichmäßig und richten Sie Ihre Aufmerksamkeit auf das Hier und Jetzt. Laden Sie alle Geistwesen ein, zu denen Sie einen positiven, vertrauensvollen Bezug haben, und bitten Sie diese, Sie bei der Meditation und bei der Verbindung zu unterstützen. Fühlen Sie Mutter Erde, Vater Universum und die bedingungslose Liebe, die alles durchströmt. Spüren Sie, dass alles eins ist, ein einziger, unendlicher Ozean der Liebe und der Energie.

Dehnen Sie Ihr eigenes Bewusstsein nach außen, so lange, bis Sie die feine Schwingung der Urenergie spüren können. Legen Sie dabei all Ihre vorgefertigten Meinungen und Muster ab. Erkennen Sie, dass das Universum so groß, so mannigfaltig und so wundersam ist, dass es nicht durch einen Verstand erfasst werden kann. Atmen Sie durch Ihr Herz ein und aus. Spüren Sie dabei, wie Ihre Atemluft das ganze Universum durchströmt und wie die gesamte Energie des Kosmos durch Ihr Herz fließt. Erlauben Sie nun Ihrer Aura, dass sie sich ausdehnt. Wie ein Ballon wird sie immer größer und größer. Vergessen Sie Ihr kleines Ego und den Verstand, der bislang glaubte, dass Sie auf diesen winzigen Körper begrenzt sind. Sie werden zu einem riesigen Bewusstsein, das alles umfasst, was existiert. Spüren Sie Ihre eigene Großartigkeit und identifizieren Sie sich damit. Sie selbst sind die Unbegrenztheit des Universums. Sie sind das Allwissen. Sie sind die bedingungslose Liebe. Sie sind Ihr höheres Selbst.

Strecken Sie nun Ihre Hand aus und berühren Sie den Baum.

Die heilsame Verbindung mit der Ur- bzw. Allenergie

Sie haben nun die ersten Schritte kennengelernt, um sich mit der heilenden Energie der Natur zu verbinden. So wie Sie sich mit den Bäumen verbunden haben, können Sie sich später, wenn Sie sich sicher genug fühlen, auch mit allen anderen Wesen verbinden. Achten Sie jedoch stets darauf, dass Sie eine klare Absicht und eine starke Präsenz in sich tragen. Arbeiten Sie immer mit allen Sinnes-Kanälen und achten Sie sowohl auf das, was in Ihnen passiert, als auch auf alle Reaktionen, die Sie von der Außenwelt empfangen.

Beim Healing-Touch sind Sie stets eine Brücke zwischen der Energie des Universums (Gott), also der Gottenergie, und dem Wesen (Gottpartikel), das Sie berühren. Sie selbst schicken ihm keine Energie und versuchen auch nicht, Energie aus ihm herauszusaugen. Sie lassen lediglich das fließen, was benötigt wird und was durch Sie kommt. Die Intensität des Energieflusses entscheidet dabei das berührte Wesen selbst. Es ist wie ein trockener Schwamm, der so viel einsaugt, wie er benötigt, um gefüllt zu sein. Anschließend stoppt der Energiefluss automatisch, sodass es nicht zu einem Stau oder einer Überfrachtung kommen kann.

Wenn Sie selbst bewusst versuchen, die Energie zu manipulieren, dann können Sie diesen natürlichen Schutzmechanismus umgehen und mit Ihrer Arbeit mehr Schaden als Nutzen anrichten. Das oberste Gebot bei der Energieheilung ist daher immer die Hingabe zum Patienten, also zu sich selbst, da alles eins ist. Es ist kein aktiver Handlungsprozess, sondern nur ein Geschehenlassen dessen, was geschehen will. Je klarer Ihre Absicht und Ihre Präsenz dabei sind, desto leichter fließt die (Informations-)Energie durch Sie hindurch und gelangt dorthin, wo sie benötigt wird.

Wenn Sie unsicher sind, ob Ihr Gegenüber Energien in sich trägt, mit denen Sie lieber nicht in Kontakt kommen wollen, bauen Sie sich vor der Berührung einen energetischen Schutzschild auf und arbeiten Sie mit der geschlossenen Hand, sodass nichts zu Ihnen zurückkommen kann. Achten Sie vor jeder Berührung auf Ihre innere Stimme und Ihre Intuition und stellen Sie nur dann eine Verbindung her, wenn es sich für Sie stimmig anfühlt.

Teil 5:

Heilungs-
meditationen
und Hypnosen

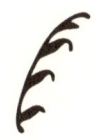

In den vergangenen Wochen haben Sie sehr viel Zeit auf der physischen Ebene im Wald verbracht. Sie haben Streifzüge unternommen, Ihren Spiegelplatz gefunden, Ihre Aufmerksamkeit trainiert. Sie sind schon in einen heilsamen Austausch mit Kraftplätzen und Bäumen und der Allenergie getreten. Nun ist es an der Zeit, noch tiefer in die τ-Welt (energetische Welt) einzutauchen und den Wald und seine Geschöpfe auf dieser Ebene kennenzulernen.

Der Weg in dieses spezielle Weltsystem führt über die Meditation. Wenn es uns gelingt, vollkommen präsent zu sein, sodass unser Verstand schweigt und wir uns im α-Zustand (Naturzustand des Urvertrauens) befinden, dann ist es von dort aus nur noch ein kleiner Schritt, um in die geistige Welt einzutauchen. Die Meditation, bei der wir den »Gegner« bzw. den inneren Kritiker umgehen, ist daher eine Art Brücke in die Geisteswelt. Je stärker wir dabei in die vollkommene Entspannung gehen können, desto größer wird die heilige Stille in uns, die uns mit allen Welten verbindet. Der Verstand schweigt nun und wir nehmen nur noch das heilige Allbewusstsein wahr. Wir befinden uns in einem tiefen inneren Frieden und sind uns sowohl der Gegenwärtigkeit als auch der vollkommenen Zeitlosigkeit des Universums bewusst. Wir existieren in diesem Augenblick also in allen Welten gleichzeitig.

Im Traum oder unter dem Einfluss von bewusstseinsverändernden Drogen gelangen wir ebenfalls in diesen Zustand, doch in beiden Fällen sind wir dabei vollkommen handlungsunfähig. Der Traum läuft wie ein Film vor uns ab, der uns dabei von unserem Unterbewusstsein gezeigt wird, damit wir unser Leben noch einmal aus einem anderen Blickwinkel verstehen und reflektieren, sodass wir erwachen können. Der Drogen-, aber auch der Nachttraum weisen uns durch Bilder und Symbole darauf hin, an welcher Stelle wir von unserem Herzensweg abgekommen sind. Unter dem Einfluss von Drogen tauchen wir zwar möglicherweise in die geistige Welt ein, haben aber auch hier keine Handlungspräsenz, da wir durch das Betäubungsmittel gelähmt sind. Wir treiben daher wie ein gelähmter Fisch in einem Gebirgsfluss dahin. So ist es vollkommen normal, dass wir durch die Strömung auf spitze Steine gedrückt werden und uns verletzen. Drogenheiler können also nur mit der eigenen Lebensenergie heilen, da sie sich folglich durch den gelähmten Zustand nicht an die Allenergie anschließen können. Doch ist es wirklich sinnvoll, die eigene

Lebensenergie, die zur Entdeckung des Gottbewusstseins gedacht war, aufzubrauchen? Warum sonst fühlen sich die Drogenheiler nach jeder Heilung vollkommen ausgelaugt? An sich sollten sie sich erfrischt fühlen, da sie vom göttlichen Strom durchtränkt und energetisiert worden sind.

In der Meditation jedoch bewegen wir uns ganz bewusst in der geistigen Welt, können agieren, Fragen stellen, in die Vergangenheit und in die Zukunft reisen, Verbindungen aufbauen und Heilungen anstreben.

Wie kann ich mich selbst in einen hypnotischen Zustand versetzen?

Damit ein hypnotischer Zustand erreicht werden kann, müssen Sie sich gänzlich fallen lassen und alles loslassen, was Sie im Verstand festhält. Wenn Sie normalerweise sehr viel mit dem Kopf arbeiten und nur schwer abschalten können, wird Ihnen das zu Beginn wahrscheinlich nicht ganz leicht fallen. Je öfter Sie es jedoch versuchen, desto schneller, leichter und tiefer werden Sie einen hypnotischen Zustand erreichen. Setzen Sie sich dabei jedoch nicht unter Druck und gehen Sie ohne Erwartungshaltung an die Sache heran. Loslassen ist der Schlüssel zur Tiefenentspannung und er funktioniert nicht, wenn sie ihn krampfhaft festhalten.

Machen Sie die Meditationen und Hypnosen wenn möglich an einem schönen Platz im Wald, am besten direkt an Ihrem Spiegelplatz. Sie werden merken, dass Sie hier deutlich leichter in den tranceähnlichen Zustand gelangen, da der Platz und die Bäume Sie dabei unterstützen werden. Außerdem ist Ihr Spiegelplatz nach einiger Zeit bereits mit einer offenen, lernbereiten und entspannten Grundstimmung verknüpft, sodass Sie auch dann entspannen können, wenn Sie zu Hause noch gestresst und voller Gedanken waren.

Mit sehr viel Übung und Erfahrung wird es Ihnen irgendwann gelingen, sich selbst rein durch Ihre Gedanken in eine Selbsthypnose zu versetzen. Erfahrungsgemäß ist der eine Hypnotee schneller in der Visionierung, ein anderer braucht etwas länger. Zu Beginn ist das jedoch für alle sehr schwierig und daher nicht ratsam. Stattdessen gibt es zwei verschiedene Möglichkeiten, mit denen Sie sich den Weg in die Selbsthypnose erleichtern können.

Die erste besteht darin, dass Sie sich zum Meditationsplatz einen Partner mitnehmen, der Ihnen die geführte Meditation vorliest, sodass Sie sich zurücklehnen und entspannen können. Die zweite Möglichkeit ist, dass Sie sich die Meditation zu Hause in Ihrem Rhythmus selbst laut vorsprechen und dabei auf Band aufnehmen. Legen Sie dabei an den Stellen Gedankenpausen ein, an denen Sie selbst glauben, dass Sie sie benötigen, um die geistigen Bilder entstehen zu lassen. Anschließend können Sie den Tonträger mit in den Wald nehmen und sich die Meditationsreise von Ihrer eigenen Stimme vorlesen lassen. Der Vorteil hierbei ist, dass Sie die Aufnahme nur ein einziges Mal aufnehmen müssen und dann immer wieder abrufbereit haben. Dadurch wird es Ihnen bedeutend leichter fallen, die Selbsthypnosen zu einer Alltagsroutine werden zu lassen, die Sie in regelmäßigen Abständen wiederholen können. Wichtig ist, dass sich die Anleitung der Meditation für Sie stimmig anfühlt. Sie müssen sich nicht genau an unsere Worte halten, sondern sollten den Ablauf der Meditation in eigenen Worten so wiedergeben, dass Sie sich gut auf die Meditationsreise einlassen können.

Nach einiger Zeit werden Sie merken, dass Sie immer leichter, schneller und tiefer in den tranceähnlichen Zustand gelangen. Wenn dies der Fall ist, können Sie beginnen, die äußere Stimme wegzulassen und die Meditationsreise mit Ihrer eigenen inneren Gedankenstimme anzuleiten. Sie entspannen sich dann so tief, dass Sie automatisch in den hypnotischen Zustand eintauchen. Sobald Sie ihn erreicht haben, können Sie sich in ihm durch eine selbst gewählte Autosuggestion dorthin bewegen, wohin sie möchten. Zum Beispiel zu Ihrem inneren Medizinort, an dem Sie sich selbst und andere heilen können. (Siehe nächstes Kapitel »Der innere Medizinort«, Seite 246.)

Die Traumreisen, die wir hier vorstellen, dienen dazu, dass Sie einen direkten Kontakt zu Ihrem höheren Selbst, zum Void und zum göttlichen Bewusstsein des Universums aufnehmen und dies zu einer späteren Zeit kombiniert zum Heilen verwenden können. Es sind keine Fantasiereisen, bei denen es darum geht, sich eine Fabelwelt vorzustellen, sondern Brücken, um in die anderen realen Weltebenen zu gelangen.

Zu Beginn werden Ihre Fantasie und Ihr Verstand noch einen sehr großen Einfluss auf das haben, was Sie während der Meditation sehen oder fühlen. Dies ist jedoch nicht schlimm. Zunächst müssen Sie erfahren, welche Bilder, Töne, Gefühle oder Wissensanteile wahr sind. Da das Allwissen stets schneller ist als der Angstverstand, können Sie sich den Leitsatz merken, dass immer das, was als Erstes auftaucht, wahr ist. Oft malen Sie dann vielleicht dieses Grundbild, das Sie erhalten haben, mit Farben der Fantasie aus, was jedoch auch nicht schlimm ist, da das Grundbild mit leichten Facettenveränderungen bestehen bleibt. Natürlich wäre es schön, wenn Sie das Bild so sein lassen könnten, wie es über die medialen Sinne in Ihnen aufkommt, aber dies gelingt Ihnen wohl erst später, wenn Sie wissen, dass alles gut ist, und Sie keine Erwartungshaltungen mehr zu erfüllen haben.

Genau wie beim Healing-Touch ist es auch hier wichtig, dass Sie eine klare Absicht haben, mit der Sie in die Meditation gehen. Diese hilft Ihnen dabei, die Präsenz zu halten, und richtet zudem den Fokus Ihrer Reise durch die geistige Welt aus. Sie ist auch hier ein Filter und ein Schutz. Sollten Sie während der Meditation abdriften und sich in Gedanken verlieren, dann hilft in den meisten Fällen das bloße Akzeptieren und Ziehenlassen dieser Gedanken. Nehmen Sie sie wahr und lassen Sie sie an sich vorüberziehen wie Wolken am Himmel, ohne ihnen dabei große Beachtung zu schenken.

In etwa zehn Prozent der Fälle reicht das jedoch nicht aus, meistens dann, wenn es sich um Ängste oder um Gedanken handelt, die eine starke Präsenz haben. In diesen Fällen hilft eine direkte Konfrontation. Schauen Sie sich diese Gedanken für einen Moment genau an, stellen Sie sich ihnen und treffen Sie wenn nötig die Vereinbarung, dass Sie sich nach der Meditation eingehend mit ihnen befassen.

Um konzentriert zu bleiben, ist es hilfreich, einen starken Konzentrationspunkt zu haben, auf den man seine Aufmerksamkeit richten kann. Dies ist der Grund, warum in vielen Kulturen mit Trommeln, Rasseln oder Ähnlichem gearbeitet wird. Ebenso wirkungsvoll ist aber auch die Konzentration auf den eigenen Atem, auf die Fokuspunkte der medialen Sinne wie auch auf die Stimme des Hypnotiseurs.

Die Vorbereitung der Meditationen

Wenn Sie Ihren Spiegelplatz mit der Absicht aufsuchen, eine Meditationsreise zu machen, sollten Sie sich eine angenehme Sitz- oder Liegeunterlage mitnehmen, sodass Sie es sich an Ihrem Baum bequem machen können. Setzen oder legen Sie sich so hin, dass Sie sich vollkommen wohlfühlen und spüren Sie in sich hinein, ob Sie irgendwo eine Wurzel oder ein Stein im Rücken oder am Po drückt. Wenn Sie während der gesamten Meditationsreise immer nur an den Druckschmerz denken, dann werden Sie sich kaum fallen lassen können. Wenn es kühl oder windig ist, nehmen Sie sich am Anfang eine Decke oder etwas Ähnliches mit, damit Sie nicht frieren. Später können Sie dann dazu übergehen, sich gerade auch für den Kontakt mit Wind und Kälte zu öffnen, doch zu Beginn wird es Sie eher von Ihrem Ziel abbringen.

Konzentrieren Sie sich nun zunächst für einen Moment auf Ihre Umgebung und lassen Sie dann alles von sich abfallen, was Sie an Gedanken, Sorgen und Stress noch bis in den Wald begleitet hat. Lassen Sie Ihren Atem ruhig werden und spüren Sie einen Moment lang die Grundstimmung des Waldes. Lassen Sie es zu, dass sich Ihre eigene Stimmung der der Natur angleicht. Wenn Sie das Gefühl haben, dass Sie vollkommen an diesem Platz angekommen sind, beginnen Sie mit der Meditation.

Der innere Medizinort

Jeder Mensch hat einen Heilungs- und Kraftort innerhalb der τ-Welt, zu dem er einen ganz besonderen, persönlichen Bezug hat. Es ist ein Ort, an dem wir uns absolut geborgen, sicher, frei und leicht fühlen, an dem alle unsere Bedürfnisse erfüllt sind und von dem wir über das Void Kraft beziehen können. Wenn wir diesen Ort einmal gefunden haben, können wir uns jederzeit mit unserem Geist dorthin zurückziehen, um uns zu entspannen, neue Energie zu tanken, uns zu sammeln, zu stärken, uns selbst zu heilen oder als Heiler tätig zu sein.

Der innere Medizinort ist jedoch kein Platz in unserer Fantasie. Er ist kein Wunschort, an den wir uns träumen, wenn wir den Alltagsstress nicht mehr ertragen. Es ist ein Ort, der sowohl in der geistigen Welt als auch in der physischen Welt ganz real existiert. Einige Menschen haben diesen Ort erst in der physischen Welt besucht und lernen ihn später auch in der geistigen kennen. Andere sehen ihn erst in der geistigen und ahnen nicht einmal, dass es ihn auch in der physischen Welt irgendwo auf diesem Planeten gibt. Viele bekommen ihn in der physischen Welt nie zu Gesicht, aber wenn sie eines Tages doch dorthin gelangen, dann ist es meist ein sehr bedeutsamer Schlüsselmoment, in dem sich unser Urvertrauen ausdehnt. Da die geistige Welt zudem an keine physikalischen Gesetzmäßigkeiten gebunden ist, kann es auch sein, dass sich der innere Medizinort aus mehreren Plätzen zusammensetzt, die wild über unseren Planeten verteilt sein können.

Mit der Meditation, die wir hier anleiten, können Sie Ihren persönlichen Medizinort entdecken und zu ihm reisen. Wichtig dabei ist, dass Sie sich dem Besuch Ihres Medizinortes öffnen, ohne diesen aber erzwingen zu wollen. Versuchen Sie nicht, im Geiste ein Bild von einem schönen Platz zu erzeugen, sondern beobachten Sie einfach, was von ganz allein in Ihnen aufsteigt. Am Anfang mag es sein, dass nur sehr vage oder vielleicht auch überhaupt keine Bilder entstehen. Mit der Zeit wird der Ort in Ihrem Inneren aber immer klarer und deutlicher werden. Es muss nicht sein, dass Sie Ihren Medizinort gleich bei der ersten Meditation vollständig erkennen. Oft entwickelt er sich erst im Laufe der Zeit in einem langsamen Prozess über mehrere Meditationsreisen hinweg. Es kann sogar sein, dass Sie noch in 50 Jahren neue Details erkennen, die Ihnen zuvor verborgen geblieben waren.

Meditation: den inneren Medizinort finden

Du liegst ruhig und entspannt auf der Erde und fühlst den Boden unter dir. Atme tief und gleichmäßig ein und aus und schließe deine Augen. Atme nun so tief ein, wie es geht, und halte die Luft für circa sieben Sekunden an. Dann atme stoßartig und laut hörbar wieder aus.

Beim nächsten Atemzug spanne all deine Muskeln im Körper an und mach ein Zitronengesicht, halte es für sieben Sekunden und lass beim Ausatmen alle Verspannungen von dir abfallen.

Wiederhole diese Entspannungsatmung zwei weitere Male.

Vor deinem inneren Auge befindet sich nun eine Treppe mit acht Stufen, die nach unten führt.

Stelle dich auf die erste Stufe und gehe langsam weiter nach unten. Nimm jede Stufe bewusst mit deinen Füßen wahr (Fokuspunkt Intuition). Zweite Stufe. Dritte Stufe. Vierte Stufe. Fünfte Stufe.

Sechste Stufe: Du siehst am Ende der Treppe ein Tor oder eine Tür, durch die du aus dieser Welt zu einem Ort gelangst, an dem du dich absolut wohlfühlst. Frage den Hüter des Tores, ob es in diesem Augenblick in Ordnung ist, dass du eintrittst.

Siebte Stufe: Der Ort hinter dem Tor ist dein innerer Medizinort. Hier bist du absolut in Sicherheit und kannst dich vollkommen öffnen und dich selbst und andere heilen.

Achte Stufe: Du trittst durch das Tor und kommst zu deinem Medizinort.

Lass ihn einfach entstehen. Versuche nicht, dir etwas Bestimmtes vorzustellen. Schau dich einfach um und nimm wahr, wie es hier aussieht. Konzentriere dich einfach entspannt auf deinen Atem. Es kann sein, dass Bilder von verschiedenen Orten vor deinem geistigen Auge auftauchen. Achte auf dein Gefühl, welcher dieser Orte dir Kraft gibt. Frag dich: Was fühlt sich nährend und stimmig an? Bedenke, dein Medizinort ist mit der Allenergie eins. Den Energiestrom zu spüren, ist also ein klarer Hinweis darauf, dass du zu Hause bist. Wenn du bei den Bildern keine Verbindung spürst, so lass sie einfach weiterziehen. Wenn du fühlst, dass du deinen Kraftort oder einen Teil davon siehst, betrachte ihn genauer und beginne, mit ihm zu spielen. Nimm ihn mit all deinen Sinnen wahr, gehe umher und betrachte alles aus unterschiedlichen Perspektiven. Verwandle dich in einen Adler und schaue dir den Platz aus der Luft an oder werde zu einer Ameise, die alles aus ihrer winzigen Perspektive betrachtet. Verwandle dich in andere Tiere, die dir einfallen, und nimm deinen Medizinort aus ihrer Sichtweise wahr. Wechsle durch die Verlagerung deines Fokuspunktes zu allen medialen Sinnen und schau, was zu dir kommt.

Gehe herum, schau in verschiedene Richtungen, lauf vielleicht ein Stück, spüre das Wetter, den Wind, die Wärme oder Kühle. Lass dabei zu, dass sich der Ort weiterhin verändert, und versuche nicht, ihn festzuhalten oder irgendetwas zu erzwingen. Es ist ein neugieriges Spiel, die Entdeckungsreise eines kleinen Kindes.

Freue dich über schwarze Flecken, an denen du noch nichts sehen kannst, denn sie lassen Raum für spätere Erkundungen.

Lass es zu, wenn dir eine Landschaft unlogisch oder gar unmöglich erscheint. Dieser Ort ist in dir und er ist nicht an physikalische Gesetze gebunden. Alles, was ist, ist. Mit der Zeit ordnet sich dein Medizinplatz von ganz allein.

Geräusche und Störungen von außen führen dich nur noch mehr zu deiner Konzentration im Inneren. Vielleicht bereichern sie dich sogar, und ein zwitschernder Vogel aus der physischen Welt taucht nun auch an deinem Medizinort auf.

Suche nun nach einem Platz, der dein Heilungsbereich ist, eine Bank, eine Liege, ein flacher Stein, eine dicke Wurzel oder etwas Ähnliches. An diesen Platz kannst du später immer wieder zurückkehren, wenn du innere Heilungen bei dir oder bei einem »anderen« durchführen willst.

Schaue dich nun noch einmal ganz in Ruhe um und betrachte alles mit einem liebevollen Gefühl von Aufmerksamkeit und Dankbarkeit.

Dann kehre langsam zu dem Tor zurück, durch das du deinen Medizinort betreten hast.

Dreh dich noch einmal um und bedanke dich bei dem Ort für die Kraft, die er dir gibt. Spüre noch einmal in diese Kraft hinein und stärke dadurch dich selbst und deinen Kraftort noch etwas mehr.

Durchschreite nun die Tür und gehe langsam Schritt für Schritt die acht Treppenstufen nach oben. Mit jedem Tritt wirst du wacher und kehrst in deinen physischen Körper zurück. Bleib dann noch einen Moment ruhig und entspannt liegen und öffne langsam deine Augen.

Der Medizinkörper

So wie jeder Mensch seinen inneren Medizinort hat, hat auch jeder einen eigenen Medizinkörper. Er ist der Teil unseres Bewusstseins, der all unsere heilerischen und geistigen Kräfte vereint und mit dessen Hilfe wir uns selbst wie auch andere heilen können.

Der Medizinkörper hat stets die Gestalt eines Tieres und ist auch direkt mit der Heilessenz dieses Tieres verbunden. Denn jedes Tier trägt eine besondere Medizin in sich, die auf ihre ganz spezielle Art und Weise heilt. Wenn wir durch die Meditation in unseren Medizinkörper eintauchen, können wir die Kraft, die Schläue und die Lebenserfahrung des Tieres nutzen und anwenden.

Wichtig zu verstehen ist, dass es verschiedene Wege gibt, auf denen uns Tiere bei unserem Heilungs- und Erwachensweg helfen. So gibt es Tierboten, die uns im Nachttraum, im Tagtraum oder in der physischen Welt auf besondere Weise begegnen, um uns einen Hinweis oder eine Botschaft zu übermitteln, durch die wir in Richtung Erwachen gehen können. Beispielsweise können Krafttiere als Geistwesen zu uns kommen und uns bei unseren Heilungen unterstützen. Diese Krafttiere können bei jeder Heilung wechseln oder auch bei mehreren Heilungen dabei sein. Es sind Tiere, zu denen wir eine besondere Verbindung haben und die uns gerade auf dieser Etappe unseres Lebensweges am meisten lehren und helfen können. Wenn wir einen neuen Schritt auf unserem Lebensweg gegangen sind, kommen wieder neue Krafttiere zu uns, die nun wiederum die optimalen Mentoren zu unserer Selbstentwicklung sind.

Unser Medizinkörper bleibt jedoch immer der gleiche und begleitet uns unser Leben lang. Er ist aber kein »Dodem«. Ein Dodem ist ein Tier, eine Pflanze oder ein anderes Wesen, das uns als Hüter auf unserem Lebensweg begleitet und unterstützt, wobei es viele seiner eigenen Eigenschaften und Qualitäten auf uns überträgt. Das Dodem hat uns bereits bei unserer Geburt sorgfältig ausgewählt, um uns ins Gottbewusstsein zu führen. Da alle Wesen außer uns Menschen in ihrem Gottbewusstsein leben, haben Dodems es sich zur Aufgabe gemacht, jeweils einen von uns an die Hand zu nehmen, von dem sie glauben, dass sie ihn am besten zum Erwachen führen können. Es ist also gewissermaßen ein Lebensberater, der uns auf unserem Erwachensweg begleitet.

Auch unseren Medizinkörper haben wir unser ganzes Leben lang. Es geht also nicht darum, ihn zu erschaffen, sondern darum, ihn lediglich wahrzunehmen und zu aktivieren, sodass wir die Heilkraft des damit verbundenen Tieres für die Selbstheilung und für die Heilung anderer verwenden können. Viele Medizinmänner tragen bei ihren Heilungsritualen Masken der Tiere ihres Medizinkörpers, um auch auf der physischen Ebene ganz zu diesem Tier zu werden und mit seiner Kraft zu verschmelzen. Ganz ähnlich funktioniert das auch in der Meditation: Unser inneres Heilerbewusstsein trägt den Tierkörper bereits in sich. Um ihn zu aktivieren, müssen wir lediglich die Präsenz der Tiermedizin in uns spüren, sodass wir ganz zu dem Tier werden und mit seiner Medizin heilen können.

Auch hier ist es wichtig zu verstehen, dass wir nicht aktiv zu unserem Medizinkörper gelangen können. Nur durch Loslassen und ins Vertrauen-Fallen werden wir ihn wahrnehmen können.

Ebenso wichtig ist bei der folgenden Meditation, dass wir uns eine klare Absicht setzen. Beginnen Sie die innere Reise mit dem Ziel, Ihren Medizinkörper zu finden, und lassen Sie sich dann vollkommen in die Entspannung fallen. Ihre Absicht ist ein bisschen so, als würden Sie ein Ziel in ein Navigationssystem eingeben, das dann einen Autopiloten startet. Wenn die Absicht klar ist und Sie nicht ständig versuchen, an der Steuerung herumzuhantieren, weil Sie dem Autopiloten nicht vertrauen, gelangen Sie ganz von allein ans Ziel. Auch hier werden Sie merken, dass es Ihnen umso leichter fällt, je mehr die Meditation zur Routine wird.

Meditation: den eigenen Medizinkörper wahrnehmen

Du befindest dich vollkommen im Hier und Jetzt. Dein Atem ist ruhig, entspannt und gleichmäßig.

Atme so tief ein, bis kein weiteres Einatmen mehr möglich ist, und atme dann so tief aus, bis alle Luft aus der Lunge herausgepresst ist. Wiederhole diese Atmung einige Male, bis du dich vollkommen entspannst.

Schließe deine Augen. Spüre die Kleidung auf deiner Haut und fühle deinen ganzen Körper. Nimm ganz bewusst deine Körperhaltung wahr.

Richte deinen Fokus nun nach innen in deinen Körper hinein. Nimm deine Organe wahr, dein Herz, deinen Nacken, deine Stirn, deinen Bauch, deinen Magen, deinen Darm. Spüre, wie das Blut durch deinen Körper fließt und wie die Luft in deinen Lungen ein- und ausströmt.

Lass deinen physischen Körper vor deinem geistigen Auge nun komplett durchsichtig werden. Er wird transparent, sodass du in ihn hineinschauen kannst, um deinen Medizinkörper zu sehen. Dieser kann sehr unterschiedlich aussehen und ist oft im ersten Moment noch sehr vage. Vielleicht siehst du nur ein Licht oder eine Farbe. Vielleicht erkennst du eine Tierfährte oder ein Stück Fell, vielleicht hörst du auch einen Ruf oder ein Rascheln oder nimmst einen Geruch oder ein Gefühl wahr. Versuche, dir hier nichts vorzustellen, sondern beobachte einfach, was von selbst entsteht, und nimm an, was immer kommen mag.

Lass deinen Medizinkörper wachsen, bis er über deinen physischen Körper hinausgeht.

Bewege dich mit deinem Medizinkörper nach vorne aus deinem physischen Körper hinaus.

Setze dich nun mit deinem Medizinkörper auf deinen Spiegelplatz. Dein physischer Körper bleibt dabei komplett regungslos.

Stehe als Medizinkörper auf und gehe nun wieder auf die Treppe mit den acht Stufen zu, die dich nach unten zu deinem Medizinort führt.

Stelle dich auf die erste Stufe und gehe langsam weiter nach unten. Nimm jede Stufe bewusst mit den Füßen deines Medizinkörpers wahr (Fokuspunkt auf die Intuition). Zweite Stufe. Dritte Stufe. Vierte Stufe. Fünfte Stufe.

Sechste Stufe: Du siehst nun wieder am Ende der Treppe das Tor oder die Tür, durch die du an deinen Medizinort gelangst. Frage den Hüter des Tores, ob es in diesem Augenblick in Ordnung ist, dass du eintrittst.

Siebte Stufe, achte Stufe: Du trittst durch das Tor und kommst zu deinem Medizinort.

Suche dir hier an deinem Medizinort eine Stelle, die dir besonders gut gefällt, und lasse deinen Medizinkörper sich in seine tierische Form verwandeln. Lass es einfach geschehen und spüre die freudige Ausgelassenheit deines Medizinkörpers.

Bewege dich an deinem Medizinort und spüre die Kraft und Energie, die du in deinem Medizinkörper hast.

Spüre die besonderen Eigenschaften und Qualitäten, die das Tier besitzt, in das sich dein Medizinkörper verwandelt hat. Du bist nun dieses Tier und kannst alles tun und erleben, was dieses Tier kann. Spüre dabei seine ganz besondere Heilkraft.

Mit diesem Medizinkörper kannst du nun dich selbst und andere jederzeit heilen. Nutze dazu die Fähigkeiten des Tieres, deines Medizinkörpers, zur Diagnose und zur Heilung. Nimm dich selbst oder deinen Patienten mit allen Sinnen des Medizinkörpers wahr, um herauszufinden, wo sich Bereiche befinden, die nicht im Licht, also in Liebe und damit auch in Gesundheit, sind. Nimm die Witterung der Ängste und Blockaden des Nichtvertrauens auf. Taste, schmecke, fühle und schaue, wie es das Tier machen würde, um das zu Heilende aufzugreifen. Frage dabei, was jetzt im Moment Heilung benötigt, und werde zu einem Fährtenleser der Nichtliebe, also des Schwarzen im Körper. Nimm das Licht wahr, aber auch den Schatten, der noch nicht in Liebe ist. Wenn du den Schatten erkannt hast, frage deinen Medizinkörper, was die Blockade benötigt, sodass sich die Wolke vor dem Licht auflösen kann. Gib dich vollkommen dem Vertrauen hin und lass deinen Medizinkörper die Heilungsschritte unternehmen, die er unternehmen will. Versuche, nichts durch deinen Verstand zu erzwingen. Wenn alles getan ist, was es in diesem Moment zu tun gibt, bedanke dich bei deinem Medizinkörper für die Unterstützung.

Lass nun zu, dass sich dein Medizinkörper wieder in seine vorherige Gestalt zurückverwandelt, und kehre dann von deinem Medizinort über die Stufen wieder in deinen physischen Körper zurück.

Atme noch einige Male tief ein und aus. Dann öffne ruhig und entspannt deine Augen.

Wie kann ich im inneren Medizinort heilen?

Wenn Sie sich selbst heilen wollen, legen Sie sich selbst auf Ihre Naturmedizinliege. Wenn Sie einen »anderen«, also einen Fremdaspekt von sich, heilen wollen, legen Sie diesen auf die Liege. Vergessen Sie nicht, alles ist eins. Sie können sich stets nur selbst heilen, auch wenn Sie einen Klienten behandeln.

Wenn Sie in der Realwelt jemanden heilen wollen, sollten Sie einen Raum mit angenehmer Atmosphäre oder einen ruhigen Naturplatz wählen, wo Sie eine starke Kraft spüren. Reinigen Sie sich zuvor geistig, indem Sie sich unter einen geistigen Wasserfall stellen und alles Alte und Belastende abwaschen.

Schlüpfen Sie nun durch ein In-sich-Gehen in Ihren Medizinkörper und gehen anschließend an Ihren Medizinort, wie Sie es in den Meditationen gelernt haben. Bauen Sie eine Lichtsäule auf, die Sie und den Patienten oder Ihren Medizinkörper und Sie selbst umschließt. Sie sind nun komplett sicher und Ihnen beiden kann nichts passieren.

Führen Sie nun folgende Heilungsschritte durch:

Diagnose
Wie beim Healing-Touch gelernt berühren Sie den Patienten mit offener Hand, sodass Sie fühlen können, was er zur Heilung benötigt (Fokuspunkt Hellfühlen). Natürlich können Sie sich auch auf die vier übersinnlichen Wahrnehmungen nacheinander konzentrieren und sehen, was jetzt in diesem Augenblick Heilung braucht.

Hingabe
Wenn Sie wissen, nach was es dem Patienten oder Ihnen selbst hungert, zum Beispiel Erholung, geben Sie sich diesem Wunsch hin. Visualisieren Sie das positive Ergebnis! Wie fühlt es sich an, wenn der Patient erholt ist? Kreieren Sie ein Bild, das die Erholung zeigt. In Ihnen entsteht nun eine Vision von diesem Ergebnis. Lassen Sie sich vom Gottbewusstsein führen. Stellen Sie sich vor, wie es ist, wenn der Patient absolut erholt ist. Fühlen Sie sich ein, wie diese Entspannung aussieht, wie sie sich anfühlt, welche Farben, Formen und Gerüche da sind etc.

Energetisieren

Geben Sie Ihrer Vision Kraft. Drehen Sie den Lautstärkeregler hoch. Durch die Meditation Getting Big verzehnfachen bzw. verhundertfachen Sie Ihre Vorstellung von Entspannung. Verbinden Sie sich über eine Kordel mit dem Void. Berühren Sie mit der gebenden Hand den Patienten. Die Energie der Entspannung fließt nun aus Ihnen heraus. Da es in Wahrheit keine Zeit gibt, ist die Länge der Berührung nicht entscheidend. Passen Sie sie jedoch so an, dass beide Parteien am intensivsten an die Heilung glauben können. Der Patient ist dabei wie ein Schwamm. Er nimmt so viel, bis er gesättigt ist. Nicht Sie entscheiden, wie viel er aufnimmt, sondern er selbst.

Trennen
Danken Sie den Helfern, dem Medizinkörper und der Urenergie. Bevor Sie ins Hier und Jetzt mit dem Patienten zurückkreisen, stellen Sie sich mit ihm unter eine Lichtdusche und waschen Sie alle Fremdenergien von sich und Ihrem Patienten ab.

Der innere Medizinmann

Mit der folgenden Meditation erhalten Sie die Möglichkeit, den Zugang zum Allwissen aufzubauen, um sich an die Urquelle des universellen Wissens anzuschließen. Dafür begegnen Sie in der Hypnose Ihrem inneren Medizinmann bzw. Gesundheitsberater. Er ist Ihr höheres Selbst und damit nichts anderes als Ihr eigenes Gottbewusstsein, das direkt mit dem Allwissen verbunden ist. Tiere, Pflanzen und auch Menschen, die Einheimische der Natur sind, haben ganz natürlich einen ständigen Kontakt zu diesem höheren Selbst.

Wir Nichteinheimischen haben diesen Kontakt jedoch so sehr verschüttet, dass es zunächst nicht ganz einfach ist, ihn wiederaufzubauen. Die Distanz besteht dabei von beiden Seiten. Zum einen brauchen wir ausreichend Vertrauen, um uns so tief fallen zu lassen, dass wir dem Gesundheitsberater überhaupt begegnen können, und zum anderen ist er durch die andauernde Missachtung unsererseits zumeist ein wenig verstimmt. Es kann also durchaus sein, dass Sie zunächst nur einen kurzen Kontakt mit ihm aufnehmen können und dass sich dieser vielleicht nicht besonders angenehm und freundlich, sondern eher unterkühlt und ruppig anfühlt.

Der innere Medizinmann ist dafür zuständig, dass wir in vollkommener Gesundheit leben und unserer Lebensbestimmung folgen. Da wir in der Regel bewusst oder unbewusst ständig gegen seinen Rat und seine Richtungsweisungen verstoßen, muss erst wieder ein Vertrauensverhältnis aufgebaut werden. Um wirklich Hilfe von ihm bekommen zu können, müssen wir es ernst meinen und wirklich bereit sein, unserer Lebensaufgabe zu folgen und nach unserer inneren Stimme zu leben. Wenn dies der Fall ist, können wir zu unserem inneren Medizinmann reisen und ihm verschiedenste Lebens- und Gesundheitsfragen stellen. Seine Antworten werden nicht immer klar und deutlich sein oder uns sofort als sinnvoll und logisch erscheinen. Oftmals werden wir komplexe und mitunter verwirrende Rezepturen oder Anweisungen bekommen, zu denen bestimmte Melodien, Farben, Aufgaben, Pflanzen und vieles andere gehören können.

Wichtig für den Heilungserfolg ist, dass Sie sich genau an diese Rezepturen halten, auch wenn Sie Ihnen noch so komisch vorkommen. Wenn Ihr höheres Selbst Ihnen rät, bei Vollmond durch den Wald zu laufen, Fichtennadeln zu sammeln und daraus ein Entspannungsbad zu machen, dann reicht es nicht aus, wenn Sie in die Apotheke gehen und sich ein Fichtennadelöl kaufen. Die Heilwirkung wird in diesem Fall nicht nur durch das Fichtennadelbad ausgelöst, sondern auch durch die Zeit, die Sie im nächtlichen Wald verbringen, sowie durch den Prozess des Sammelns und Vorbereitens. Meist wird in den Rezepten auch eine Zeit der Stille und der Langeweile vorgesehen, in der es um eine Besinnung und Entspannung geht. Diese ist genauso wichtig wie der Rest der Heilanleitung selbst. Es kann auch vorkommen, dass Sie eine Anweisung erhalten, die genau das Gegenteil von dem zu bewirken scheint, was Sie eigentlich erreichen wollen. Auch dies ist dann beabsichtigt, denn in diesen Fällen soll Gleiches mit Gleichem behandelt werden. Wichtig ist, dass Sie dabei stets auf Ihre Intuition und Ihre innere Stimme vertrauen und sich von ihr leiten lassen, auch wenn Ihr Verstand vieles nicht verstehen kann und deshalb rebelliert.

Meditation: den inneren Medizinmann treffen

Lege dich hin, schließe die Augen und konzentriere dich ganz auf deinen Atem. Spüre, wie du immer ruhiger und entspannter wirst und wie alle Gedanken, aller Stress und alle Belastungen von dir abfallen.

Lenke deinen Fokus nun auf deinen Solarplexus und forme hier die Absicht, deinen inneren Medizinmann zu treffen und mit ihm zu arbeiten. Spüre die Vorfreude darauf und lass dich ganz in das Vertrauen fallen, dass du ihm nun begegnen wirst.

Spanne deinen ganzen Körper an, jeden einzelnen Muskel, und atme dabei so tief ein, wie du nur kannst.

Halte die Anspannung und deinen Atem einen Moment lang an und lass dann beim Ausatmen alles los.

Wiederhole diesen Prozess noch ein- oder zweimal.

Spüre nun den Kontakt deines Körpers mit dem Boden. Nimm deine Kleidung und die Bewegung der Luft auf deiner Haut wahr.

Atme tief und gleichmäßig und spüre dabei, wie deine Füße immer schwerer werden. Dann deine Beine, deine Arme, dein Rumpf und dein Kopf.

Langsam sinkst du in den Erdboden ein, immer tiefer und tiefer in Richtung Erdkern. Erst 400 Meter, dann 4 Kilometer, dann 400 Kilometer, 4000 Kilometer. Spüre dabei die Energie der Erde, die dich durchströmt, und fühle deine eigene Erdung.

Wenn du den lebendigen, kristallinen Erdkern erreicht hast, schau dich hier einen Moment lang um.

Vor dir befindet sich eine Tür. Du öffnest sie und schreitest hindurch. Hinter der Tür befindet sich ein langer Gang mit einem hellen Licht am Ende.

Du gehst auf das Licht zu und erblickst am Ende des Gangs ein Feuer. An diesem Feuer steht dein innerer Medizinmann.

Schreite auf ihn zu und bitte ihn, zu ihm ans Feuer treten zu dürfen. Schau ihn dir genau an und versuche dabei auch, sein Gesicht zu erken-

nen. Erzwinge nichts und stell dir nichts vor. Lass einfach zu, was entstehen und sichtbar werden will.

Frage ihn nach seinem Namen und frage ihn, wie du mit ihm in Kontakt bleiben kannst.

Wie kannst du die Verbindung zu ihm stärken? Was braucht er, um mit dir in einen vertrauensvollen Austausch gehen zu können?

Frage ihn, ob er eine Botschaft für dich hat. Wenn ja, nimm sie aufmerksam wahr.

Bitte ihn, dir Liebe zu schenken, und sende auch du ihm Liebe.

Schau dich nun noch einmal ganz genau an diesem Platz um. Wie sieht er aus? Was gibt es hier außer dem Feuer und deinem inneren Medizinmann noch zu sehen? Merke dir alles, so gut du kannst, denn dann fällt es dir später leichter, den Ort wiederzufinden.

Bedanke dich bei ihm und verabschiede dich. Anschließend kehrst du durch den Gang zur Tür zurück und steigst wieder nach oben, durch die unterschiedlichen Schichten von Mutter Erde bis hinauf an ihre Oberfläche, wo du in deinen physischen Körper zurückkehrst.

Atme noch einige Male tief ein und aus und öffne dann deine Augen.

So wie es im Lebenstraum vor der Erleuchtung einen Gegenspieler in Form der Verstandesangst gibt, gibt es auch einen Medizinmann, der mit dem kalten Licht der Angst umhüllt ist und uns durch Fehlinformationen beweisen will, dass er recht hat. »Siehst du, ich habe dir doch gesagt, die Welt ist gefährlich und jeder betrügt dich.«

Es ist jedoch nicht der innere Medizinmann, der Sie hier betrügt, vielmehr hat Ihnen die Vorstellungskraft Ihres Verstandes, bzw. des Gegners, einen Fake-Medizinmann geschickt. Dieser ist nur deswegen entstanden, weil Sie unbedingt im Verstand einen Medizinmann sehen wollten, dabei aber nicht im Vertrauen waren, dass er entstehen wird. »Was ist, wenn ich keinen Medizinmann sehe? Bin ich dann überhaupt ein Gottpartikel auf dem Weg zur Erleuchtung?«

Je mehr Sie sich im Urvertrauen befinden, desto leichter finden Sie auch den Zugang zu Ihrem Medizinmann. Je mehr Sie Ihren Geist jedoch mit Nichtliebe bzw. Zweifel füttern, desto stärker wird die Angstblockade in Ihnen und verweigert dadurch den Zugang zu ihm. Dennoch will Ihr Ego nicht verlieren und zugeben, dass Sie keine Verbindung haben. Aus diesem Grund lässt es Bilder eines Medizinmann-Imitats entstehen, das Ihnen jedoch keine Heilungsinformationen geben kann, da es ja keine göttliche Verbindung besitzt, sondern lediglich aus Ihrem Ego geboren wurde. Es kann Ihnen somit nur Ihre eigenen Ängste widerspiegeln und Ihnen weiterhin einreden, dass eben doch nicht alles Liebe ist. Wenn Sie dies feststellen, ist es für Sie jetzt im Augenblick noch nicht an der Zeit, den Kontakt mit dem inneren Medizinmann einzugehen. In diesem Fall ist es wichtig, dass Sie dies ungefiltert annehmen und nicht versuchen, etwas zu erzwingen. Andernfalls werden Sie nur in den Kontakt mit dem Fake-Medizinmann kommen. Wenn Sie ihm Glauben schenken, können Sie jedoch keine Heilung erfahren, sondern bleiben zwangsläufig weiterhin in Ihren Angstschleifen gefangen. Erst wenn Sie sich ins Vertrauen fallen lassen und alles in Liebe annehmen können, können Sie auch eine Verbindung zu Ihrem echten inneren Medizinmann herstellen und sich so direkt ans Allwissen anschließen. Je stärker Sie dabei ins Vertrauen kommen, desto stärker wird auch die Verbindung zu Ihrem echten inneren Medizinmann.

Sie können den Fake-Medizinmann daran erkennen, dass er sein Gesicht nicht zeigen will oder seinen Namen nicht nennen möchte. Wenn Sie sich unsicher sind, ob Ihrer der wahre Medizinmann des Gottvertrauens ist, sollten Sie erst dann Tipps von ihm annehmen, wenn Sie sich sicher sind, dass keine Ego-Angst den Zugang zu ihm stört. Der echte Medizinmann verrät Ihnen seinen Namen. Er mag am Anfang schüchtern sein und doch wird er es tun. Ihn durchflutet ein wärmendes und nährendes Licht. Er löst stets in Ihnen ein Behagen und kein Unbehagen aus. Wenn Sie diese Meditation öfter machen, werden Sie merken, dass Sie immer schneller und leichter zu Ihrem inneren Medizinmann gelangen. Nach dem ersten Treffen können Sie auch mit einer konkreten Frage zu ihm gehen. Je genauer Sie die Frage stellen, desto genauer wird auch die Antwort darauf sein. Nehmen Sie die Antwort an, auch wenn Sie sie nicht verstehen, und achten Sie in der folgenden Zeit ganz besonders auf Ihre Träume und auf spontane Eingebungen. Nicht selten sagt der Medizinmann die Antwort nicht in der Meditationsreise, sondern eröffnet sie in Tag- oder Nachtträumen, schickt Tier- oder Pflanzenboten oder sendet Symbole, Bilder oder Laute für die medialen Sinne. Oft kann es sein, dass Sie die Antwort nicht direkt begreifen können und sie sich erst nach einigen Tagen erschließt.

Kontakt mit der Heilkraft der Bäume aufnehmen

Anders als bei den vorherigen Meditationen suchen Sie für die Verbindung mit der Heilkraft der Bäume nicht Ihren üblichen Spiegelplatz auf. Lassen Sie sich vielmehr nun von einem Platz bzw. einem Baum finden, der genau in diesem Moment zu Ihrer aktuellen Bedürfnislage passt. Die Frage, mit der Sie durch den Wald streifen, lautet also nicht: »Welcher Baum passt am besten zu mir?«, sondern: »Mit welchem Baum kann ich jetzt in diesem Augenblick die heilsamste Verbindung eingehen?« Vertrauen Sie darauf, dass es in Ihrer Umgebung einen Baum gibt, der Sie sucht, und lassen Sie sich von ihm anziehen.

Wichtig ist auch hier, dass Sie eine klare Absicht in sich tragen, die Sie leitet und die von den Bäumen wahrgenommen werden kann. Geben Sie die Absicht nach außen, einen Baum für einen heilsamen Kontakt und Austausch zu finden, und lassen Sie sich dann von Ihrer Intuition leiten, so wie Sie es zuvor beim Healing-Touch und bei der Suche nach Ihren Heilungsplätzen gemacht haben.

Richten Sie dazu den Fokuspunkt auf das Schädeldach zum Kosmos hin aus, sodass Sie sich mit dem Allbewusstsein verbinden. Auch hierbei kann es hilfreich sein, wenn Sie sich bei der Suche zunächst die Augen verbinden und sich vollkommen von Ihren übrigen Sinnen leiten lassen, damit sich Ihr Verstand auf gar keinen Fall einmischen kann und den Platz aufgrund von logischen Schlüssen, Vermutungen, ästhetischen Vorlieben und Erfahrungen aussucht anstatt durch die Intuition.

Wenn Sie einen Baum gefunden haben, gehen Sie auf ihn zu und bitten ihn um die Erlaubnis, in seine Aura eintreten und gemeinsam mit ihm meditieren zu dürfen. Achten Sie dabei auf die gleichen Zeichen und Hinweise, die Sie auch bei der Wahl nach einem Partner für den Healing-Touch geleitet haben. Wenn Sie das Gefühl haben, dass ein Baum Sie einlädt und mit Ihrem Besuch einverstanden ist, dann ist es genau der Baum, den Sie in diesem Moment gerade benötigen.

Es gibt nun drei verschiedene Wege, wie Sie mit dem Baum in Verbindung treten können. Beginnen Sie am Anfang in der Reihenfolge, in der wir die drei Baummeditationen hier aufgeführt haben. Später können Sie dann intuitiv entscheiden, welche Art der Meditation im jeweiligen Moment am besten passt.

Meditation: eine Verbindung mit dem Baum eingehen

Stelle dich locker und entspannt vor den Baum und achte darauf, dass deine Füße fest mit dem Boden verankert sind. Die ganze Fußsohle berührt den Boden und deine Füße stehen eine Hand breit auseinander. Du stehst aufrecht und gerade. Stell dir vor, dass dein Kopf an seinem höchsten Punkt mit einem Faden nach oben gezogen wird.

Lege deine Hände nun an den Stamm des Baumes. Wenn du möchtest, kannst du dich auch an ihn anlehnen oder ihn umarmen. Lass dich dabei von deiner Intuition leiten und spüre in dich hinein, was sich richtig für dich anfühlt. Schließe deine Augen.

Atme tief ein und aus und lenke deine Aufmerksamkeit dabei vollständig auf das untere Ende deiner Wirbelsäule (Sitz der Verbindung zur Unterwelt). Sieh nun vor deinem inneren Auge, wie sich von diesem Punkt aus ein goldener Lichtkegel ausbreitet, der tief nach unten in die Erde strömt.

Wie die Wurzeln eines Baumes fließt diese Lichtsäule immer tiefer nach unten, durchdringt den Erdboden, die Gesteinsschichten, das Grundwasser, die verschiedenen Ebenen aus Mineralien und Kristallen bis hinunter in den kristallinen, lebendigen Erdkern. Hier verbindet sich deine eigene Energie mit der von Mutter Erde. Wie der Baum bist auch du nun fest verwurzelt, geerdet und stehst in einem direkten Kontakt zu Mutter Erde.

Verbinde dich nun direkt mit dem Baum.

Atme tief ein und spüre, wie beim Einatmen die Energie von den Baum-
wurzeln durch deine Fußsohlen bis in deinen Bauch strömt. Hier befindet
sich dein inneres Kraftzentrum, das für die Verteilung der Energien in dir
zuständig ist. Lass die Energie des Baumes für einen Moment hier hinein-
strömen und spüre dann, wie sie immer weiter in dir aufsteigt, bis sie dei-
nen Kopf erreicht und sogar noch etwas darüber hinausströmt.

Atme nun wieder aus und lass die Energie in deinem Körper wieder
zurück nach unten fließen. Sie strömt durch deine Wirbelsäule und deine
Beine zurück durch die Fußsohlen in die Wurzeln des Baumes und steigt
in ihm empor bis in seine Krone.

Beim nächsten Einatmen fließt die Energie aus den Wurzeln wieder zu-
rück in deinen Körper.

Bleibe für 20 Atemzüge in diesem direkten Austausch mit dem Baum.

Lass dabei alles zu, was in dir an Gefühlen, Gedanken, Sorgen und Ängs-
ten aufkommt. Vertraue dem Baum alles an, was dich gerade beschäftigt.
Alles, was da ist, darf da sein. Lass sämtliche Masken fallen, die du norma-
lerweise vielleicht trägst, und zeige dich mit all deiner Freude, deinem Leid,
deinen Wünschen, Ängsten und Sehnsüchten.

Halte die Verbindung, solange dir danach ist. Mit der Zeit wirst du
spüren, wie die Schwere aus dir entweicht und wie eine große Erleichte-
rung und Leichtigkeit in dir aufkommen. Versuche aber nicht, diese Ge-
fühle zu erzwingen. Sie kommen, wenn sie kommen wollen, und solange
noch andere Gefühle in dir sind, sind diese ebenso wertvoll.

Spüre, wie die Energie des Baumes durch dich fließt und dich mit der
gleichen bedingungslosen Liebe erfüllt, die auch er in sich trägt.

Ihr beide seid nun zwei Säulen, zwei Energiekanäle, die fest mit Mutter
Erde und Vater Universum verbunden sind.

Wenn du spürst, dass es an der Zeit ist zurückzukommen, löse dich aus
der Verbindung, öffne die Augen, tritt einen Schritt zurück und bedanke
dich bei dem Baum.

Meditation: Erkenne die innere Medizin des Baumes

Setze dich vor dem Baum auf den Boden und erspüre seine Wurzelenden. Wenn du einen Bereich der Wurzeln ertastet hast, der sich für dich stimmig anfühlt, dann lege deine Hände darauf (Fokus auf Hellfühlen) und verbinde dich so mit dem Baum. Schließe deine Augen.

Atme ruhig und gleichmäßig ein und aus.

Lass dich von den Wurzeln des Baumes aufsaugen. Spüre, wie du in seine Wurzeln hineingleitest. Gib dich dabei vollkommen dem Vertrauen hin und lass es einfach geschehen.

Dein Bewusstsein befindet sich nun im Inneren des Baumes. So wie er das Wasser in seinem Stamm nach oben zieht, steigst auch du in ihm auf, von den Wurzeln durch den Stamm bis in seine Krone.

Die Äste, Zweige und Blätter der Baumkrone sind seine Antennen zum Kosmos. Sie sind das Kronenchakra des Baumes. Mit ihnen kann er sich mit dem Universum, den Sternen und Planeten, mit der Sonne, dem Mond, unserer Atmosphäre und mit der Urquelle des göttlichen Seins verbinden. Spüre die ganz besonderen Qualitäten und Kräfte, die die Baumkrone besitzt. Du bist nun selbst ein Teil von ihr und kannst so auch selbst diese einzigartige Verbindung spüren.

Die Aufgabe der Bäume ist es, die kosmische Energie mit dem Herzen der Erde zu verbinden. Spüre in dich und in den Baum hinein, wie sich diese Verbindung anfühlt. Spüre die Kraft, die dadurch entsteht.

Halte die Verbindung noch einige Atemzüge lang. Dann kehre langsam aus der Baumkrone in den Stamm und in die Wurzeln zurück und lass dein Bewusstsein durch deine Hände wieder in deinen eigenen physischen Körper fließen.

Bedanke dich bei dem Baum, öffne deine Augen und löse die Verbindung.

~

Meditation: den Baum in einen Stammbaum des Universums verwandeln

Setze oder stelle dich so an den Baum, wie es sich für dich richtig anfühlt, und berühre ihn mit deinen Händen (Fokus auf Hellfühlen).

Atme tief und gleichmäßig und lass dich dabei immer tiefer in eine vollkommene Entspannung fallen. Schließe deine Augen.

Richte deinen Fokus auf dein Herz und spüre, wie es in einem hellen, strahlend weißen Licht zu leuchten beginnt. Das Licht breitet sich immer weiter aus, zunächst in deinem Brustkorb und dann in deinem ganzen Körper. Danach strahlt es aus dir heraus und breitet sich über den gesamten Platz aus, wobei es auch den Baum miteinschließt. Nun dehnt sich das Licht immer weiter nach unten aus, durchdringt den Boden und alle Erdschichten, bis es schließlich den lebendigen Erdkern erreicht. Hier verbindet es sich mit der Energie von Mutter Erde. Ihre Erdenergie fließt nun in deine Lichtsäule und strömt in ihr nach oben, bis sie die Erdoberfläche erreicht. Sie fließt dann durch dich und durch den Baum hindurch nach oben in den Kosmos, immer weiter hinauf durchs Universum bis hin zur Urquelle der bedingungslosen Liebe. Dort verbindet sie sich mit der schöpferischen Urenergie von Vater Universum, die ebenfalls durch deine Lichtsäule nach unten fließt. Gemeinsam mit dem Baum befindest du dich nun also in der Mitte eines Energiekanals, in dem die Energie von Mutter Erde nach oben und die von Vater Universum nach unten fließt.

Lenke deine Aufmerksamkeit jetzt wieder auf den Baum vor dir und sieh, wie er dabei immer größer und größer wird. Sein Stamm wächst höher und höher und seine Äste strecken sich immer weiter in den Himmel hinein. Sie erreichen die Wolken, durchdringen die Atmosphäre und wachsen weiter ins Universum, vorbei an den Sternen, an Sonnensystemen und Galaxien, bis seine Krone hoch hinauf ins Void ragt, in die Urquelle, die göttliche, bedingungslose Liebe. Gleichzeitig wachsen auch seine

Wurzeln immer tiefer in den Boden, durchdringen alle Gesteinsschichten unserer Erde und erreichen schließlich ebenfalls den lebendigen Kern von Mutter Erde.

Gib dich dem Baum nun vollkommen hin. Lass zu, dass er dich in sich aufnimmt, sodass du eins mit ihm wirst. Spüre den Strom der Erdenergie, der von unten hinauf ins Universum fließt und lass dich von ihm mitreißen. So wie der Baum die Erdenergie durch seine Wurzeln aufnimmt und in seinem Stamm nach oben in seine Blätter fließen lässt, fließt nun auch du im Baum bis ganz nach oben. Du steigst höher und höher, bis du seine Krone und mit ihr die bedingungslose Liebe erreichst.

Verweile hier für einen Moment und spüre, wie die Erdenergie durch den Baum hierherströmt und sich in der Urquelle verteilt, um dann wie ein Regenguss wieder hinab zur Erde zu sinken.

Spüre nun die kosmische Energie, die durch die Blätter des Baumes hereinstrahlt und in ihm nach unten zur Erde fließt. Lass dich von dieser Energie tragen und ströme im Baum hinab nach unten. Du fließt durch die Äste zurück in den Stamm, bis hinunter zum Boden und lässt dich dann weiter in die Wurzeln strömen, bis auch du den Erdkern erreichst.

Verweile auch hier einen Moment und spüre die Verschmelzung der Energien von Mutter Erde und Vater Universum. Es ist die Aufgabe der Bäume, stets solch einen Lichtkanal zu bilden. Fühle, welche Kraft und Erfüllung in dieser Aufgabe liegen, und spüre, dass auch du ein solcher kraftvoller Energiekanal bist.

Kehre dann durch die Wurzeln des Baumes zurück an die Oberfläche, bis du den Punkt erreichst, an dem sich dein physischer Körper befindet. Komme in deinen Körper zurück, bedanke dich bei dem Baum und verabschiede dich von ihm.

Öffne deine Augen und nimm noch einmal ganz genau den Platz wahr, an dem du dich befindest. Was hat sich verändert? Wie spielt alles miteinander zusammen? Wie ist dein Baum mit dem Rest des Waldes verbunden?

Nehmen Sie diesen Platz im Geiste mit und behalten Sie ihn als einen inneren Kraftort in Ihrem Herzen und Ihrem Bewusstsein.

Wenn Sie noch nicht permanent mit der Allenergie zu jeder Zeit verbunden sind, sollten Sie diese Lichtenergiedusche in der Meditation mindestens einmal pro Tag zelebrieren.

Abschluss und Ausblick

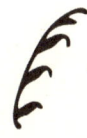

W enn Sie dieses Buch nicht nur gelesen, sondern auch die darin enthaltenen Übungen und Meditationen gemacht haben, dann sind Sie die ersten Schritte zu Ihrem eigenen, inneren Selbst und zu Ihrem Gottbewusstsein
gegangen. Sie sind wieder in den Kreislauf der Natur eingetaucht, haben den
Wald zu Ihrem Mentor gemacht und die Naturheilkraft erfahren. Sie haben die
Tür Ihres goldenen Gesellschaftskäfigs einen Spalt geöffnet und haben Ihre ersten vorsichtigen Schritte ins Paradies unternommen. Vor Ihnen liegt nun eine
neue Welt mit unendlich vielen Möglichkeiten, Geheimnissen und Abenteuern.
Die Natur ist zudem zu Ihrer wahren Heimat geworden. Sie besitzen nun wieder die Lernfreude eines kleinen Kindes. Sie haben Ihre innere Stimme geweckt
und sie darum gebeten, von nun an Ihr Wegbegleiter zu sein. Sie haben einen
ersten Kontakt zu den Helfern der Natur und der geistigen Welt aufgenommen.

Wenn Sie sich wirklich dafür öffnen und bereit sind, aus Ihrem Gesell-
schaftsschlaf zu erwachen, dann wird demnächst eine turbulente und ereignis-
reiche Zeit auf Sie zukommen. Es wird Ihnen immer stärker bewusst werden, an
welchen Stellen in Ihrem Leben Sie gegen sich selbst, gegen Ihr Herz und gegen
Ihre Seele handeln. Was Sie bislang einfach hingenommen haben, wird Ihnen
nun unerträglich vorkommen. Beziehungen, die Ihnen nur Kraft rauben, ohne
Sie zu nähren, werden Sie nicht mehr dulden. Wenn Sie Ihre innere Stimme
ernst nehmen, dann werden Sie schon sehr bald merken, dass es an der Zeit ist,
vieles in Ihrem Leben loszulassen. Stellen Sie sich dazu immer wieder die zentralen Fragen: »Bin ich mit dem, was ich mit meinem Leben mache, wirklich
zufrieden? Singt mein Herz jeden Morgen beim Aufstehen vor Freude, wenn
ich daran denke, was mich diesen Tag über erwartet? Was gibt mir wirklich
Energie? Welche Beziehungen bereichern mein Leben und welche saugen mich
buchstäblich aus? Wo folge ich meiner Herzensstimme und wo verleugne ich
sie? Bin ich wirklich ganz ich selbst? Was trage ich zum Wohl der Erdengemein-
schaft bei? Bin ich wirklich hilfreich? Bin ich ein Zerstörer oder ein Heiler?«

Nachdem wir selbst damit begonnen hatten, uns diese und weitere Fragen zu
stellen, änderte sich unser Leben von Grund auf. Beim ersten Mal gab es einen starken Umbruch. Ich, Heiko Gärtner, gab meine Versicherungsagentur
auf und eröffnete eine Naturschule. Später stellten wir fest, dass auch dies nur

ein kleiner Schritt aus unserer Höhle heraus war und dass wir noch immer an einer Gesellschaftskette hingen. Also stellten wir uns die Fragen erneut und dieses Mal gaben wir unser sesshaftes Leben vollkommen auf und wurden zu Nomaden, die zu Fuß um die Welt ziehen.

Wenn Sie den Weg, der nun vor Ihnen liegt, mit offenem Herzen weitergehen, wird er Sie automatisch zu Ihrer eigenen Bestimmung und damit auch zu Ihrem Gottbewusstsein, in die Glückseligkeit und in die vollkommene Gesundheit führen. Wie dieser Weg letztlich bei Ihnen aussehen wird, hängt ganz von Ihrem höheren Selbst ab. Es ist ähnlich wie bei der Meditationsreise zu Ihrem inneren Medizinort. Sie können nichts erzwingen und es hilft genauso wenig, sich etwas vorzustellen oder zu wünschen, was nicht zu Ihrem Gottauftrag gehört. Der Weg Ihres Herzens ist bereits geschrieben. Wenn Sie noch Leid verspüren, dann sind Sie noch nicht auf dem richtigen Weg. Nutzen Sie den Leidensdruck wie den Wind im Segel und lassen Sie sich von dem Druck in Richtung Paradies navigieren.

Seien Sie sich gewahr, dass es nur ein einziges Ziel in Ihrem Traumleben gibt. Es gibt nur diese eine Berufung: Sie sollen die Liebe ausdehnen. Es ist ein wenig, als hätten Sie ein Gummiband um Ihre Hüfte gebunden, das zur Erleuchtung führt. Solange Sie vom Weg abgehen, spannt sich das Band und Sie spüren die Schwere und den Druck. Folgen Sie dem Seil, kommen Sie ohne Mühe zum Licht, wo Sie die Liebe ausdehnen.

Heiler zu sein bedeutet nicht, einen weißen Kittel zu tragen. Heiler zu sein bedeutet zu verstehen, dass alles eins ist. Man weiß, dass es niemals einen anderen geben kann und dass alles, was man berührt, heilt, liebkost oder beschenkt, immer man selbst ist. Plötzlich kann man mit offenen Händen und ohne Erwartungshaltung schenken. Man ist bereit zu heilen, ohne eine Gegenleistung zu verlangen, da man weiß, dass man nur sich selbst heilen kann. Man schenkt Liebe und Nähe, weil man sie sich selbst schenken will. Wer begriffen hat, dass alles, was man sendet, zu einem kommt, würde Verletzungen, Beschimpfungen, Aggressionen oder Hass niemals versenden wollen. Wer möchte sich schon selbst das Leben zur Hölle machen?

Wenn Sie diese Erkenntnis in der Natur erfahren haben, sind Sie in Ihrem artgerechten Zustand der Erleuchtung angekommen. Sie sind nun vom gottprogrammierten Gegenspieler (**Erdzerstörer**) zum Liebesausdehner (**Erdheiler**) geworden.

Ihr Verstand wird Ihnen immer einreden wollen, dass Sie bestimmte Dinge nicht tun können, andere dafür aber tun sollten. Sie brauchen einen sicheren Job, um Geld zu verdienen! Sie dürfen nicht einfach das Studium abbrechen und Ihre Eltern damit enttäuschen! Sie können den Kontakt zu Ihrem langjährigen Freund nicht abbrechen, nur weil Sie sich mit ihm nicht mehr wohlfühlen! Wann immer ein solcher Gedanke in Ihnen aufkommt, fragen Sie sich:»Kann ich mir wirklich zu 100 Prozent sicher sein, dass dieser Gedanke wahr ist?« Horchen Sie in sich hinein und prüfen Sie, ob Sie sich bei dem Wissen, dass alles eine Illusion ist, bei diesem Gedanken frei und leicht oder schwer und beklemmt fühlen. Ihr Verstand wird immer versuchen, den Angstweg des Nichtvertrauens zu wählen. Der Weg Ihres Herzens mag sich am Anfang oft schwerer anfühlen, doch wenn Sie ihn gehen, werden Sie merken, dass er der einzig wahre Weg für Sie ins Paradies ist.

Dank

Zum Schluss überreichen wir Ihnen noch den letzten heiligen Schlüssel, der das Tor zum inneren Paradies öffnet. Es ist die Dankbarkeit. Wir, die wir nun die Spiegelgesetze in uns aufgenommen haben, wissen: »Wer Dankbarkeit in den Spiegel wirft, muss noch mehr zum Dankbarsein gespiegelt bekommen.« Das heißt im Klartext: Ihre ehrlich gemeinte Dankbarkeit muss Ihr Paradies der Zukunft nähren. Ist das nicht eine frohe Botschaft, um dankbar zu sein?

Wir selbst möchten uns ganz herzlich bei allen bedanken, die uns auf unserer Reise und bei der Entstehung dieses Buches geholfen haben. Ohne die vielen Unterstützer wäre all dies nicht möglich gewesen. Wir könnten nicht die Forscher und Entdecker sein, die wir sind, und Sie würden nun bestenfalls ein paar leere Seiten in den Händen halten.

Ein ganz besonderer Dank geht an unsere Mentoren. Danke an Darrel Comps für die tiefen Einblicke in das energetische Heilwesen und deren kleine und große Wunder. Danke an Tamarack, an Tom Brown, an Mala Spotted Eagle, Ingwe und Lynx für die Inspiration. Danke an den Clan der Heiler, die uns begleitet haben, an Wolfgang Peham für das tiefe Wildniswissen, das er an uns weitergegeben hat. Ein herzliches Dankeschön auch an Anneliese und Karl Gärtner, die wie Engel über unsere Projekte wachen. Danke an alle Sponsoren, die unsere Forschungsreise ermöglichen.

Ein besonderer Dank geht auch an alle Pfarrer und Bürgermeister, die uns Schlaf- und Arbeitsplätze zur Verfügung gestellt haben. An all die Nahrungsspender, die uns neue Kraft zum Wandern gaben. An all die Wälder, die uns einen geschützten Zeltplatz boten, sodass wir ein Lehrbuch für angehende Schamanen dort schreiben konnten, wo man es schreiben sollte: mitten in der Natur, angelehnt an die kräftigen, alten Bäume, die ihr Wissen durch unsere Feder miteinfließen lassen konnten.

Danke! Danke! Danke!

Quellen

Wayne Deyer: *Werde, der du wirklich bist. Die spirituelle Dimension des Wünschens*, Arkana 2012

Nina Dul: *Aura-Therapie. Heilen mit dem Schwingungsfeld des Menschen*, Ansata 2005

Byron Katie: *Wer bin ich ohne diese Gedanken. Weisheit für jeden Tag*, Arkana 2013

Ralf Müller: *Die geheime Sprache der Vögel*, AT Verlag 2010